疾患ごとの
看護実践がみえる

回復期リハ
ディジーズ

Gakken

編集

和田 玲	東京都リハビリテーション病院 看護部長

編集協力

阿部 玲音	東京都リハビリテーション病院 リハビリテーション科医長
蟻田 富士子	東京都リハビリテーション病院 看護科長補佐

執筆（執筆順）

粟生田 友子	国立障害者リハビリテーションセンター病院 看護部長
酒井 郁子	千葉大学大学院看護学研究科ケア施設看護システム管理学 教授
黒河内 仙奈	千葉大学大学院看護学研究科ケア施設看護システム管理学 助教
菊地 悦子	武蔵野大学看護学部 准教授
山口 多恵	長崎県立大学看護栄養学部 講師
樋浦 裕里	市川市リハビリテーション病院 看護部長
山崎 千寿子	東京医療保健大学医療保健学部看護学科 講師
堀之内 貴代子	七沢リハビリテーション病院脳血管センター 看護科長／脳卒中リハビリテーション看護認定看護師
石川 ふみよ	上智大学総合人間科学部看護学科 教授
前嶋 瑞枝	公益社団法人山梨勤労者医療協会石和共立病院／脳卒中リハビリテーション看護認定看護師
深町 やよい	大森赤十字病院／脳卒中リハビリテーション看護認定看護師
黒沢 侑司	社会医療法人禎心会病院／脳卒中リハビリテーション看護認定看護師
増田 恭子	日本医科大学附属病院 主任／脳卒中リハビリテーション看護認定看護師
小島 昌人	東京都済生会中央病院 師長代理／脳卒中リハビリテーション看護認定看護師
齋藤 由美	さいたま赤十字病院／認知症看護認定看護師
藤森 雪美	東京都リハビリテーション病院 主任
中野 ひとみ	独立行政法人労働者健康福祉機構総合せき損センター 看護師長
有松 美佐緒	独立行政法人労働者健康福祉機構総合せき損センター 看護師長補佐
子安 浩子	千葉県千葉リハビリテーションセンター 看護師
日下部 瞳	千葉県千葉リハビリテーションセンター 看護師
三田村 英美	東京都立広尾病院 看護師長／集中ケア認定看護師
齊藤 圭子	熊本機能病院／慢性心不全看護認定看護師
今城 博子	東京都リハビリテーション病院 看護師長
寺尾 洋	東京都リハビリテーション病院／摂食・嚥下障害認定看護師
青田 忍	東京都リハビリテーション病院 主任
高崎 良子	東京都リハビリテーション病院／皮膚・排泄ケア認定看護師
渡邊 則子	東京都リハビリテーション病院 主任
芳賀 紀子	東京都リハビリテーション病院 主任
小川 彰	東京都リハビリテーション病院／脳卒中リハビリテーション看護認定看護師
佐藤 かおり	東京都リハビリテーション病院／脳卒中リハビリテーション看護認定看護師
鈴木 亜季	東京都リハビリテーション病院／訪問看護認定看護師

編集担当：石川奈々子　カバー・本文デザイン：野村里香　DTP：株式会社真興社　本文イラスト：株式会社真興社

はじめに

　現在，我が国はどこの国も経験したことのない高齢社会を迎えている．国は施策として「社会保障・税一体改革」を掲げ，医療政策や医療提供体制の見直しを行っており，医療政策として病院および病床の機能分化を進めている．今後は急性期の要件を厳格化し，急性期の受け皿となる亜急性期等（地域包括ケア病棟，回復期リハビリテーション病棟）が増加すると考えられている．また，患者の在宅復帰の促進も叫ばれている．

　発症早期からリハビリテーションを行うことが合併症の予防となり，在院日数の短縮につながることはすでに周知のとおりであり，平成26年診療報酬に早期リハビリテーション加算が新設された．今後は，地域包括ケア病棟，回復期リハビリテーション病棟において，より質の高いリハビリテーションの実施が求められるであろう．

　回復期におけるリハビリテーション看護では，患者だけではなく，その人を取り巻く人々をも対象としていることを念頭に考えることが大切である．また，一般的にリハビリテーションというと機能訓練というイメージが強いが，患者は多くの時間を病棟で過ごし，看護師が患者の日常生活動作の場面で指導，援助する機会のほうがはるかに多い．その意味において，患者や家族に対して，看護師が生活の再構築に向けて生活者の視点に立ち，患者の心身の状態を把握してかかわることが重要となってくる．

　看護師がエビデンスと知識・技術を持って患者や家族に接することにより，患者の退院後の生活は大きく変化する．すなわち，患者のいちばん身近にいる看護師がリハビリマインドを持ち，チーム医療の中心となって他職種と患者の情報を共有し，患者のQOLを高めていくことが大切なのである．

　本書では，「回復期」にスポットをあて，リハビリテーション看護の総論を述べ，第2章で疾患別に病態・臨床像・治療やマネジメントの実際・看護ケアの焦点を記載している．なかでも，看護ケアの焦点は入院初期・中期・後期とかかわる時期によって看護の視点を詳細に記載している．また，第3章の日常生活動作（活動）の援助に関しては，活動と参加に目を向けたADL評価として活用されているFIM（functional independence measure）の項目に沿って展開している．さらに，回復期に求められている地域生活への復帰を見据えた看護を展開していけるよう，退院支援のアプローチについても記載した．

　本書を臨床看護師の方々にぜひ読んでいただき，疾患を学びながら，患者の生活の再構築を考えた看護実践に役立てていただけたら幸いである．

　最後に，多忙な業務のなかで，最新エビデンスを提供してくださった執筆者の方々に深く感謝する．また，発行にあたり多大な時間を費やし，粘り強く支えてくださった学研メディカル秀潤社編集部の皆様にも感謝申し上げたい．

2015年9月

和田　玲

蟻田 富士子

Contents

疾患ごとの看護実践がみえる
回復期リハディジーズ

第1章
リハビリテーション看護とは

リハビリテーションとは　粟生田 友子	8
リハビリテーションナースとは 酒井 郁子／黒河内 仙奈／菊地 悦子／山口 多恵／樋浦 裕里／山崎 千寿子	25
リハビリテーション看護におけるマネジメント　堀之内 貴代子	39

第2章
回復期リハビリテーションでの疾患別マネジメントの実際

総論	疾患とリハビリテーション　石川 ふみよ	58

脳・神経疾患	脳梗塞　前嶋 瑞枝	64
	脳出血　深町 やよい	77
	クモ膜下出血　黒沢 侑司	91
	脳腫瘍　増田 恭子	102
	頭部外傷　小島 昌人	116
	（脳血管性）認知症　齋藤 由美	132

運動器疾患	大腿骨頸部骨折　藤森 雪美	146
	脊髄損傷　中野 ひとみ／有松 美佐緒	160
	切断　子安 浩子／日下部 瞳	173

呼吸器疾患	急性呼吸不全・肺術後　三田村 英美	187
	慢性呼吸器疾患　三田村 英美	197

| 心疾患 | 心不全　齊藤 圭子 | 205 |
| | 心臓・大血管術後　齊藤 圭子 | 219 |

第3章

生活の再構築に向けた支援

セルフケア　今城 博子／寺尾 洋／青田 忍／高崎 良子	234
排泄コントロール　高崎 良子	262
移乗　渡邊 則子	278
移動　芳賀 紀子／小川 彰	297
コミュニケーション　小川 彰	307
社会的認知　佐藤 かおり	322
生活の再構築のための退院支援　鈴木 亜季	338

◇巻末資料
　機能的自立度評価法（FIM）の評価項目と採点基準 ……… 352
Index ……… 353

第1章

リハビリテーション看護とは

リハビリテーションとは

粟生田 友子

　リハビリテーション(rehabilitation)は，狭義には，医療現場における訓練の意味で用いられることがある．日常的にはこの意味で「リハビリへいく」「リハビリをする」というように略されて用いられることも少なくない．

　しかし，本来のリハビリテーションは，人が人として生きるうえでの存在価値を再び獲得し，価値ある存在として生きることを意味する．

　つまり，たんに身体の回復や機能を向上させるだけでなく，よりよい健康状態を目指していくことを通して，人が生きていく価値を明らかにし，人としての存在を統合させていくものである．

リハビリテーションとは

リハビリテーションの本来の意味

　リハビリテーション(rehabilitation)は，「re」(再び)と，ラテン語の「habilis」(ふさわしい，適した)という形容詞からなる．

　リハビリテーションは，「人が人として良好な状態，ふさわしい状態」，「再びふさわしい状態に戻す」という意味が含まれている．

　そこには，障害があっても，人間としての権利を取り戻すことや，その人らしく生きること，人としての価値を取り戻すこと，再び社会に適合して(させて)いく「全人的復権」という広い概念を含んでいる[1]．

リハビリテーションの定義

　全米リハビリテーション協議会は，1943年に，リハビリテーションの概念を，「障害者」「身体的・精神的・社会的」「経済的回復」を含めて定義した．

　一方，WHO(世界保健機関)が，1969年に示した定義では，「リハビリ

WHO
World Health Organization
世界保健機関

テーションとは，医学的，社会的，教育的，職業的手段を組み合わせ，かつ相互に調整して，訓練あるいは再訓練することによって，障害者の機能的能力を可能な限り最高レベルに達するようしむけることである」とした．

この定義は全米リハビリテーション協議会の定義に比べると，リハビリテーションの手段を明確に示していることと，「機能的な能力」の最高レベルを目指すという点で，リハビリテーションの目標が明確にされている．

その後，WHOは，1981年に，「リハビリテーションとは，能力障害あるいは社会的不利を起こす諸条件の悪影響を減少させ，障害者の社会統合を実現することを目指すあらゆる手段を含むものである．リハビリテーションは，障害者を訓練によってその環境に適合させるだけでなく，障害者の直接的環境及び社会全体に介入して社会統合を容易にすることを目的とする」と定義した．

さらに，「障害者自身，その家族，そして彼らの住む地域社会は，リハビリテーションに関係する諸種のサービス計画と実施に関与しなければならない」とし，障害者を「社会で生活する人」として位置づけ，リハビリテーションの意義を述べている．

また，1982年の国連の「障害者に関する世界行動計画」では「リハビリテーションは，身体的，精神的，かつまた社会的に最も適した機能水準の達成を可能とすることによって，各個人が自らの人生を変革していくための手段を提供していくことをめざし，時間を限定したプロセスである」としており，その人にとって期待される最高レベルの訓練の提供を謳っている[6]．

リハビリテーションの範囲

1 疾患ごとにみるリハビリテーション

リハビリテーションの範囲は，医療における「リハビリテーション科」や「訓練科」が，整形外科疾患や，脳卒中の患者を多く扱うために，あたかも運動障害のある対象者を扱うかのように錯覚する場合がある．

しかし，心疾患，認知症，がんなどの治療においても，「心臓リハビリテーション」「認知症リハビリテーション」「がんリハビリテーション」などと，治療にリハビリテーションの考え方が取り入れられている．

たとえば，心疾患のリハビリテーションでは，機能に合わせた具体的な運動負荷を加えながら，身体の回復を促し，生活の活動範囲を次第に広げ，その人が本来の暮らしを送ることができるような社会的支援までを含めて，発症後の治療から在宅支援までをつなげている．

回復過程におけるリハビリテーションの時期

　また，さまざまな疾患の病状と回復過程に応じて，「急性期リハビリテーション」「回復期リハビリテーション」「生活期（維持期）リハビリテーション」「終末期リハビリテーション」という分類をしている．

　これは，疾患の回復過程の各期における治療とリハビリテーションの展開において，それぞれに重要な視点が移行するために，時期を区切って必要な治療展開を進めようとするものである．

1 急性期リハビリテーション

　急性発症の身体障害では，発生直後に生命リスクのある状態が含まれる．漸進性に変化する障害の場合も，急性増悪の時期がある．

　このような身体の危機状態にあるとき，意識レベルの低下，呼吸機能の低下，循環機能の低下など，生命リスクに関する異常の早期発見が必要である．

　同時に，二次的な合併症として，急激な運動量の低下による皮膚機能の変化，排泄機能の低下など，さまざまな合併症が発生しやすい．

　そのため，生命状態が安定するまでの時期を，急性期リハビリテーションと呼び，集中的な観察と同時に，回復期につなぐ早期の医学的リハビリテーションを開始する大切な時期である．

2 回復期リハビリテーション

①日常生活を再構築する時期

　一般に，リハビリテーションという考え方が最も当てはまる回復期では，生命の危機状態から脱し，障害の改善や身体耐久性の向上とともに，日常生活の自立の拡大，生活の再構築が積極的に図られる．

　回復期リハビリテーションの目的は，日常生活の再構築であり，積極的に障害のある心身の状態に適応し，できるだけ早期に，可能な限り自立した日常生活へと身体活動性を高めていくよう，回復訓練を進めていく．

②病状により異なる回復期間

　リハビリテーションという長いプロセスの中で，急性期リハビリテーションの期間は1日から2週間程度であるが，この間に急性増悪した場合には，急性期の期間そのものが長期化する．

　急性期リハビリテーションに引き続いて行われる回復期リハビリテーションは，社会に復帰するまでをつなぐ期間として位置づけられる．一般に，その期間は発症2週間程度から3か月程度とされるが，障害の程度や，急性期の状態を受けているため，一概には規定できない．

　重要な点は，回復期における日常生活訓練や気持ちの立て直しが，社会に復帰していく方向性を決定づけるということである．

3 生活期（維持期）リハビリテーション

生活期（維持期）リハビリテーションでは，初期の医学的リハビリテーションがほぼ終了している．身体機能がより安定し，その人なりの自立生活へいったん到達したのち，その健康状態を維持し，日常生活能力を維持し，さらにより豊かに暮らすために必要な支援を継続的に行う時期である．

医師や医療従事者の支援が最小限となり，障害のある人自身の意思によって生活を継続し，機能を維持していくことへと移行していく．

4 終末期リハビリテーション

終末期リハビリテーションとは，終末期においてもなお体力を維持・増進し，より高い健康生活のために継続されるリハビリテーションである．

生活期（維持期）との違いは，人生の終末においてもなお，それが継続されると考える点で，終末期のために特別なリハビリテーションが行われることはなく，どこからが終末期リハビリテーションかは線が引きにくい面もある．

終末期リハビリテーションは，人生の終末である死にいたるその時まで，よりよい時間を過ごしていけることを目的としている．

リハビリテーションの種類

リハビリテーションは，その内容やアプローチの方法によって，①医学的リハビリテーション，②社会的リハビリテーション，③教育的リハビリテーション，④職業的リハビリテーションの4つに分類される．

これらは，単独のものではなく，互いに連携しあって，総合的にリハビリテーションを進めていくものである．

1 医学的リハビリテーション

障害が発生すると，発生初期においては障害の拡大や二次障害を予防するために，医学的な治療が行われる．同時に，身体的な機能障害を軽減して心理的な能力などを伸ばし，日常生活活動を改善するために，機能訓練として，理学療法や作業療法が早期から開始される．

また，すべての機能障害は，必ずしも回復・治癒の経過をたどるものばかりではなく，機能障害を残したまま，長い生涯にわたって障害に適応して生活していく場合もあり，障害に起因する疾病など，二次的障害を生じる可能性も高い．

このため，生涯にわたる生活上の困難に対して医学的にアプローチし，障害の発生に伴って起こる日常生活への影響を最小限に抑え，最大限の機能発揮に向けた支援を行うことが医学的リハビリテーションの目的といえる．

2 社会的リハビリテーション

社会的リハビリテーションは，回復過程において生じる経済的，社会的，文化的な困難を解決もしくは低減するよう，障害のある人を家庭や地域・社会，職業に適応できるように援助し，社会に統合（あるいは再統合）することを目指すアプローチをいう．

社会的リハビリテーションは，障害のある人が暮らしやすい地域社会をつくるための人的・物理的な環境すなわち社会資源を充実させるだけでなく，法的な整備を進めるなど，広く社会の改革も含む．

たとえば，公共の建物や交通手段において，年齢や障害の有無にかかわらず誰もが利用しやすいユニバーサルデザインを普及し，社会の障壁を解消するバリアフリー事業を推進する．さらに，障害者の生活や人権の保障のための社会的活動や啓蒙活動なども行う．

社会的リハビリテーションは，障害のある人が社会参加し，かつ豊かに暮らすための生活力を高めるために支援を行うものである．

3 教育的リハビリテーション

教育的リハビリテーションは，障害を持つ児童や人に対して行われる．

障害によって，通常の学校教育を受けることが困難な状況にある就学年齢の児童に対して，療育と必要な教育・訓練を行うアプローチは，従来から特殊教育として実施されてきた．たとえば，心身障害児の養護学校や盲・聾学校などにおいて，すべての児童に教育の機会が保障されてきた．

学校教育法では，2008年，特別支援教育について規定し，障害を持つ児童の種々の困難を克服するために必要な知識や技術，態度や習慣などを身につける教育が行われている．

教育的リハビリテーションでは，通学困難な児童への訪問教育や院内学級などにより，少人数できめ細かく教育が行われている．

さらに，各自治体のリハビリテーションセンターなどでは，子どもだけでなく成人を対象に，点字や手話の訓練や，生活適応訓練が実施されている．

教育的リハビリテーションは，場によって，教師だけでなく，看護師やその他のリハビリテーションの職種が複数かかわっている．

4 職業的リハビリテーション

職業的リハビリテーションとは，障害のある人の適切な就業とその継続が行えることを目的とした継続的な支援をさす．

障害者総合福祉法，障害者の雇用の促進等に関する法律などによって，障害者の自立を促すことを目的として行われる．

就業は，障害者が障害を持ちながらも，自己の能力を生かし，経済的な自立を果たし，その経験を通して自己実現を果たすことができる．また，

就業は障害者が社会の一員であることを自覚し，社会における役割を発揮したりすることを通して，自己の存在価値を感じたり，高めたりすることができ，心の豊かさにつながる．

職業的リハビリテーションの対象となる人は，障害の原因や程度，年齢にかかわらず，なんらかの就業の可能性を持つ人である．機能障害の部位や程度を考慮しながら，その人にとって適切な職業を評価し，その職業に必要な技術や技能を身につけられるよう訓練（職業適応訓練）をする．

リハビリテーション看護とは

アメリカ看護師協会の定義

アメリカ看護師協会（ANA）は，リハビリテーション看護を以下のように定義している．

「一時的にまたは進行性にあるいは恒久的に，その生理学的機能や心理的適応，社会生活，経済状態，職業などを妨げたり，変化させたりするような疾患，または身体障害を持つ個人あるいは集団の看護である．リハビリテーション看護の目指すところは，合併症の予防，および身体的心理社会的な健康の最善の回復と保持である」（ANA, 1977）．

リハビリテーション看護は，身体的・精神的に，なんらかの日常生活を送るうえでの困難があり，そのためにその人らしい生活を送ることができない状態にある人を，その人らしく生きるように看護の技術を用いて支援する領域である．

したがってケアの対象は，加齢，疾病，事故などによりなんらかの日常生活上の困難を有しているが，自ら意思決定し，生活していける手段を獲得していける力のある人である．

ANA
American Nurse Association
アメリカ看護師協会

リハビリテーション看護の対象

リハビリテーション看護では，看護師は，生活場面に密着し，生活者の視点に立ち，自立に向けた支援を行う．

その過程では，人と人との全人的なかかわりが基盤となり，対象となる人だけでなくその家族や支援者に対しても，多くの職種との連携によって目標とする生活の自立へとつなげていく過程をたどる．

看護技術を用いることによって，障害者とその人を取り巻く人すべての能力を育成し，その人の「生活の質（QOL）」が可能な限り向上するよう支援することが，リハビリテーション看護の目的である．

QOL
quality of life
生活の質

障害とは

障害の定義

　リハビリテーションの対象は人であり，その人の生活機能の状態に焦点をあてる．

　障害は，第一に，「人が生命を維持し，暮らし，よりよく生きるうえでの不自由や困難」と定義することができる．

　障害によってもたらされる不自由や困難は，単に身体的，精神的，知的な障害があることだけでなく，それがもたらすさまざまな生活レベルでの困難や，社会生活を豊かに送るうえでの障壁となるものでもある．

　したがって，障害は，大変広い観点から理解する必要がある．

　そうした広い観点に立って障害の本来の意味を探究し，看護が障害のある人へのケアにもたらす可能性を見出したい．

1　障害が人に及ぼす影響

①障害がもたらす「生きづらさ」

　人にとって，障害は，その人自身に何かしらの「生きづらさ」をもたらす．この「生きづらさ」は，障害によって，人が持つさまざまな機能や形態が最善の状態から低下したり，欠落することによって人の暮らしや生活に影響を及ぼして生じる．

②障害のとらえ方

　障害は，先天的な障害と後天的な障害とに大別される．後天的にその人が経験する「障害」は，病や事故，自殺未遂後の後遺症，そして誰もが経験する加齢現象などによって生じる．

　そう考えると，人は皆同じように生活や暮らしの障害を体験しており，特定の障害がない人であっても，障害という視点から看護ケアを行っていく必要がある．

　また障害をどのようにとらえるかについては，それぞれの主観に左右されるものでもある．また，そのとらえ方が，障害を持ってどう生きるかを決定づけることにもなると考えられる．

③障害と生活

　障害は，障害者基本法第2条に基づいて，後述（p.17）のように，身体障害，知的障害，精神障害の3つに大別されている．これらの障害があることによって，日常生活または社会生活に相当な制限を受ける状態にあり，生活上の自立に困難を生じる．

　それらの困難は，3障害それぞれについて支援する制度が法律に定められている．

　人にとっての「生きづらさ」は，本来かなり主観的な要素を持っている

ため，仮に同じ障害があっても，ケアの内容は人によって異なる点に注意が必要である．

④障害と自立

障害を持った人の自立は，その背景にどのくらい一人で生活しようとするか，あるいはその人の自立を支える環境が周囲にどのくらい整備されているかなどによって左右される．

障害のある人の暮らしや生きづらさは，原因となっている障害のありようによって異なるとともに，さまざまな周囲の環境によっても影響を受ける．

障害のとらえ方

国際的な障害の分類[2),3)]

1 国際障害分類（ICIDH）

障害とは，1980年のWHOによる国際障害分類（ICIDH）によれば，疾患や変調が原因となって，人に発生する機能・形態障害（impairment）は，生活の能力障害（disability）をもたらし，それによって社会生活を送るうえでの社会的不利（handicap）につながるととともに，能力の障害がなくても，社会的不利につながる場合もあることを関連づけて示している（図1）．

後天的に障害を発生させるものは，疾病や，事故，自殺未遂による後遺症などである．

ICIDHの考え方は，WHOより提示された当初より，障害を否定的にとらえている点で批判があった．

2 国際生活機能分類（ICF）

その後，WHOは，2001年に障害の概念を見直して障害を生活機能という肯定的な面からとらえる国際生活機能分類（ICF）を提唱した．

これは，障害者の生活を構成する要素を明確にし，障害が人にもたらす影響を，個人因子あるいは背景因子に働きかけることで，より良い健康状態の中で生きる可能性があることを示した．

ICFでは，障害を，単に個人の問題ではなく，社会的な環境とのかかわりの中でとらえ，人の健康状態を，心身機能や身体構造，活動状態，社会参加のつながりの中でとらえている（図2）．

人は，心身機能や身体構造に障害があることで，活動が制限されたり，社会参加が制約を受けたりする中で，それぞれその機能に見合った生活能力を発揮し，社会の中で暮らす権利を持っている

その人個人が持つ能力（個人因子）やその人を取り巻く環境（背景因子）

ICIDH
International Classification of Impairments, Disabilities and Handicaps
国際障害分類
1981年の国際障害者年に先立ち，WHOは1980年，新しい障害の概念として「機能障害・能力障害・社会的不利の国際分類」を刊行し，障害を機能・形態障害，能力障害，社会的不利の3つのレベルに分けて捉えた．

ICF
International Classification of Functioning, Disability and Health
国際生活機能分類

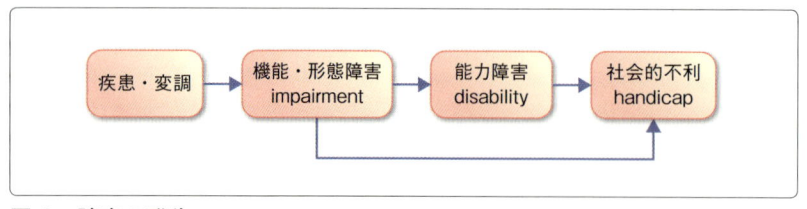

図1　障害の発生

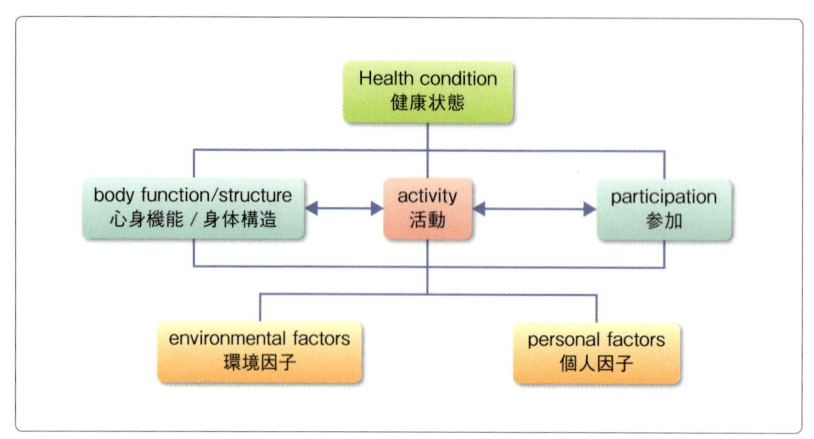

図2　ICF 国際生活機能分類（WHO, 2001）

によって，障害を克服することもできるし，障害を生むことある．つまり，周囲の理解や支援がないために生じる障害もあるため，人それぞれの健康状態にあわせて，その人自身が望む質の高い暮らしを実現することが重要なのであると考えられている．

体験としての障害

　障害を負う体験は，通常，機能障害の種類や程度が同じであっても，受傷した年齢やそれ以前の身体機能の状態によって，生活能力の障害や，社会的不利の程度は人によって異なる．

　しかも，そうした障害は，受け入れる当事者の主観的体験が固有のものであることによって，人それぞれにさまざまな形で経験されていく．

　たとえば，身体的な障害は，形態や機能の障害が同じであっても，それまでのその人の生活や，それによって培われてきた価値観などによって，とらえ方が異なる．

　それまでにできていたことができなくなると，人は生活上の困難を体験するが，そのとらえ方はさまざまである．障害のとらえ方によって，主観的な体験自体も異なってくるため，障害の大きさや絶望とは別に，その体験が人生において価値観を大きく変える意味を持つ場合もある．

障害の経過

1 先天的な障害と後天的な障害[4]

　障害の発生は，乳幼児の場合，おもに遺伝子異常などの先天的な疾病や，妊娠中の母体内での刺激や出産時のトラブルなどに起因する．

　また，後天的な障害としては，疾病や変調，事故や自殺未遂などのほか，疾病には含まれないさまざまな加齢現象なども含まれる．

2 乳幼児の障害

　乳幼児の先天性の障害は，生命リスクの高いものや，重複障害があることも少なくない．重症先天性心疾患や遺伝子の異常例では，これまでは比較的短命であり，青年期や成人期以前に死亡する子どもも多かった．

　また，乳幼児期からの感覚器の障害は，難治性のものもあり，生活への影響が大きく，教育を受ける機会や生活の場がかなり限定される場合もある．

3 後天的な障害

　後天的に付加された障害は，障害の発生時期によって，障害の経過はさまざまである．しかし，障害を大きく分類すると，障害の発生機転から見ると，①事故や疾病によって急激に発症する障害，②疾病によって次第に病状が変化し漸進性に障害が重症化する障害の2つに分類される．

　また，経過から見ると，①障害自体が次の障害を生み，徐々に付加されていく経過をたどるもの，②障害発生後いったんは回復するが，その後は慢性固定化していくもの，③障害発生後，ある期間の回復のためのリハビリテーション等により完全に回復するものとがある．

　いずれも，壮年期以降では，加齢に伴って起こる生活上の困難が加わり，障害の程度は徐々に重症化することもある．

障害の種類

1 障害の3区分

　障害の種類は，身体障害，知的障害，精神障害に大別される．
①身体障害の範囲
　身体障害者福祉法（1986年）では，身体障害は，視覚障害，聴覚・平衡機能の障害，音声・言語・咀嚼機能の障害，肢体不自由，心臓・じん臓・呼吸器または膀胱・直腸・小腸の障害，ヒト免疫不全ウイルスによる免疫機能の障害，肝機能障害に分類され，さらに小項目に分かれている．

②知的障害と精神障害の範囲

　知的障害では，申請によって療育手帳が発行される．

　障害の程度による区分表は，IQにより重度障害（IQ35以下），中度障害（IQ36～50），軽度障害（IQ51～75）の3段階に分け，さらに重複する身体障害の程度，および年齢によって分類され，知的障害者の障害程度が分けられている．

　精神障害では，申請によって精神福祉手帳が発行され，障害の状態を精神疾患の状態および能力障害とから判定できるような区分を設けている．

③障害の等級区分

　それぞれの障害は，日常生活への影響の程度により，1種・2種の区別等級に分けて設定されており，障害程度が高いものを1級または重度としている．

　等級数は，生活への影響の度合いを考慮して設定され，身体障害では1級から7級，精神障害では1級から3級に分かれている．

　等級判定は，障害者からの申請によって行われ，障害者手帳が発行され，等級に応じて種々の福祉サービスが受けられるほか，障害者年金などの生活保障が規定されている．

障害者の現状

　「平成27年版障害者白書」[4]に記載されている身体障害，知的障害，精神障害の3区分による基本的な統計数値を以下に示した（表1）．障害者数は，身体障害者393.7万人（人口千人当たり31人），知的障害者74.1万人（同6人），精神障害者320.1万人（同25人）であり，およそ国民の6％がなんらかの障害を有していることになる．

　年齢階層別の障害者数は，身体障害者では，65歳以上の割合の推移を見ると，昭和45年には3割程度だったものが，平成23年には7割まで上昇している（図3）．知的障害者では，身体障害者と比べて18歳未満の割合が高い一方で，65歳以上の割合が低い点に特徴がある（図4）．外来の精神障害者65歳以上の割合の推移を見ると，平成17年から平成23年までの6年間で，65歳以上の割合は28.6％から33.8％へと上昇している（図5）．

障害が本人・家族に与える影響

本人に与える影響

　人は，人生の途上で障害を負った時，さまざまな新しい体験をすることになる．その体験は，健康な時には想像もできないものであり，障害の特性によっても個別の体験となる．

　心理的な影響としては，一定の心理過程を経て障害受容へいたるとされ

表1 障害者数（推計）

		総数	在宅者	施設入所者
身体障害児・者	18歳未満	7.8万人	7.3万人	0.5万人
	18歳以上	383.4万人	376.6万人	6.8万人
	年齢不詳	2.5万人	2.5万人	―
	合計	393.7万人	386.4万人	7.3万人
知的障害児・者	18歳未満	15.9万人	15.2万人	0.7万人
	18歳以上	57.8万人	46.6万人	11.2万人
	年齢不詳	0.4万人	0.4万人	―
	合計	74.1万人	62.2万人	11.9万人

		総数	外来患者	入院患者
精神障害者	20歳未満	17.9万人	17.6万人	0.3万人
	20歳以上	301.1万人	269.2万人	31.9万人
	年齢不詳	1.1万人	1.0万人	0.1万人
	合計	320.1万人 (25人)	287.8万人 (22人)	32.3万人 (3人)

注1：平成23年患者調査の結果は，宮城県の一部と福島県を除いた数値である．
注2：精神障害者の数は，ICD-10の「V 精神及び行動の障害」から知的障害（精神遅滞）を除いた数に，てんかんとアルツハイマーの数を加えた患者数に対応している．また，年齢別の集計において四捨五入をしているため，合計とその内訳の合計は必ずしも一致しない．
注3：身体障害児・者の施設入所者数には，高齢者関係施設入所者は含まれていない．
注4：四捨五入で人数を出しているため，合計が一致しない場合がある．
内閣府：障害者の状況（基本的統計より）．平成27年版障害者白書，p33，内閣府，2015をもとに作成

るが，障害受容という言葉が非常にあいまいな概念であることに加え，受容したか否かに注目しすぎると，対象者が障害に対して示す細やかで繊細な反応に気づきにくくなることもある．

通常，人は障害を負うことで，障害それ自体に反応をするとともに，障害を負ってしまった自分自身と向き合い，その後の生活をおもんぱかり，精神的に不安定になり，苦悩する時期がある．

その時期は，障害の程度や生活への影響，家族への影響，障害受傷後に体験した医療，年齢や家族構成などさまざまな状況によって異なり，その状況が続く度合は，もともとの精神的な安定感や人とのつながりなどによって，長い場合も比較的短い場合もある．

心理的な回復

障害を抱えることになった人の心理的な回復過程には，次のようなものが影響する．

一つは物理的・経済的環境であり，家族や住居などの環境や，経済状態，生活圏の環境（交通，買い物，受診などの利便性など）である．

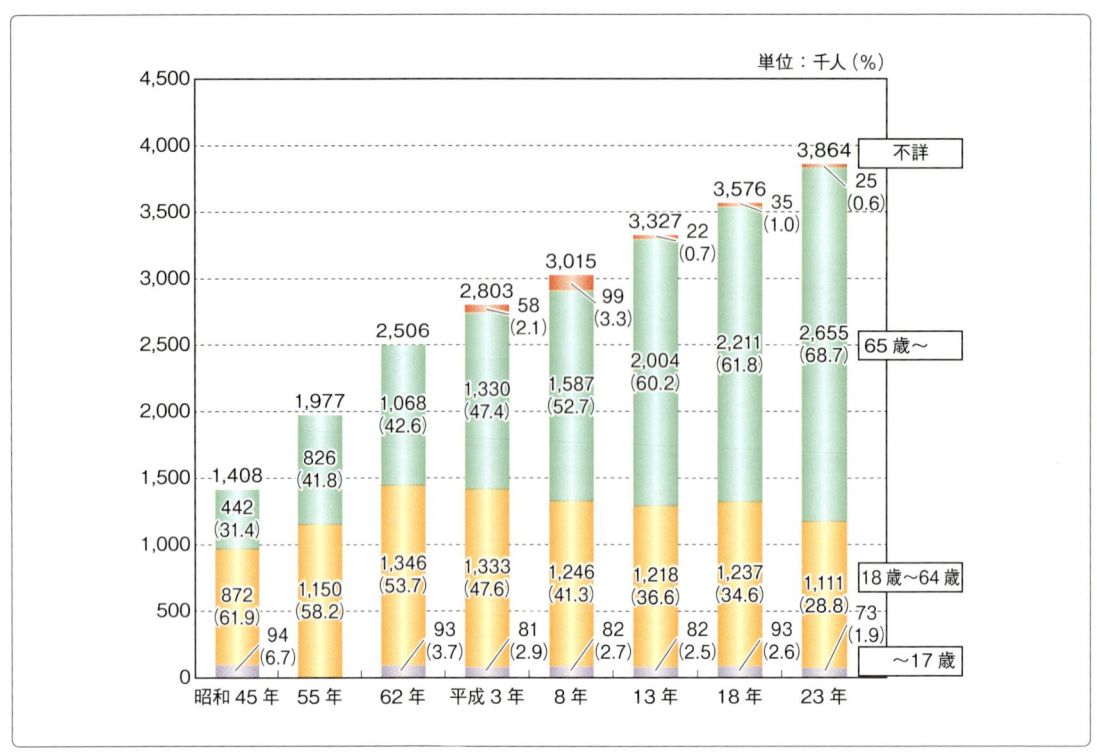

図3　年齢階層別障害者数の推移（身体障害児・者（在宅））
内閣府：障害者の状況（基本的統計より），平成27年版障害者白書，p35，内閣府，2015より引用

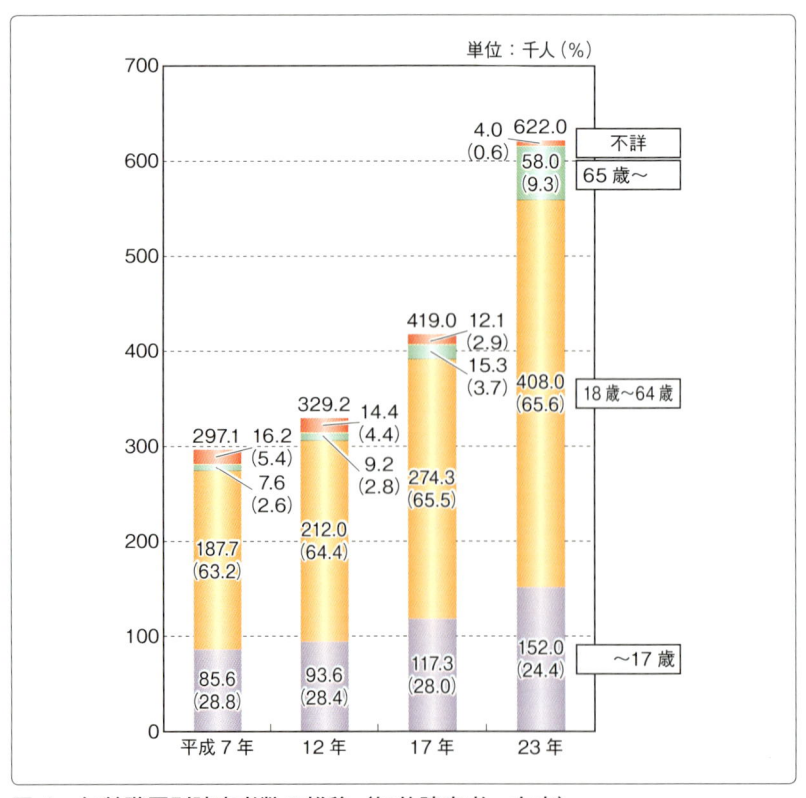

図4　年齢階層別障害者数の推移（知的障害者・在宅）
内閣府：障害者の状況（基本的統計より），平成27年版障害者白書，p35，内閣府，2015より引用

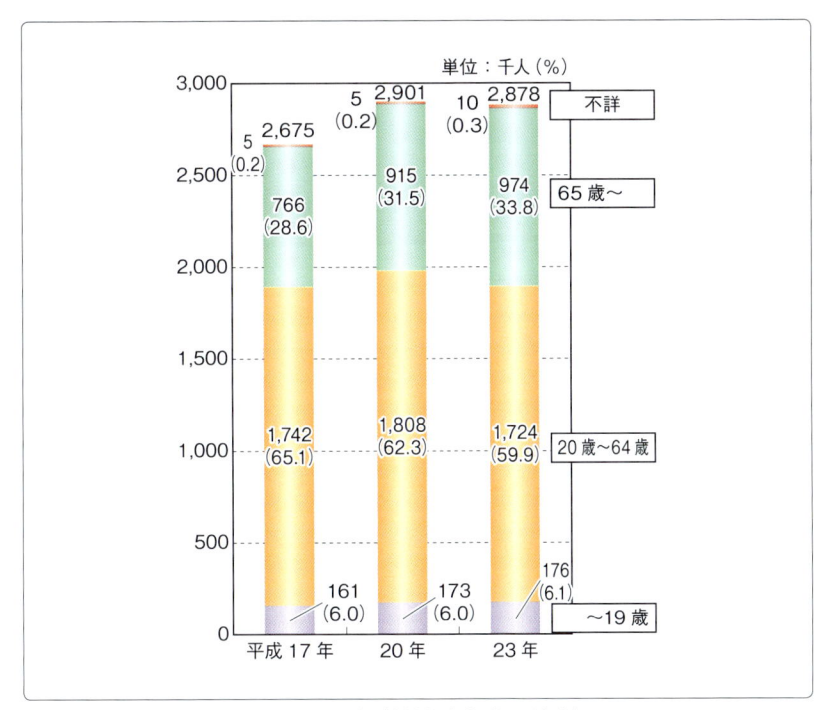

図5 年齢階層別障害者数の推移（精神障害者・外来）
内閣府：障害者の状況（基本的統計より），平成27年版障害者白書, p36, 内閣府, 2015より引用

　一方，支えてくれる人の存在も心理的回復に大きくかかわる．対象者を取り巻く環境に，支援する人の存在があるか，どのような支援の内容か，同じ障害を持つ人との交流の機会があるかなどは，受傷後の心の立て直しに大きな影響を及ぼす．
　当事者となる人の気持ちは，それまで障害に対して持っていた考えや，障害のある自己の価値感を基盤に，実際に障害者となった後に起こる出来事をどのように受け入れていくことができるかによっても大きく左右される．
　通常は，自己の価値を低め，揺らぎ，現実的に検討ができるようになるまでには時間を要することがたびたびあり，気持ちの落ち込みや回復が繰り返されていく．その中で現実の自己と向き合い，気持ちを立て直すことができれば，次第に支援を受け入れる気持ちが芽生え，資源を有効に活用しようとする意志も持てるようになる．
　看護が一人ひとりのこうした心理的・社会的な反応にアプローチすることが，気持ちの立て直しや回復を支えていくことにつながっていく．

身体障害者とその家族

1 障害認定の時期

　身体障害者の暮らしは，障害が発生してからどのように経過したかに大きく左右される．障害発生後，当事者が担っていた役割が果たせなくなる場合，その役割を家族が代替していくことになる．現実的には，障害認定を受け，経済面での援助を受けられるよう申請の手続きを早急に行うことが必要となる．

　たとえば事故が原因の身体障害は，他害によるものであれば早期に補償されるし，四肢切断の場合は障害が明白に見えるので早い時期からの障害認定が可能になる．

　他方，高次脳機能障害のように，障害の状況がある程度の期間観察されないと認定されにくいものもある．

2 家族機能の変容

　家族もまた，本人と同じく，障害を受け入れていかなければならない．

　生活をともにする家族の一人が障害を持つことによって，家族としての機能は変容していく．その障害が不可逆的であれば，家族にもたらされる変容は大きくなる．

　障害の発生によって家族のきずなが深まることもあれば，家族機能が解体し，喪失することもある．

　家族機能の変容は，通常は3つの要素によって大きく左右される．

　一つは障害を負った人自身の持っていた家族構成員としての役割機能である．その人が，家族の中でどのような地位にあり，どのような役割を果たしていたか，そして障害によってその機能がどの程度発揮できなくなっていくかということである．

　二つ目は，その喪失した障害当事者の家族構成員としての役割を，他の家族構成員のどの人が代替あるいは交代できるか，さらに三つ目は，その役割交代をした人をどのように他の家族構成員が支援できるかという家族の力量も関連してくる．

　個々の家族構成員の年齢や資質，互いの人間関係，家族としての発達や成熟度が，障害によって発生した家庭内のさまざまな問題に対して，家族全体の機能を維持しつつ，どう対処できるかを左右することになる．

家族の障害に対する心理的・社会的反応

1 家族の関係の変容

　それぞれの家族には特有の風土があり，障害に対するとらえ方も異な

る．日頃は互いに意識されることは少ないが，家族の一員に障害が発生した時，家族構成員同士は，互いにどのような家族であったのか，また障害を負った人とどのような関係性であったのか，家族としてどのような特性を持っているのかを，あらためて振り返る機会となることが少なくない．

障害の発生によって，家族全体の関係は変容する．誰が障害を負い，どのくらい生活に影響があるかによって，変容の過程も異なってくる．障害の当事者に障害受容の過程があるように，家族にもまた心の立て直しが必要となる．

2　二次的な機能障害の発生

家族機能の点から見ると，家族の一人に疾病や障害が発生した場合，家族としての機能を発揮して，問題に対処することになる．そこでうまく対処できないと，家族としてのバランスが損なわれ，二次的に機能障害が発生しやすくなる．

障害を負った人が家庭で果たしていた役割は，家族の別の構成員によって，代替される．役割によっては代替する人が欠如し，代わることができない場合も起こる．

障害を負った人が自営業者の場合，技能的な仕事で生計を立てている場合，すでに介護を受けている家族がおり，その介護者の障害などで，役割代替者が欠如すると，経済的な生活基盤や家族としてのコントロール機能が失われることがある．

3　家族の調整能力

介護能力の高い家族は，通常，①家族構成員の数が多く全体としてのマンパワーが充足している，②家族の人間関係が良好で互いに尊重されている，③家族としてのアイデンティティが高く，調整能力がある，④構成員全体が健康的なライフスタイルである，⑤生産年齢にある構成員が複数いるなどのほか，逆に，⑥日常生活援助を受けなければならない人が複数いない，などの条件がある．

このような家族は，家族としての調整能力に優れ，構成員に疾病や障害が発生したとしても，バランスよく対処できる．

自分の家族が障害を負うと，自分自身の生活も同じくダメージを受けるとともに，家族機能がいったん不安定になることによって新たな障害に波及していくことがある．

これが家族に起こる第三者障害であり，図6のようなものが含まれる．介護の問題の発生，自分自身の社会生活への影響，家族の感情的な問題の発生，経済的な問題の発生，将来の不安であり，これらが家族機能の変容を所持する原因となって，家族の構造や役割が変化する．このようにとらえた時，障害を負うことは，回復の期待が持てる疾患とは異なり長期的あるいは永久的な影響を家族にもたらすことになる．

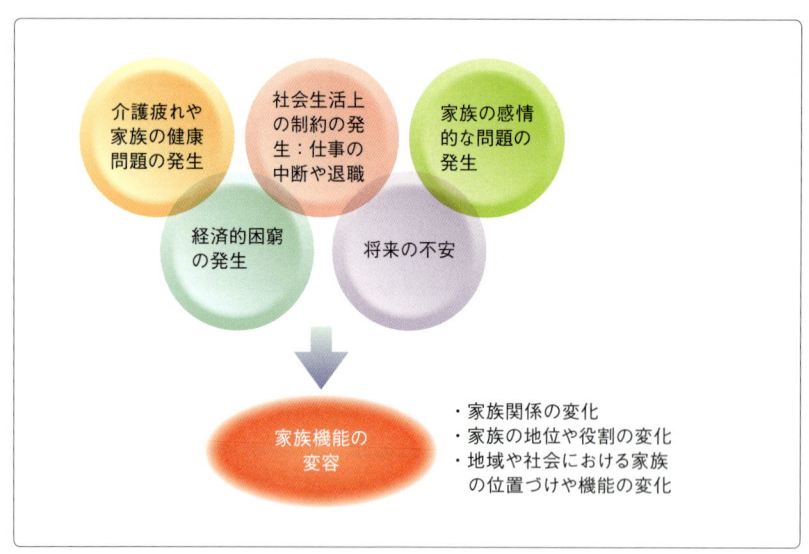

図6　家族に生じる第三者障害

　障害者の背景にある家族ではなく，家族を支援することが必要になるだけでなく，障害者の家族としての力を，適切に判断し，活用し，家族機能が維持できるような働きかけが障害のある人がいる家族では時に必要となるだろう．

引用・参考文献
1) 大田仁史：リハビリテーション入門，p38-53，IDP出版，2012
2) 厚生労働省：「国際生活機能分類―国際障害分類改訂版―」(日本語版)の厚生労働省ホームページ掲載について．社会・援護局障害保健福祉部企画課．2002
http://www.mhlw.go.jp/houdou/2002/08/h0805-1.html より2015年6月5日検索
3) 上田敏：国際障害分類初版(ICIDH)から国際生活機能分類(ICF)へ―改訂の経過・主旨・内容・特徴―，月刊ノーマライゼーション22(6)，2002
4) 内閣府：障害者の状況(基本的統計より)．平成27年版障害者白書，p33-37，内閣府，http://www8.cao.go.jp/shougai/whitepaper/h27hakusho/zenbun/pdf/s3_3.pdf より2015年6月5日検索
5) 厚生労働省：身体障害者ケアガイドライン―地域生活を支援するために―．厚生労働省社会・援護局障害保健福祉部企画課．2002
http://www.mhlw.go.jp/topics/2002/04/tp0419-3.html より2015年6月5日検索

第1章 リハビリテーション看護とは

リハビリテーションナースとは

酒井 郁子
黒河内 仙奈
菊地 悦子
山口 多恵
樋浦 裕里
山崎 千寿子

リハビリテーションナースの役割

　回復期におけるリハビリテーションは，複数の専門職が協働して提供する医療であり，そのチームの中で，リハビリテーションナースは，看護職として貢献することが求められる．

　リハビリテーションは，「生活機能障害を患者自身が克服し管理できるようになること」を共通の目標として，多様な職種が患者にかかわる．この点で，「病気を治すこと」が目的の急性期病院と異なっている．

　過剰なケアや関与は，リハビリテーションを阻害する．また，患者が訓練や活動に進んで参加するかどうかは，患者自身の意思と価値観に左右される．リハビリテーションナースは，看護師としての価値観を患者に押しつけない対応が重要となる．

　回復期リハビリテーション病棟には，大きく，看護チーム，ケアチーム，リハビリテーションチームの3種類のチームが存在する（図1）．

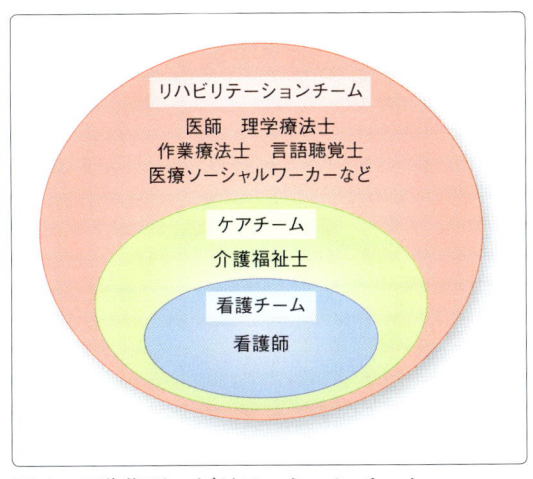

図1　回復期リハビリテーションチーム

医師，看護師，介護福祉士，理学療法士(PT)，作業療法士(OT)，言語聴覚士(ST)，ソーシャルワーカー(MSW)，管理栄養士，薬剤師などの専門職がチームを組んで，必要なケアを提供しつつ，全体としてリハビリテーションに取り組んでいる．

これらのチームでは，それぞれの専門職が緊密に連携しつつ，役割を重ね合って，患者の「生活の質」(QOL)の向上を目指す．

看護チームにおけるリハビリテーションナースの役割

看護チームのなかで，一人ひとりのリハビリテーションナースは，そのシフトの中で看護計画を立案実施評価する役割を持つ．この点は，基本的に急性期病棟での役割と大きく変わらない．

リハビリテーション看護の対象は，「一時的あるいは永続的な生活機能障害を有する人」である．このため，生活機能障害の改善に貢献するような看護計画を立案し，実施，評価する．

したがって，リハビリテーションナースは，一人ひとりが看護計画を理解し，看護実践能力を発揮する役割と責任を持つ．

ケアチームにおけるリハビリテーションナースの役割

1 ナースはケアチームを構成する

看護チームは，ケアチームの一部に位置づけることができる．

回復期のリハビリテーション病棟では，介護職と看護職からなるケアチームが，患者のケアに24時間の責任を持つ．

看護職は，介護職とは異なる役割を担っているが，一方で，看護職と介護職の役割を完全に分担することはあまり効果的とは言えない．患者へのケアが途切れないために，役割のオーバーラップが必要なこともある．

看護職しかできないこと，介護職しかできないこと，両方が行うこと，という視点で業務を整理することが重要である．

2 看護職の役割

基本的に，看護職の業務は，診療の補助と療養上の世話であり，介護職など他の職種がこれを行うことはできないことは，保健師助産師看護師法第31条には，「看護師の業務独占」として規定されている．

したがって，ケアチームにおいて，看護師独自の役割としては，患者の健康管理を行うことはもちろん，患者が健康管理を自分行えるよう支援することによって，診療補助の観点から，効果的なリハビリテーションが円滑に安全に展開できるように環境を整えること，などか考えられる．

PT
physical therapist
理学療法士

OT
occupational therapist
作業療法士

ST
speech therapist
言語聴覚士

MSW
medical social worker
医療ソーシャルワーカー

3 介護職の役割

　介護職は，日常動作を支える能力が損なわれた生活機能障害への直接的な援助を行う．

　介護職なくしてケアチームは成り立たないため，リハビリテーションナースが実践能力を発揮するためには，いかに介護職と協働できるかが鍵を握る．

リハビリテーションチームにおける看護職の役割

1 生活を支援するケアチーム

　回復期リハビリテーションチームは，前述のように，主にケアを担う看護師，介護福祉士のほかに，理学療法士，作業療法士，言語聴覚士，医療ソーシャルワーカー，医師などから構成され，全体としてリハビリテーションチームとして機能する．

　リハビリテーションチームにおけるケアチームの役割は，患者が安全に安楽に，健康的に回復期リハビリテーション病棟で訓練を受けられるように支援することである．

　それには，患者の24時間，1週間，1か月といった短期的長期的な生活リズムを整えること，そして病棟での生活を通して，生活機能障害を克服し，対処できるように支援することが重要になる．

2 看護師とセラピスト

　理学療法士などのセラピストは，運動学習理論を取り入れた運動療法によって，生活機能障害の低減を目指す．

　これに対し，ケアチームが支援するのは，「患者自身が生活機能障害を改善できるように活動する」ことである．

　セラピストと看護師とは，対等な存在であり，そのコミュニケーションは，「指示」ではなく，通常，依頼または相談の形をとる．このことを念頭に置いて，患者の人生，生活，生命の3つの側面から質の高いケア提供を行うことがケアチームの役割である．

（酒井 郁子）

リハビリテーションナースに求められる資質

支援に必要な5つの資質

1 回復についての長期的視点

　同じ疾患や外傷であっても，リハビリテーションによる回復は，人それぞれに多様な経過をたどる．発症から2，3か月で発症前の状態に近づくこともあれば，年単位でリハビリテーションに取り組まなければならないこともある．これは，障害の性質とそれまでの生活背景の複雑な関連によるものである．

　リハビリテーションナースは，アセスメントによって回復の可能性を見出した時，回復を長期的な視点でとらえるべきである．

　一般に，リハビリテーションの成果はすぐに出ることはないが，わずかな回復のきざしを見逃さず患者に伝え，今どのような段階にあり，今後どのような見通しが立つかを説明するといった回復に関する患者への情報提供は，リハビリテーションナースの重要な役割である．

2 フィジカルアセスメント能力

　患者がリハビリテーションに取り組むために，体調管理に努めることはいうまでもない．

　そのために，リハビリテーションナースには，患者の全身状態を見極め，心身の異常を早期に発見できる高いフィジカルアセスメント能力が求められる．この能力は，リハビリテーション医療を提供するうえでの基盤である．

　その際，注意点として，リスクを十分把握する一方で，リハビリテーションにおける患者のチャレンジをできるかぎり支えることがあげられる．すなわち，可能な場合は，リスクをおそれるあまり，長期間にわたって「動かさない」ことは避けるべきである．

3 言語，非言語による総合的なコミュニケーション能力

　失語症など，障害によっては，看護師と患者の間で言葉を使ったコミュニケーションが困難になることもある．

　このため，言語を介さない非言語的なコミュニケーション能力を総合的に磨くことが重要になる．たとえば，看護師は患者が理解しやすいようにジェスチャーを使い，逆に患者のジェスチャーや行動，表情から意思を汲みとる．

　リハビリテーション医療は，急性期病棟とは異なり，他職種とのコミュニケーションを濃密にしなければ成立しない．お互いの専門性を尊重し，わかりやすい言葉で円滑にチーム内のコミュニケーションをとることがで

きれば，ケアの質の向上につながる．

4 患者の希望をチームで叶える姿勢

患者は，何か希望があっても，「できないのではないか」「きっと無理だろう」とあきらめることも多い．また，希望する内容も，回復の過程で変化してくる．

リハビリテーションナースは，患者がこれから先どのような生活を送っていきたいか，希望を引き出し，支援するとともに，その希望を叶えるために，チームで取り組む姿勢を持ち続けることが大切である．

5 生活機能障害とその援助に関する理解

回復期リハビリテーションの対象は，生活機能障害を有する人となっている．

したがってリハビリテーションナースは，疾患管理や医療処置だけでなく，生活機能障害とその援助について，十分に知識を持ち，理解している必要がある．

さらに，国際生活機能分類（ICF）を構成するそれぞれの要素（p.15）に対してきめ細かくアセスメントし，適切な援助を行う必要がある．

全人的，複合的な視点でアセスメントし，患者に必要な援助を見極めることで，過不足ない援助を提供できる知識と技術が必要である．

（黒河内 仙奈）

リハビリテーションナースの具体的な行動

見守り

1 何を見守るか

回復期リハビリテーション病棟において，看護師は，患者が自分のありたい姿に近づくために行う訓練や行動を見守ることが求められる．例えば，歩行する，食事をする，排せつをするなどの動作のほか，健康を維持していくうえで必要な，薬をきちんと服用しているかなども見守っていく．

看護計画に，"歩行は「見守り」"と記載されている場合，見守りがあれば，その行動が安全にできるというより，むしろ安全な歩行ができない可能性があるために，「見守り」が必要となる．

2 見守る際の姿勢

具体的には，危険な動作の有無，患者の身体機能，行っている動作が身体能力に適しているか，今どのような気持ちか，またその理由は何かなど，看護師は，患者の行動の意味や意図を考えながら見守ることが求められる．

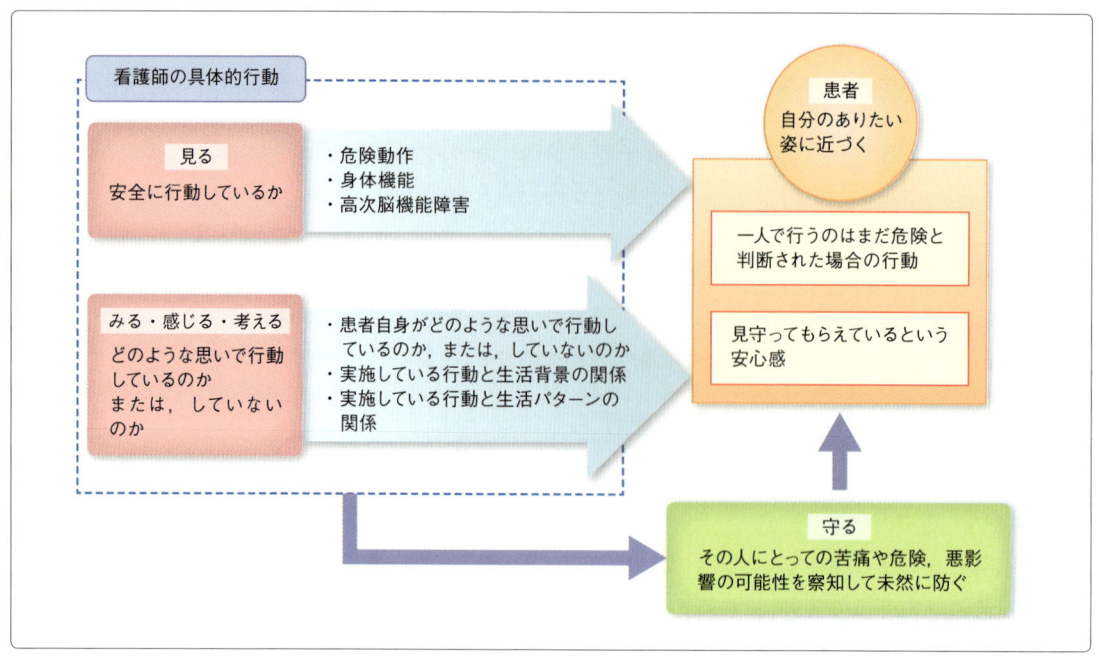

図2 リハビリテーション看護における見守りの構造

　たとえば，転倒や誤嚥につながる危険を察知した場合，それを未然に防いで患者の安全を守る．

　看護師が行う見守りには，リハビリテーションを行う人に手を貸したり，言葉で行動を促し，環境を調整するほか，行動を肯定し，自信がもてるよう励ますことなども含まれる．「見守り」は，決して監視ではなく，看護師の見る・感じる・考えるという行為を通して，個々の患者の状況を見極め，それに合った援助を行うことである（図2）．

（菊地 悦子）

リハビリテーションの目標設定を支援する

1 リハビリテーションに必要な目標

　回復期リハビリテーション病棟の患者は，障害によって今までできていたことが急にできなくなった人たちである．

　失望感や将来の不安に苛まれている患者にとって，リハビリテーションに取り組むことは，身体的にも心理的にも大きな負担を伴うことでもある．

　看護師が唐突に，「リハビリテーションの目標を定めましょう」と問いかけても，患者は「何を目標にすればよいのか，何もできなくなったのに目標なんて考えられない」という反応を示すかもしれない．

しかし，目標を定めることは，患者が主体的にリハビリテーションへ取り組むうえで非常に重要である．目標を持たないと，何に向かってどのようにがんばればよいのか方向性が見えず，患者のモチベーションが維持できなくなるのである．

2 目標設定のための支援

基本的なこととして，「まずは患者の話をよく聴き，患者の希望や意思を確認することである」．このような患者と看護師のコミュニケーションは，患者が自分自身で目標を決める機会を提供することになる．

自分で目標を決めることによって，患者は，自己を管理できる感覚を取り戻すことにつながるため，この支援は大変重要である[1]．

具体的には，病前の生活スタイルや家族関係，趣味，職業等，その中で患者から「○○したい」という台詞が出てくるようなコミュニケーションを意識する．

次に，患者から「○○したい」という台詞が出てきたら，まず，その内容が達成可能であるか，一緒に考える．さらに，「そんなことは無理」と，医療者が勝手に決めつけることは禁忌である．

さらに，行っているリハビリテーションは，患者の「○○したい」という希望を達成するためのものであることを意識してもらうことが大切になる．

目標は，長期的に目指すものと短期的に目指すものとを区別して設定し，最終目標と現在行っていることの関連性をそのつど説明して，患者の意識を方向づけることも，リハビリテーションナースの重要な支援である．

病棟での生活の中で自律と自立を支援する

1 「自律」と「自立」

「自律」とは，「外部からの支配や制御から脱して，自身の立てた規範に従って行動すること」，「自立」とは，「他の援助や支配を受けず，自分の力で判断したり身を立てたりすること」[2]と定義されている．

リハビリテーションナースは，この2つを支援していかなければならない．

2 「自律」を支えるには

① 「自分で決めた」という実感

病棟での生活の中で，患者の「自律」を支援するためには，患者自身が入院生活や退院後の生活を「自分で決めた」という実感を持てるようなかかわりが大切である．

たとえば，「患者の言葉で目標を表現すること」が，「自律」と密接に関係しているのは，自身が立てた目標に向かって，自身の意志で進んでいくことが自律的態度といえるためである．

②意思決定を支える

リハビリテーションナースには，患者がリハビリテーション過程を自分のこととして引き受けられるように，現実を認識していくための支援が求められる．

自律支援とは，正直に正確に情報を伝え，患者の意思決定を支えることをさす．また，日常生活の中で何ができるようになりたいのかを，患者自身が決めることが「自律」への近道である．

こうした援助には，専門家として判断する力と，相手にゆだねる決定を下した責任を引き受ける覚悟を伴う．そこには看護師自身の自律も求められる[3]．

3 「自立」を支えるには

①自分の力でできる

「自立」支援は，患者が「自律」的に意思決定した内容を，自分の力で遂行できるよう支援することといえる．

たとえば，「食事摂取動作ができるようになりたい」という患者の目標に向かっての自立支援には，まず，食事摂取動作に必要な身体・認知機能を専門的視点で評価する．

具体的には，坐位保持ができるか，食べ物を認知できるか，箸やスプーンが把持できるか，食物をすくうことができるか，肩関節や肘関節を屈伸して口まで運ぶ動作ができるか等，動作を細分化し，不足部分を明確にする．

さらに，不足部分は自助具を用いれば解消するのか，あるいは介助が必要なのかを判断する．判断する際は，看護師，セラピスト，医師の見解をふまえてチームで検討すべきである．

②「自立」のための「自律」

患者が「自立」するために，できるだけほかの援助や支配を受けず行うことができる「自律」な方法を模索し，提案することが看護師の大切な役割である．

患者が一人で動作を遂行できた際には，自身の成功体験として自覚できるように絶え間なくフィードバックを続けて，患者の自己効力感を刺激する．この積み重ねが患者の「自立」を支援することにつながる．

（山口 多恵）

運動学習を生活に統合する

1 運動学習とは

①運動学習としての訓練

患者が訓練室で行うリハビリテーションにおいて，まず，理学療法士や作業療法士などのセラピストが，患者の障害と残存能力を評価する．その

後，将来的に患者が日常生活で行うと予測される動作を目指して，その動作がスムーズにできるようになるための運動学習として行われる．

訓練では，日常生活の一部の動作に絞ってかぎられた時間の中で練習を行う．病棟生活の中でこの訓練の成果を生かす際は，一連の複合された動作の中に位置づけられるため，訓練場面よりも難易度が高くなることに注意する．

②病棟生活での安全への配慮

訓練室では，常に患者とセラピストの1対1の関係で，動作練習が行われるが，実際の病棟生活では，その動作は，患者の意思で，いつどこにおいても行われ，必ずしも看護師が常に隣にいるとは限らない．

このため，患者の動作体位や，日常の生活パターンを把握して，転倒や転落などの危険を予測してあらかじめ安全のための配慮をしておく必要がある．

2 看護師による運動学習への支援

①訓練成果の生活への統合

訓練で実施した運動学習は，病棟の生活の中で統合される．

排泄を例にとると，統合の過程においての看護師の行動は次のようになる．

①患者本人にトイレでの排泄ニーズがあるか意思確認する．主体的な行動が学習効果を高める
②排泄機能評価の上，自分で排泄の管理ができるようにすること，体調管理ができるようにすることを伝える
③トイレ排泄に関する諸動作を評価
④必要最低限の介助をそのときどきで判断して行う
⑤ペースに合わせ，待つ時は存在を消す
⑥患者の機能が十分発揮されるように介助することで，患者が満足感をもってその動作を終了できるよう配慮する
⑦生活動作の中で毎回繰り返し習慣化することで，障害によってバランスを崩した生活習慣を病棟生活の中で再度獲得する

このように，看護師は入院生活を通して，患者がすべての日常生活動作（ADL）を再構築できるよう支援する．

②統合の主体は患者

重要なことは，一つひとつのADLを，患者に今ある最大限の力を引き出して成功体験として終了できるようにかかわることである．患者自身が，次に「自分でやってみよう」，「やれるかもしれない」と，主体性を持って行動できるように支援するのである．

たとえば，そろそろ一人で着替えができそうだと感じて，棚から自分で服を取って転倒する患者に対して，看護師が，安全に配慮するあまり，安全柵をするといった対応をとる場合がある．

看護師から見た患者の「危険な行動」には，根底に患者の動機があって

ADL
activities of daily living
日常生活動作（活動）
日常生活を営むうえで不可欠な食事や排泄，入浴，更衣，整容，移動などを指す．

き，清潔が保持できることなどを，その人なりのリズムである程度の規則正しさで行うことが健康につながる．

一方，回復期リハビリテーション病棟は，運動訓練の時間が決められていることが多いため，生活にリズムを与える食事や入浴などを患者のペースで行うことがむずかしい場合もある．

病棟のリズムに合わせた生活にならないよう注意するとともに，患者が暮らしていた生活リズムに配慮した生活を支援する．

2 健康的な生活と自己管理

リハビリテーションが必要な患者は，その原因となる疾患や外傷があり，発症前から健康的な生活が困難であったケースもある．

回復するためには，患者自身が，健康的な生活の重要性に気づくことができ，そこに意識を向けて過ごせるように支援する．

看護師は，入院中の患者が自分の生活を振り返り，自分の生活を管理するうえでの改善点を見つけられるようにかかわる．健康的な生活を送るために，患者自身が生活をマネジメントできる自己管理を促す．

長期的な回復の道筋について情報提供する

1 患者は長期的な見通しがつきにくい

①回復のイメージを助ける

回復期リハビリテーション病棟に転院してきた患者は，複雑な心理状態に陥る．

自分の障害に直面して，何もできなくなってしまった，このままよくならないのではないか，仕事に戻れるのか，など，とうてい今までの経験や知識では先行きの見通しがつかない状況になる．

リハビリテーションナースは，患者が今後どういう生活を送ることができるようになるのか，そのために，残された障害とどのようにつきあっていけばよいか，という長期的な回復の道筋を，患者がイメージできるように伝える必要がある．

②今行っていることの意味の理解を助ける

生活動作の再獲得を目指し取り組んでいる中で，思うように回復が進まずに，焦ったり他者と比較し回復への希望がもてなくなったりすることもある．

そんなとき，患者に今後の道筋をきちんと伝えることで，患者自身が今の自分の行っていることの意味や価値を理解できると，次のステップを目指すことにつながる．

退院後

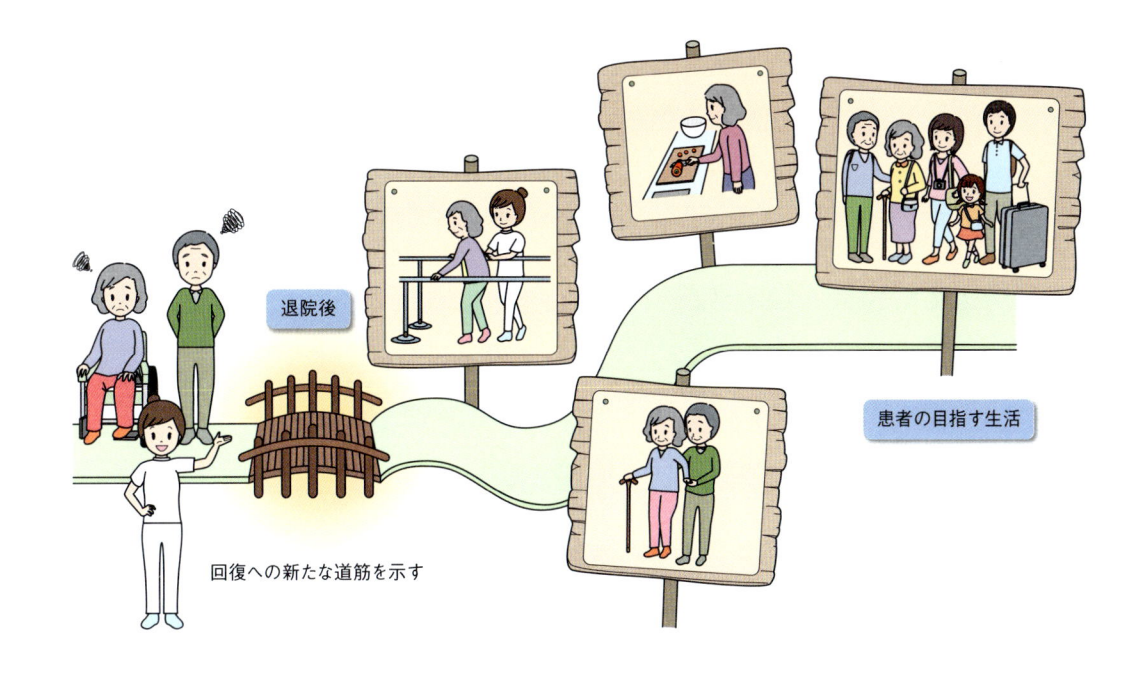

回復への新たな道筋を示す

患者の目指す生活

2 退院後の生活を理解しておく

①患者の家族も支援する

　回復の見通しは，患者とともに新たな生活を作っていく家族にも，同じく必要なものである．患者と家族が生活を再構築するまでの道筋をイメージできるように，よく話を聞くようにする．

②地域の社会資源

　リハビリテーションナースは，退院後の患者の地域での生活がどのようなものになるかイメージできることが必要であるなど，理解している必要がある．

　患者と家族に具体的なアドバイスを行うために，社会資源について把握しておく．

（山崎　千寿子）

チームで活動し，生涯にわたって学習する

1 多職種の専門性を統合する

　リハビリテーションにおいては，多職種が同じ目的を持ったチームとして協働する必要がある．

　リハビリテーションナースは，チームの一員である以上，一人だけで創意工夫するより，チームの利点を生かしたケアを提供することを心がけるようにする．

　チーム活動の利点は，同じ目標に向かってさまざまな専門知識を統合で

きることに加え，専門が異なるため，それぞれが持っている患者の情報も，支援する技術・知識，価値観も異なることにある．

たとえば，患者が薬の内服という行動を習得する際に，看護師は，作業療法士の意見を参考に具体的な支援を行ったり，作業療法士と一緒に支援・評価を行うこともできる．

さらに，個々のスタッフが学んだことをチームにフィードーバックして共有することにより，よりチームパフォーマンスが向上し，質の高いサービスを提供できる．

2 チームに参加して学ぶ

看護師が，他の職種とチームで活動することは，多くのことを学ぶ機会ともなる．しかし，他のメンバーに学ぼうという意識がなければ学習は進まず，自らもチームの一員であるという自覚が求められる．

まず，チームでの学習を促進するためには，社会人として成熟した態度がとれるようにする．誰に対しても感じよくていねいにふるまう，相手の話をよく聞き，質問する，自分の意見をわかりやすく話し，聴き手の質問を促す．

このような態度ができてはじめて，多職種と情報を共有する基盤ができる．その中で，学習しやすい環境づくりに貢献していくことも重要である．

また，自職種と他職の役割機能教育背景について互いに学び合うことは，チームメンバーの行動の理解につながる．

チーム学習を生涯にわたって続けるために，互いの誤解や不明な部分を根気よく明らかにし，何でも話すことのできる職場の風土づくりが不可欠である．

（菊地 悦子）

引用・参考文献
1) 末永由理：リハビリテーション看護の展開に必要な概念と理論，自立と自律．リハビリテーション看護―障害をもつ人の可能性とともに歩む（酒井郁子ほか編），p.57，南江堂，2010
2) 新村出編：広辞苑，第6版，p.1426，岩波書店，2008
3) 末永由理：リハビリテーション看護の展開に必要な概念と理論，リハビリテーション医療がめざす自律．リハビリテーション看護―障害をもつ人の可能性とともに歩む（酒井郁子ほか編），p.59，南江堂，2010

第1章 リハビリテーション看護とは

リハビリテーション看護におけるマネジメント

堀之内 貴代子

リスク管理

リスクを具体的に知る

　回復期リハビリテーション病棟の入院患者は，脳血管疾患，骨・関節疾患，および廃用症候群の診断を受けた患者である．最も多いのは，脳血管疾患（図1）[1]であり，運動機能障害だけでなく，認知機能に障害がある患者も多い．

　疾患の特徴として，高齢者が多く，認知症を併発している場合も少なくない．

　このような状態にある患者のリスクとしては，転倒，離院，誤嚥・窒息などがある．

　急性期を脱して回復期にある患者，イコール，状態の安定している患者ととらえがちであるが，さまざまな合併症や二次的弊害のリスクを抱えな

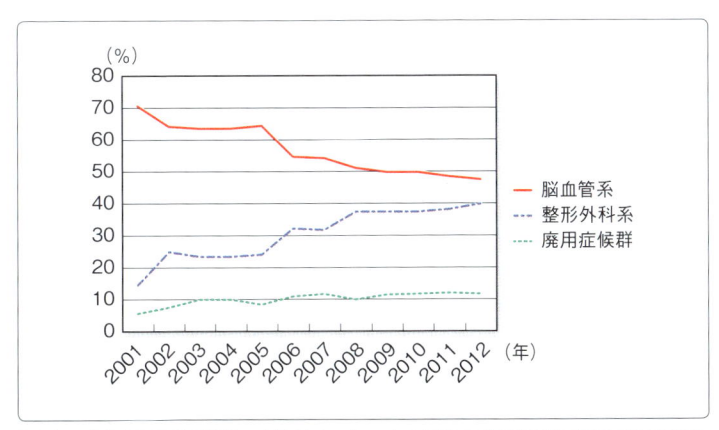

図1　全国の回復期リハビリテーション病棟の疾患別入院患者の推移
回復期リハビリテーション病院協会：平成24年度回復期リハ病棟の現状と課題に関する調査．平成24年度版実態調査報告書，2013より引用

がらのリハビリテーションであることを忘れてはならない．

リスクを管理するうえでは，インシデントやアクシデントなどの医療事故と言われている事象の発生だけでなく，患者の状態の変化（悪化）におけるリスク管理も重要である．

ここでは，起こりやすい事故として，転倒，離棟・離院について，予防するという視点から述べることとし，患者の状態の変化については，次項の急変対応で述べることとする．

転倒

1 研究データに見る転倒の要因

転倒の要因には内的要因と外的要因（**表1**)[2]があることは，すでに一般的に周知されている．

回復期リハビリテーション病棟では，患者の特性から転倒のリスクが高いこともわかってきており，これまでのさまざまな研究によっても示唆が得られている．

ここでは研究データを基に，回復期リハビリテーション病棟での転倒の要因を明らかにし，転倒予防対策を考える．

宮本ら[3]は，院内の急性期5病棟，亜急性期1病棟，回復期リハビリテーション3病棟，障害者施設等1病棟の全410床での1年間の全転倒件数を調査した．

転倒件数が最も多かったのは回復期リハビリテーション病棟（**図2**)[4]であり，とくに脳卒中患者の転倒率が高いことが報告されている．

宇野[5]は，回復期リハビリテーション病棟での転倒状況を調査し，①入院（転入）当日から2週間以内の発生頻度が高い，②発生場所はベッドサイ

表1 転倒の要因（内的要因と外的要因）

内的要因		外的要因	
年齢（加齢・小児）		生活環境	床の状態・段差
運動障害	麻痺 骨折，変形		ベッドの高さ・状況 トイレ・便器の状況 手すりの位置
感覚障害	皮膚表在・位置・振動感覚 視覚・聴覚などの感覚器系		照明 車椅子・歩行補助用具の使用 移動距離
認知障害			履物 物品の配置
過去の転倒経験			
排泄の状況	頻尿・失禁	看護師の介入	
排泄の習慣		薬剤	
不安・あせり	など	その他	など

堀之内貴代子：転倒を防ぐ排泄ケアとは？．特集　排泄援助Q&Aあなたの"困った"を解決します！．リハビリナース4(1)：45, 2011より引用

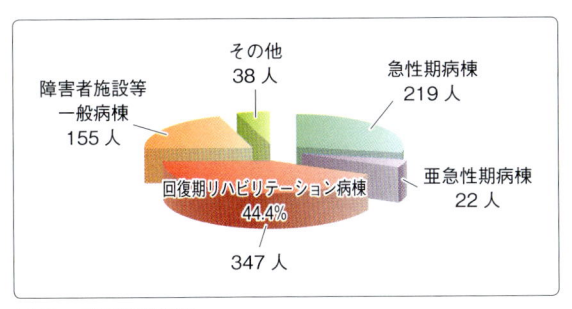

図2 部署別転倒

障害者施設等一般病棟 155人
その他 38人
急性期病棟 219人
亜急性期病棟 22人
回復期リハビリテーション病棟 44.4% 347人

宮本美奈子ほか：施設ごとの取り組み　脳卒中患者の転倒対策　転倒アセスメントと傷害予防道具を導入した環境整備．臨牀看護 35(3)：329, 2009より引用

表2 転倒予測アセスメントツール

1. この患者さんはここ1～2年くらいの間に転倒したことがありましたか？
   0. いいえ　　4. はい（いつ頃ですか　　　　　　　　　　　　　）

2. この患者さんの知的活動レベルは以下のどれですか？
   0. 特に問題ない
   1. 問題あり（a. 混乱している，b. 部分的に忘れる，c. 過大評価する，d. その他　　　　）

3. この患者さんは日常生活に影響を及ぼすような視力障害があると思いますか？
   0. いいえ　　0.5. はい（判断の手がかりは　　　　　　　　　　　）

4. 排泄介助が必要ですか？
   0. いいえ　　1. はい（どんな介助ですか　　　　　　　　　　　）

5. この患者さんの移動レベルは以下のどれですか？
   0. 自立またはベッド上安静　　0.5. 歩行器や杖などの補助具を使用　　1. 車椅子

6. 最近3～4日くらい前から患者さんに次のような変化がありましたか？
   （薬が変わる，発熱，部屋替えなど環境が変わる，家族に変化があった，施設での行事，他）
   0. いいえ　　1. はい（どんなことですか　　　　　　　　　　）　＊入院・転棟・転室時には「はい」になります．

7. あなたは（直感的に）この患者さんが転倒の危険があると思いますか？
   0. いいえ　　1. はい（特に判断した手がかりは　　　　　　　　　　　　　　）

総得点　　　　　　　

泉キヨ子ほか：転倒予測アセスメントツールの評価—2つの回復期リハビリテーション病棟での使用から．国際リハビリテーション看護研究会誌 5(1)：21-27, 2006より引用

ドが多い，③時間帯は6～8時，17～20時の生活動作の過密時間帯に多い，④夜間は排泄に起因することが多い，⑤高次脳機能障害がある場合，複数回転倒の発生頻度が高いと報告した．

泉[6]による転倒予測アセスメントツールの検証（**表2**）では，①排泄介助，②ナースの直感，③移動レベル（車椅子）が，転倒者と非転倒者とのあいだに有意差がみられたとの結果がある．

渡邊ら[7]は，脳卒中を対象としたアセスメントシート開発のために，全国の回復期リハビリテーション病棟入棟者を対象とした大規模調査を行った．この結果，入棟1週間以内の初回転倒が多かった．

これらの研究結果をもとに，転倒予防対策を行うことは重要である．

2 患者の心理的状況への配慮

①患者の自立願望と看護師のかかわり

　回復期リハビリテーション病棟に入院している患者は，回復を望んでいる．もしくは，急性期から転院(転棟)する時，1人で何でもできるようになりたいという思いを抱く．

　そのため，看護師の介助を必要とする状態であっても，自身で行おう，行わなければならないと考えて，それを行動に移すことがよくある．

　しかし，看護師から見ると，それは危険行動であり，転倒予防をしながら自立に向けた支援をするため，指導的にかかわることが必要になる．

　このような指導的かかわりは，患者にとっては，自ら行うことを看護師に制止され，看護師の観察や介助のもとで動作を行う印象を与えることになる．

②「障害たしかめ体験」の活用

　佐藤ら[8]は，患者は医療者に隠れて禁止行動をすると述べている(表3)．牧野[9]は回復期にある片麻痺患者は「障害たしかめ体験(図3)」によって，医療者から見ると転倒につながる危険性のある行動をとり，この体験の7〜9割が2回以上の転倒につながると報告している．

　看護師は，これらの患者の心理をとらえ，回復を支援しながら転倒を予防することが大切である．単に行動を禁止することにとどまらず，どうすれば安全に動作を行うことが可能になるかを患者とともに考え，一緒にチャレンジするパートナーとなる必要がある．

　これによって，患者単独での「障害たしかめ体験」を減少させ，危険行動への移行を予防することにもつながる．回復のプロセスにそったかかわりが大切である．

表3　患者のとる禁止行動

1	回復への意欲・自身により危険動作をする
2	納得できない指示・障害確認のために禁止動作をする
3	他者に依存できない／したくない状況により禁止動作をする
4	一時的なニーズの充足に駆られたために禁止動作をする
5	障害に必要な新たな動作の習得・状況の判断が不十分なために禁止動作をする
6	現実の生活をより簡便に過ごすための自己調整により禁止動作をする

佐藤静香ほか：患者が転倒につながる禁止行動をとることの意味―リハビリテーション過程にある入院患者に焦点を当てて．日本看護科学学会学術集会講演集23：502, 2003

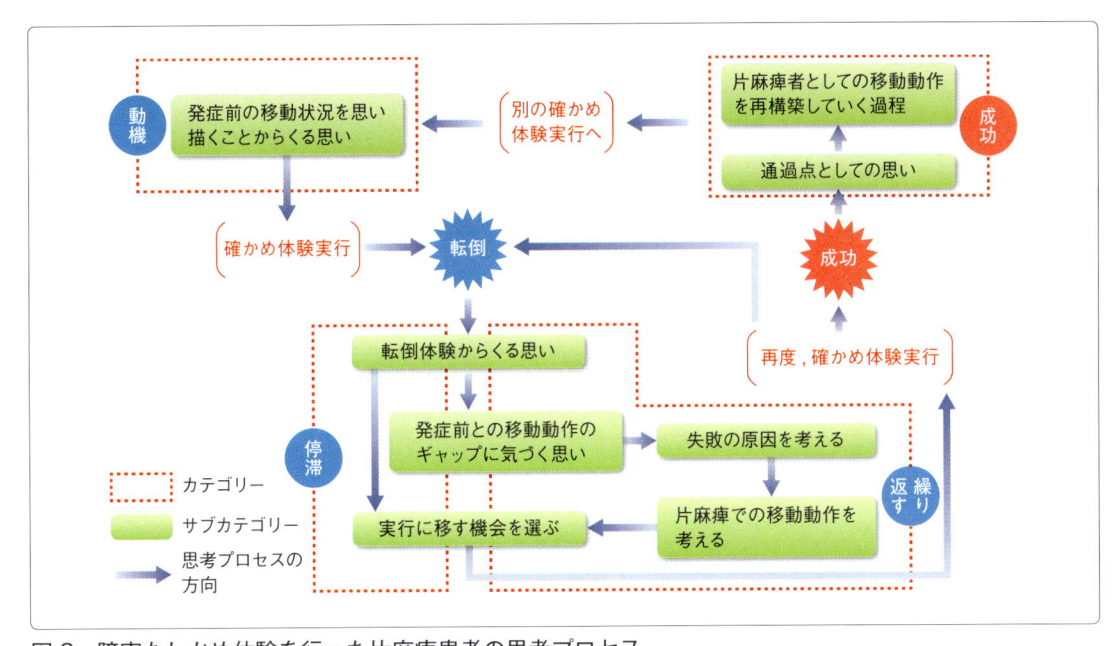

図3 障害たしかめ体験を行った片麻痺患者の思考プロセス
牧野真弓ほか：転倒に至る障害たしかめ体験を行った片麻痺患者の思考プロセス．金沢大学つるま保健学会誌34(1)，p62，2010より引用

3 入院（棟）時からの多職種による介入

　回復期リハビリテーション病棟では，入院（棟）初日から，医師，看護師，理学療法士（PT），作業療法士（OT），言語聴覚士（ST），臨床心理士，医療ソーシャルワーカー（MSW），栄養士，薬剤師，義肢装具士などの多職種でチームを結成して介入を開始する．

　リスクアセスメントを多職種で行い，それぞれの専門性を発揮した介入方法を検討し，チームで共有する必要がある．

　定期的に行うカンファレンスのみでなく，日々の情報共有も大切である．

　たとえば，理学療法で，「杖使用での歩行訓練から杖を使用しないフリーハンドでの歩行訓練へ」と変更された時，患者は生活の中でも"できるかもしれない"という心理になる．これが単独での障害確かめ体験の実行へとつながる可能性がある．

　こういった日々の細かな変化をチームで共有することが大切である．

離棟・離院

1 物理的環境を整える

　回復期リハビリテーション病棟では，無断で意図的に離院するという行為より，認知機能に障害があって，意図せず，計画性のない離棟・離院のリスクが高いことが予測できる．

　橋本ら[10]の研究によると，脳損傷者の離棟・離院で，離棟なし群，離棟未遂群，離棟群，離院群の4群を比較した時，機能的自立度評価法（FIM）においては，離棟未遂群は運動機能，認知機能ともに低く，離棟群は運動機能が高く，認知機能が低いという結果がある．

　認知機能に障害がある場合，患者自身の認識を高めることを根気強く続けながら，医療者の介入によって患者の安全を守れるよう，環境づくりをしていく必要がある．

　人的環境のみでなく，図4のように物理的な環境も工夫して危険がないようにし，患者の行動を観察し，安全を守っていくことが大切である．

> **FIM（p352参照）**
> functional independence measure
> 機能的自立度評価法
> 1983年，米国で開発されたADL評価法で，運動の認知のADLを評価する．得点が高いほど自立度が高い．リハビリテーション分野で広く活用され，介護量の測定も行える．

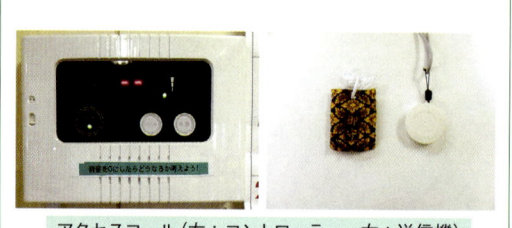

アクセスコール（左：コントローラー，右：送信機）

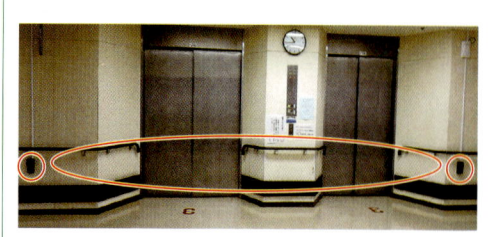

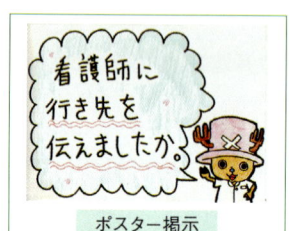

ポスター掲示
注意が向きやすいより，個別性を考慮する

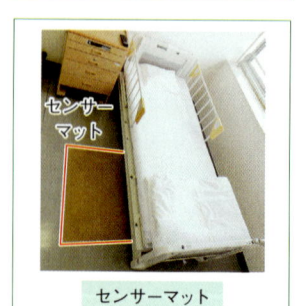

赤外線センサーがエレベーターの両サイドにあり送信機を持っている人がこの付近にいる時に，赤外線のエリアを誰かが通過すると，警報制御板が鳴るシステム（2個のセンサーの間が赤外線の出ているエリア）

センサーマット
ベッドサイドや部屋の入り口などに設置する

図4　離棟・離院を予防する物理的環境

2 回復期リハビリテーション病棟の特性から考える

①離棟・離院と認知能力

上野ら[11]らは，ある回復期リハビリテーション病院において，3年間で発生した離棟・離院に関して実態調査している．

患者の背景としては，高次脳機能障害の診断が35％にあり，FIM認知項目の平均点は26点で，30点台が全体の38％，20点台が50％，20点未満が12％であった．

離棟・離院の理由は，買い物・散歩・喫煙が32％，外出や外泊の届けが必要であると知らなかった，面倒だった，ナースステーションに誰もいなかったからという理由が18％，家に帰りたいが8％，家族に会いたいが4％，訓練の成果を試そうとしたが4％であった．

②患者が許可の必要性を認識していない

必ずしも認知機能に障害があるとはかぎらないという報告もある．

回復期リハビリテーション病棟に入院（棟）する患者は，急性期と比較すると全身状態は回復に向かっており，治療を受けているという認識が薄れている可能性がある．

そのため，認知機能に障害がなかったとしても，離棟や離院することに許可が必要であると認識していないことがある．

入院（棟）すると，入院生活に関するオリエンテーションがされるが，入院初日から多職種がかかわり，状態の評価をしながらリハビリテーションプログラムが検討され，目まぐるしく時間が過ぎていく．

そのため，説明したことすべてを患者・家族が理解できているとはかぎらないと，看護師は認識しておく必要がある．

また，前項（転倒）で述べたように，患者は回復に向かってくると，隠れて禁止行動をとったり，どこまでできるか確かめるための行動をとることがあることも忘れてはならない．

急変対応

急変への備え

1 予測性を持ってアセスメントする

回復期リハビリテーション病棟で起こりやすい急変には，突然，身体状況が急激に変化して起こる場合と，自覚症状がないまま症状が徐々に進行し，重篤化したときに表面化する場合とがある．

急変対応で重要なことは，日頃からの患者の身体状況の変化を把握しておくことで，患者の状態を予測性を持ってアセスメントし，悪化しないようにすることである．

2　急変時の対応を決めておく

　急変は，日中，勤務者数が多いときに起こるとはかぎらない．患者が病室内にいる時に起こるともかぎらない．そのため，組織として病院内職員にのみわかるエマージェンシーコールの方法を決めておいたり，部署や職種によって役割を明確にしておくことで，混乱を少なくすることができる．

　また，発見者が医師や看護師であるともかぎらないため，迅速に初期対応ができるよう職員教育が必要である．PTやOTなどの訓練中，早朝の起床時，トイレで排泄中，入浴中，食事中など，さまざまな生活場面での急変対応を想定して，対応のシミュレーションをしておくとよい．

　回復期リハビリテーション病棟での救急対応が困難な場合は，自部署で対応することだけを考えるのではなく，患者にとってどのような治療環境が適切かを考え，病院内での転科転棟や，病院内に対応できる状況がない場合は転院も考慮し，地域での病病連携をはかっておくことが大切である．

脳卒中の再発

　脳卒中は，脳梗塞，脳出血，くも膜下出血を総称する言葉である．
　このうち，脳梗塞と脳出血は再発を繰り返し，障害が重症化していく可能性がある．初発時と同じ病型で再発することも多い．
　一度発症したら，脳梗塞の患者には脳梗塞予防，脳出血の患者には脳出血予防が必要である．いずれも薬物療法の継続が必要となる場合が多い．

1　脳梗塞の場合

　脳梗塞の発症には，高血圧，糖尿病，脂質異常症，肥満症などの生活習慣病が大きく影響している．そのため，再発予防においてもこれらのコントロールが重要である．

　また，心原性脳塞栓症の場合，抗凝固薬で塞栓予防をしているため，逆に脳出血を併発する場合がある．脳出血予防には，血液凝固能を見ながら，血圧を適切に管理することが大切である．

2　脳出血の場合

　脳出血の多くは高血圧性であり，血圧管理が重要である．
　患者によってはアルコール多飲による肝機能障害があり，凝固因子の障害が生じている場合がある．
　出血傾向がないか確認し，急激な血圧の変動がないようにコントロールすることが大切である．
　また，脳出血にはアミロイドアンギオパチーによる皮質下出血がある．この場合，高血圧性ではないため，低血圧でも再出血を起こす場合がある．皮質下出血は，部位によっては神経所見として現れにくかったり，も

ともと認知症があって自身の状態を適切に表出することが困難なことも多い．

看護師は，夜間せん妄がみられるようになった，つじつまの合わない言動が増えたなど，日常の中でのわずかな患者の変化を見逃さず，意図的に観察していくことが大切である．

とくに認知症があると，症状が悪化したと思いこむ場合があるため，脳出血再発の可能性があるという視点で観察することが大切である．

3 対応のポイント

脳梗塞や脳出血は，予防的にかかわっていても，再発することがあるため，早期発見，早期治療が求められる．

看護師は，適切に患者の状態を観察し，医師と協働して診療の補助にあたる必要がある．そのためには，日頃から患者の状態を把握し，状態が変化しているかどうか的確にとらえること，医師にすみやかに状況を報告すること，医師の指示に基づき，迅速に行動し，診療の補助業務を行うこと，患者のバイタルサイン，神経所見を観察し，変化をみることが必要である．

回復期の病棟もしくは病院では対応困難な場合もある．その場合は，転科・転棟，もしくは転院になる場合もある．患者ができるだけ早急に初期診療が受けられるよう，院内連携，もしくは地域連携を図り，対策を取っておくことが大切である．

痙攣

1 脳損傷後の症候性てんかん

回復期リハビリテーション病棟では，脳損傷後の症候性てんかんによる発作が最も多い．

症候性てんかんは，脳卒中発症後14日が経過した後に痙攣発作を繰り返し起こす場合に診断がつく．そのため，継続的に抗痙攣薬が処方される．

発症の時期はさまざまであり，数年経ってから発症することもあるため，入院（棟）時，症候性てんかんの診断がついていなくても，入院中に痙攣発作が起こり，その後も繰り返し痙攣発作が起こり，てんかんと診断がつく場合がある．

2 脳出血と痙攣

痙攣発作は，皮質下出血，広範囲な脳損傷，脳の外科的手術が施術されている場合などに発症しやすく，「脳卒中ガイドライン2015」には，「脳出血では4〜18％に痙攣発作を合併し，脳梗塞よりも頻度が高い（レベル3）．皮質型（脳葉）出血での痙攣の合併は15〜23％と高率であるが，テント下や深部基底核領域に限局するものでは少ない（レベル4）」とある[12]．

これらをふまえ，リスクの高い患者は，これまで痙攣発作を起こしていなくても，症候性てんかんを発症する可能性があると予測しておくことが大切である．

また，過度なストレス，心身の疲労なども発症に影響し，入院初期，初めての外泊時や，退院前，退院直後に痙攣発作を起こすこともある．

入院生活において，身体的，精神的安定をはかることが大切である．

そして，外泊中や退院後など，自宅で痙攣発作が起きたときに備えて，患者・家族の不安を増殖しないように配慮しつつ，対処方法を指導することも大切である．

3 痙攣発作時の対応

痙攣発作が起こったときは，転倒・転落を予防し，患者の安全の確保を図る．嘔吐による窒息の予防のため，側臥位とし，呼吸しやすいよう気道の確保を図る．

ジアゼパムなどの抗てんかん薬が投与されるため，呼吸抑制などの副作用が起こらないか，注意して観察する．

全身性の痙攣発作の場合，痙攣発作消失後，全身の筋肉のこわばりのため，数日間は移乗・移動動作が不安定になる場合がある．また，抗てんかん薬の継続的投与が開始されるため，それらの影響による転倒の予防に努めることも忘れてはならない．

誤嚥性肺炎

1 脳卒中と誤嚥性肺炎

2011年より肺炎は死因第3位となった．肺炎全体から見ると，誤嚥性肺炎の割合は多くはないが，「肺炎によって緊急に入院加療が必要となった患者の中で誤嚥性肺炎が占める割合は60％」[13]といわれている．

誤嚥性肺炎のリスクが最も高い疾患は脳卒中であり，脳卒中患者のほとんどが嚥下障害ならびに誤嚥性肺炎のリスクが潜在すると考えられている．

回復期リハビリテーション病棟の患者の回復を阻害する要因となるため，リスク管理は重要である．

そのほか，胸部大動脈の手術，気管挿管などが施行されていた患者には，反回神経麻痺により嚥下障害や嗄声を伴うことがある．

2 高齢者の誤嚥リスク

生理的変化としては40歳を過ぎると嚥下機能の低下がみられることから，高齢者の誤嚥のリスクは高い．不顕性誤嚥の場合は，気づかないうちに誤嚥が起きており，患者が自覚していない場合が多い．

高齢者では炎症反応も遅延し，気づいたときには重症化している場合も

ある.患者の状態を観察し,リスクアセスメントをしていくことが大切である.

肺炎を併発したときは,効果的に酸素化を図っていくことが大切になるが,日頃からの口腔ケアや,嚥下評価,嚥下訓練,咳嗽・喀痰喀出などを行い,予防に努めることが大切である.

肺血栓塞栓症(PTE)

1 深部静脈血栓症(DVT)の有無

肺血栓塞栓症(PTE)は,発症が致命的となることがある.

PTEを予防するためには,深部静脈血栓症(DVT)の有無を確認し,DVT予防に努める必要がある.

急性期で合併症併発もなく,すみやかに病状が安定して早期離床が進む場合はよいが,病状によって早期離床が困難な場合もある.その場合,回復期リハビリテーション病棟に入院(棟)して入院当日から積極的にリハビリテーションを開始したことで,PTEになることがある.発症から離床までに期間を要した患者はDVTの可能性を予測して対応する必要がある.

患者のリスクレベル(表4,表5)を把握し,予防的にかかわることが大切である[14),15)].脳卒中でたとえると,病態から脳梗塞は血栓を生じやすく,脳出血は出血しやすいと捉えがちである.しかし,脳梗塞の急性期は血栓溶解療法や抗凝固療法が行われるが,脳出血は病態によっては血液凝固因

PTE
pulmonary thromboembolism
肺血栓塞栓症

DVT
deep vein thrombosis
深部静脈血栓症

表4 整形外科手術における静脈血栓塞栓症の予防

リスクレベル	整形外科手術	予防法
低リスク	上肢手術	早期離床および積極的な運動
中リスク	脊椎手術 骨盤・下肢手術 (股関節全体置換術,膝関節全体置換術,股関節骨折手術を除く)	弾性ストッキング あるいは 間欠的空気圧迫法
高リスク	股関節全体置換術 膝関節全体置換術 股関節骨折手術	間欠的空気圧迫法 あるいは 低用量未分画ヘパリン
最高リスク	「高」リスクの手術を受ける患者に,静脈血栓塞栓症の既往,血栓性素因が存在する場合	(低用量未分画ヘパリンと間欠的空気圧迫法の併用) あるいは (低用量未分画ヘパリンと弾性ストッキングの併用)

(低用量未分画ヘパリンと間欠的空気圧迫法の併用)や(低用量未分画ヘパリンと弾性ストッキングの併用)の代わりに,用量調節未分画ヘパリンや用量調節ワルファリンを選択してもよい.
血栓性素因:先天性素因としてアンチトロンビン欠損症,プロテインC欠損症,プロテインS欠損症など,後天性素因として,高リン脂質抗体症候群など.
肺塞栓症/深部静脈血栓症(静脈血栓塞栓症)予防ガイドライン作成委員会:肺塞栓症/深部静脈血栓症(静脈血栓塞栓症)予防ガイドライン,Medical Front International Limited,2013
http://www.medicalfront.biz/html/06_books/01_guideline/12_page.html より引用

表5 脳神経外科手術における静脈血栓塞栓症の予防[16]

リスクレベル	脳神経外科手術	予防法
低リスク	開頭術以外の脳神経外科手術	早期離床および積極的な運動
中リスク	脳腫瘍以外の開頭術	弾性ストッキング あるいは 間欠的空気圧迫法
高リスク	脳腫瘍の開頭術	間欠的空気圧迫法 あるいは 低用量未分画ヘパリン
最高リスク	（静脈血栓塞栓症の既往や血栓性素因のある） 脳腫瘍の開頭術	（低用量未分画ヘパリンと間欠的空気圧迫法の併用） あるいは （低用量未分画ヘパリンと弾性ストッキングの併用）

（低用量未分画ヘパリンと間欠的空気圧迫法の併用）や（低用量未分画ヘパリンと弾性ストッキングの併用）の代わりに，用量調節未分画ヘパリンや用量調節ワルファリンを選択してもよい．
血栓性素因：先天性素因としてアンチトロンビン欠損症，プロテインC欠損症，プロテインS欠損症など，後天性素因として，高リン脂質抗体症候群など．
＊外科的手術を施行していないが，麻痺を伴う脳卒中は高リスクである．
肺塞栓症／深部静脈血栓症（静脈血栓塞栓症）予防ガイドライン作成委員会：肺塞栓症／深部静脈血栓症（静脈血栓塞栓症）予防ガイドライン．Medical Front International Limited, 2013
http://www.medicalfront.biz/html/06_books/01_guideline/13_page.html より引用

子を含む血液製剤が投与されることがある．DVTのリスクを疾患のみにとらわれず，患者の全体像からアセスメントすることが重要である．

予防として，抗凝固療法が行われるが，平行して，積極的な離床と運動，弾性ストッキング（弾性包帯）の使用，間欠的空気圧迫法を行い，DVTの予防に努める（図5）．

2 観察のポイント

DVTのほとんどは，腓腹筋内の小静脈で起こり，無症状の場合もあるが，症状がある場合もある．下腿のむくみや左右差，静脈の怒張や紅斑，圧痛，疼きなどの症状を観察し，PEの併発予防に努めることが大切である．

PEを併発した場合，軽症であれば，息苦しさや過呼吸が起こる程度でおさまることもある．しかし，突然の呼吸困難感によって精神的にパニックになることがあり，過換気症候群に似た症状を示す．

治療としては血栓溶解療法や手術療法が必要となる場合があるため，すみやかに医師に報告すると同時に，患者の状態の観察と対応が大切である．

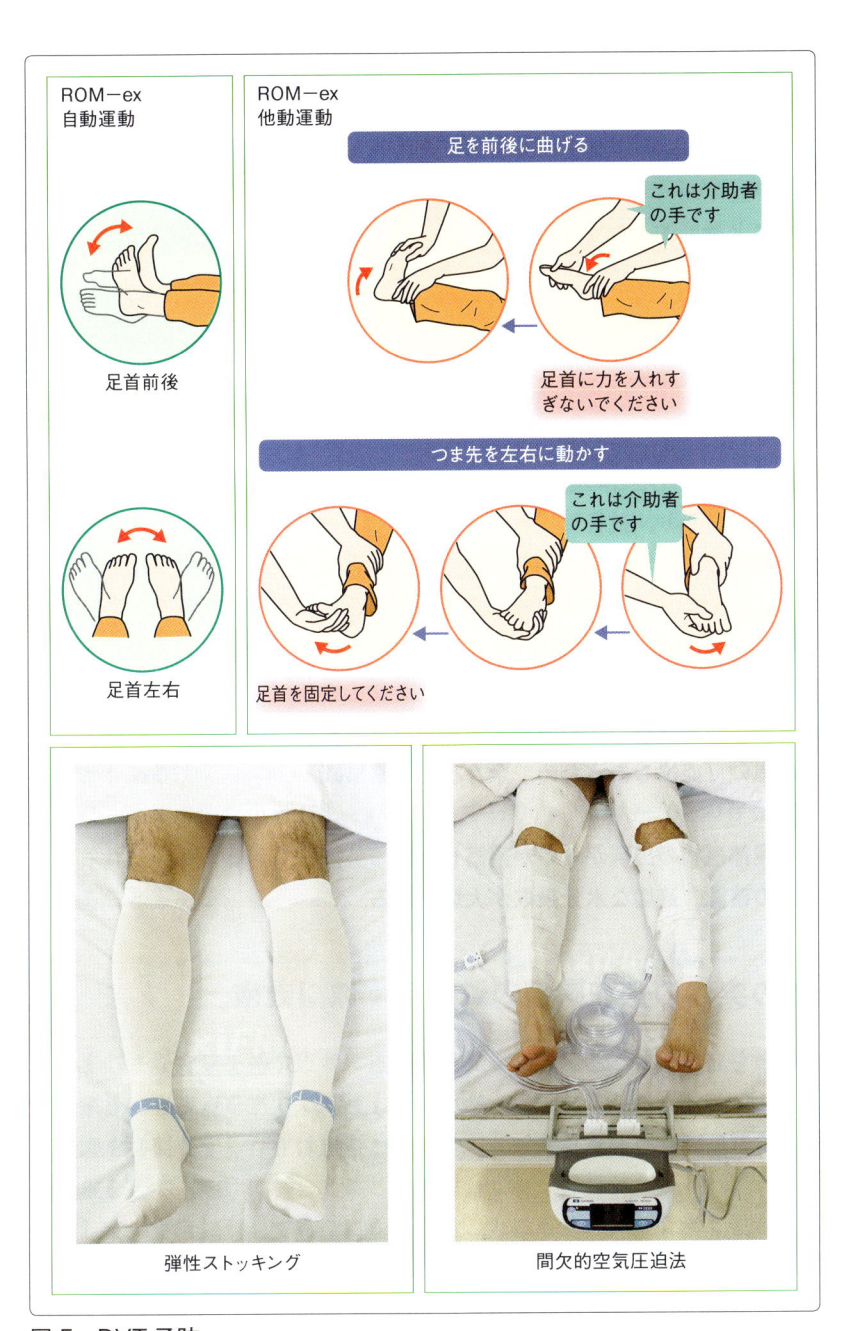

図5　DVT予防
千野直一監：再発予防・家庭介護・リハビリ．イラストでわかる脳卒中ケア事典，p206，中央法規，2007および大田仁史編著：完全図解 介護予防リハビリ体操大全集．p262-263，講談社，2010を参考に作成

表6 家族に対する情報収集

- 家族関係について
- 家族の中でのキーパーソンの存在
- 家族の健康状況の把握
- 家族の問題解決能力および対処方法
- 家族の協力者の有無

表7 家族ケアのポイント

- 患者との信頼関係構築と同時に家族とも信頼関係を築けるようかかわる
- 家族の感情を受け止め，共感を示す
- 患者の生活場面に家族も参加し，患者の状況が具体的に理解できるようかかわる
- 患者の回復を伝え，喜びを共有する
- 家族の生活も考慮した具体的な介護指導を多職種で協働して行う
- 家族の知りたい情報をタイムリーに提供する
- 家族の価値観，意思決定を尊重する
- 家族が混乱して意思決定できない時は話を聴き，気持ちの整理ができるようかかわる
- 家族の介護負担・経済的負担を理解し，協力者や社会資源などを活用する
- 家族の孤独感を癒す
- 患者と家族の社会参加を支援する
- 『患者・家族の会』への参加を支援する
- 患者の施設入所を決定した家族の罪悪感を緩和する
- 危機理論を活用する

て，看護師が根気強く介入していくことが重要である．

急性期では，家族は混乱し，直面している問題を現実的にとらえられていなかったり，治るという思いを持っていることもある．このため，実際に退院後の生活をイメージする回復期や退院間近になってから危機に直面する家族もいる．

家族の心理的変化を客観的にとらえ，適切な介入ができるようにしていきたい．

退院支援

入院時から始まる退院支援

回復期リハビリテーション病棟では，入院(棟)した時から退院支援が始まる．患者は一時的に入院生活を送っているのであり，本来は住み慣れた地域で生活している．

回復期リハビリテーション病棟に入院(棟)する患者とその家族は，疾病や障害を理解している場合もあるが，元のように回復すると期待して入院(棟)してくる場合もある．

多くは，入院前の健康な状態のときと同じ生活に戻ることはむずかしく，生活の再構築が必要となる．

どのような状態での退院となるか，また，退院する先は自宅となるか，施設入所となるかも考慮しながら，予後を予測し，生活をイメージして，主体的に調整していけるように支援していくことが大切である．

表8　退院支援の介入

1. 入院時の情報収集と初期評価
2. 予後予測に基づきゴール設定
3. 患者・家族の希望を確認し，問題の共有と目標を明確化
4. 定期的なリハチームカンファレンスと患者・家族面談
5. 日々の援助で，退院後の生活をイメージした患者への回復支援
6. 家族との状況の共有（家族ケアの項参照）
7. 患者・家族指導（疾病・再発予防管理指導，介護予防および介護指導）
8. 外泊を繰り返し，退院後の生活をイメージしながら，目標に向けた支援
9. 退院前訪問（住居の把握と改修のアドバイスおよび調整，地域スタッフとの連携，具体的な生活活動の方法の検討と支援，近隣の理解と協力要請）
10. 退院後のフォロー体制の調整
11. 退院前地域カンファレンスの開催や地域連携パス活用による連携
12. 上記，患者・家族の個別性をふまえた多職種による介入

退院支援の具体的な介入

退院支援の具体的な介入を，表8に示す．

入院生活での介入は，すべて退院支援につながっているととらえてかかわっていく．地域連携パスや施設で作成したクリティカルパスなどのツールを活用して，全体を把握しながら介入していくとよい．

患者・家族は，退院後も回復に対する希望を持ち，退院後に新たな目標を見出してチャレンジしていくこともある．現実を見極めつつも，退院後の生活の中での目標を見出していけるよう，入院中から支援していく．

引用・参考文献
1) 石川誠：回復期リハ病棟の課題と展望．回復期リハビリテーション：12(1)：13，2013
2) 堀之内貴代子：転倒を防ぐ排泄ケアとは？．リハビリナース4(1)：45，2011
3) 宮本美奈子ほか：転倒アセスメントと傷害予防道具を導入した環境整備．臨床看護35(2)：324-44，2009
4) 宮本美奈子ほか：転倒アセスメントと傷害予防道具を導入した環境整備．臨床看護35(2)：329，2009
5) 宇野親子：回復期リハビリテーション病棟における転倒の要因．NPO法人日本リハビリテーション看護学会第3回（通算16回）学術大会集録：108-110，2004
6) 泉キヨ子ほか：転倒予測アセスメントツールの評価―2つの回復期リハビリテーション病棟での使用から―．国際リハビリテーション看護研究会誌5(1)：21-27，2006
7) 中川洋一ほか：他施設回復期リハビリテーション病棟における脳卒中患者の転倒要因と転棟状況―転倒リスクアセスメントシートの開発―．リハビリテーション医学47(2)：111-119，2010
8) 佐藤静香ほか：患者が転倒につながる禁止行動をとることの意味―リハビリテーション過程にある入院患者に焦点を当てて―．日本看護科学学会学術集会講演集23：502，2003
9) 牧野真弓：障害確かめ体験．リハビリナース6(3)：54-58，2013
10) 橋本圭司ほか：脳損傷者の離棟・離院―FIM，神経心理学的検査による障害像の検討と当院における対策―．リハビリテーション医学39(6)：317-321，2002
11) 上野裕貴ほか：回復期リハビリテーション病棟における離棟・離院事例の実態調査．NPO法人日本リハビリテーション看護学会第11回（通算24回）学術大会集録：75-77，2012
12) 篠原幸人ほか：脳卒中治療ガイドライン2015．協和企画：153，2015
13) 川本定紀：回復期で起こりやすい急変・病態と見きわめのポイント．リハビリ病棟，ちょっと気になる患者と急変対応　見逃してはいけないサインをズバリ教えます！（日谷浩道編），p17，メディカ出版，2013
14) 肺塞栓症／深部静脈血栓症（静脈血栓塞栓症）予防ガイドライン作成委員会：肺塞栓症／深部静脈血栓症（静脈血栓塞栓症）予防ガイドライン，2013
http://www.medicalfront.biz/html/06_books/01_guideline/12_page.html
15) 肺塞栓症／深部静脈血栓症（静脈血栓塞栓症）予防ガイドライン作成委員会：肺塞栓症／深

部静脈血栓症（静脈血栓塞栓症）予防ガイドライン，2013
http://www.medicalfront.biz/html/06_books/01_guideline/13_page.html
16) 千野直一監，高木誠ほか編：再発予防・家庭介護・リハビリ　イラストでわかる脳卒中ケア事典．p206，中央法規，2007
17) 大田仁史編著：完全図解　介護予防リハビリ体操大全集．p262-263，講談社，2010
18) 篠原幸人ほか編集：脳卒中治療ガイドライン2009．共和企画，2009
19) 小林祥泰編集：脳卒中データバンク2009．中山書店，2009
20) 伊藤由美子編集：リハビリナース別冊2013年秋季増刊　まるっと1冊　リハビリ病棟の退院支援：メディカ出版，2013
21) 日本リハビリテーション病院・施設協会　全国回復期リハビリテーション病棟連絡協議会編集：回復期リハビリテーション病棟―質の向上と医療連携を目指して．第2版，三輪書店，2010

第2章

回復期リハビリテーションでの疾患別マネジメントの実際

総論
脳・神経疾患
運動器疾患
呼吸器疾患
心疾患

第2章 回復期リハビリテーションでの疾患別マネジメントの実際

総論

疾患とリハビリテーション

石川 ふみよ

疾患とリハビリテーション

　リハビリテーションを必要とする患者およびその状況をつくり出している疾患は，さまざまである．

　疾患の背景が異なっても，患者・家族の状況が，リハビリテーションの時期によって変化することにおいては共通している．

　本稿では，リハビリテーション料の算定対象となる代表的な疾患（表1）を念頭に置き，各期に共通した患者の見方・とらえ方を述べる．

予防的リハビリテーション

1 治療前から取り組むリハビリテーション

　2010年4月より，診療報酬において，がん患者リハビリテーション料の算定が開始された．

　これにより，がんやその治療により生じた疼痛，筋力低下，障害などに対して，治療前から予防的に積極的なリハビリテーションを提供する施設が増えている．

　たとえば，肺がんで肺切除術を受ける患者に対して，術後合併症予防のため，腹式呼吸やインセンティブスパイロメトリーを使った訓練のほか，ストレッチ運動，筋力増強運動，持久力訓練などを術前から行い，心肺および身体機能を高める．

2 この期の患者の見方・とらえ方

　予防的リハビリテーションでは，以下の点に留意して患者をとらえる．
①手術，化学療法，放射線療法などの治療による合併症，副作用のリスクの程度を把握する．

表1 代表的な疾患と生じやすい合併症

疾　患	急性期に生じやすい合併症	回復期以降で生じやすい合併症
脳梗塞	血圧低下，脱水による神経障害の進行・再梗塞 血圧上昇，血栓溶解剤・抗凝固剤使用による脳出血 脳浮腫による頭蓋内圧亢進	誤嚥性肺炎 うつ状態 痙攣（大脳皮質の出血の場合） 運動障害に起因する四肢の拘縮，筋力低下，体力低下などの廃用性障害
脳出血	血圧上昇による血腫増大・再出血 血腫・脳浮腫による頭蓋内圧亢進 血圧低下による脳梗塞	
クモ膜下出血	血圧上昇による再出血 頭蓋内圧亢進 脳血管攣縮（脳血流低下）による脳梗塞 閉塞性水頭症	
脳腫瘍術後	手術部位周囲の腫脹（脳浮腫） 摘出部位からの出血，脳出血 髄液の循環障害による水頭症 脳梗塞，手術による脳損傷（神経症状の悪化） 早期てんかん発作 髄膜炎，脳膿瘍，皮下膿瘍，硬膜外膿瘍などの感染症 創部感染 髄液漏（聴神経鞘腫，下垂体腫瘍などの場合） 尿崩症（下垂体腫瘍，頭蓋咽頭腫などの場合）	症候性てんかん 再発 髄膜癌腫症（癌性髄膜炎）
外傷性脳損傷	頭蓋内圧亢進 血圧上昇による血腫増大 血圧低下による神経障害の進行	症候性てんかん
大腿骨頸部骨折 （接合術後）	深部静脈血栓症 神経血管損傷 感染症	偽関節 感染症 大腿骨骨頭壊死
大腿骨頸部骨折 （骨頭置換術後）	深部静脈血栓症 神経血管損傷 感染症 脱臼	脱臼 感染症 人工骨頭と骨との間の弛み 人工骨頭周囲の骨折
脊髄損傷	ショック 呼吸筋麻痺による呼吸不全 呼吸器感染症 ストレス性潰瘍 イレウス 尿閉	肺炎，尿路感染などの感染症 褥瘡 起立性低血圧（回復期以降も臥床が続く場合） 自律神経過反射（C5・6より上位の脊髄損傷の場合） 異所性骨化，骨粗鬆症
四肢切断	深部静脈血栓症・肺塞栓症 創部感染 術創付近の痺れ（知覚鈍麻〜脱失） 断端神経腫	複雑性局所疼痛症候群（CRPS） 幻肢痛 切断肢の筋の短縮・萎縮による不良断端 骨断端の過成長 ソケット装着に伴う接触皮膚炎，毛嚢炎，白癬，断端浮腫などの断端の皮膚障害
関節リウマチ （人工関節置換術後）	深部静脈血栓症・肺塞栓症 感染症 脱臼（股関節全置換術の場合） 周囲の神経血管損傷	脱臼（股関節全置換術の場合） 人工関節の弛み，破損，摩耗 感染
肺がん （術後）	呼吸器合併症 胸腔内出血 肺瘻・気管支断端瘻 皮下気腫 乳糜胸 反回神経麻痺	感染症 再発，転移

肺がん (化学療法後)	アレルギー反応 悪心・嘔吐, 食欲不振 血管痛 発熱 血圧低下 倦怠感 下痢		消化器症状 骨髄抑制 口内炎 脱毛 皮膚の角化・色素沈着 手足のしびれ 膀胱炎
COPD (急性増悪)	CO₂ナルコーシス 右心不全悪化		肺高血圧症 肺炎 気胸 肺がん 骨粗鬆症
急性心筋梗塞	不整脈 血圧上昇による心破裂 心室中隔穿孔 急性乳頭筋不全による僧帽弁閉鎖不全 再梗塞・狭心症 心不全		心不全 心筋梗塞の再発, 狭心症発作
心臓術後	低拍出量症候群(LOS) 不整脈 心不全 急性腎不全(ARF) 術後心筋梗塞		心不全 血栓症(人工弁置換術後) 溶血による貧血(人工弁置換術後) 人工弁の感染 生体弁の劣化(生体弁使用による弁置換術後) 虚血性心疾患の再発

②自分の病状, 治療の必要性, 治療による合併症, 副作用に関する理解状況を把握する.
③患者自身が納得したうえで治療法を選択できているかどうかを把握する.
④治療に伴う合併症, 副作用の予防方法に関する理解状況を把握する.

急性期リハビリテーション

1 ハイリスク状態であると認識する

　急性期リハビリテーションを必要とする患者は, 疾病の発症直後, 手術直後, 急性増悪による入院直後の患者である. 生命の危機状態にある場合や, 専門性の高い治療を行うために, 集中治療室に入室していることが多い.
　発症または治療直後に積極的なリハビリテーションを要する患者には, 次のような特徴がある.
- 手術などの治療に対し, ハイリスクである.
- 身体機能の障害が著明であり, 低酸素血症や循環障害, 低栄養, 易感染性などにより, さらに重篤な状態へ移行しやすい.
- 身体機能の障害や安静療法などにより, 自力での体動が困難であり, 不動による合併症を生じやすい.
- 突然の発症により重篤な状態となった場合, 患者・家族は心理的危機に陥り, 危機介入が必要となる.

CRPS
complex regional pain syndrome
複雑性局所疼痛症候群

COPD
chronic obstructive pulmonary disease
慢性閉塞性肺疾患

LOS
low output syndrome
低拍出量症候群

2 この期の患者の見方・とらえ方

急性期リハビリテーションでは，以下の点に配慮して患者をとらえる．
①疾患の重症度(生じている機能障害の状況)，治療による侵襲の大きさ，合併症・副作用のリスクを把握する．
②生じている合併症・副作用の状況と日常生活への影響を把握する．
③維持されている機能，ADL(日常生活動作〈活動〉)の状況を把握する．保たれている機能は，そのまま維持・向上させ，その機能を活用してADLの維持・向上も目指す．
④患者および家族の心理状態を把握する．
⑤疾患の発生と治療に伴う患者・家族の社会生活の変化を把握する．
家族員の入院・治療は，本人ばかりでなく家族全体に影響が波及し，家族機能の変化や低下につながるため，状況によっては，家族員の関係調整を行うことも必要となる．

回復期リハビリテーション

1 退院後の健康管理を目標とする

この時期は，患者の疾患管理を行いながら，退院後の生活を念頭に置いて，多職種協働で集中的にリハビリテーションを行う．

対象となる患者は，生命の危機を脱しているものの，医学的・心理的サポートが必要なことも多い．すなわち，いまだ原疾患および治療による合併症発症の危険性があり，それを予防しつつ，機能回復，ADL向上をめざす．

治療対象となる疾患や併存疾患が慢性疾患である場合は，退院を目指す回復期リハビリテーションにおいては，退院後の健康管理ができるようにアプローチしていくことが必要となる．

2 この期の患者の見方・とらえ方

回復期リハビリテーションでは，以下の点に配慮して患者をとらえる．
①原疾患の治療と回復状況，合併症のリスクの程度を把握する
　原疾患に対してどのような治療が行われ，どの程度まで回復しているか，順調に回復しているかを把握する．疾患や治療法によっては，数か月後に合併症が生じたり，活動性が高まるにつれて起こる事故もあるため，原疾患および治療により生じ得る合併症のリスクはどの程度かを把握する．
②集中的なリハビリテーションの阻害要因を把握する
　不活動による活動耐性低下，起立性低血圧，筋力低下や，血圧の変動，不整脈の出現，インスリンの投与に伴う低血糖などは，リハビリ

テーションを阻害する要因となる．
　このように廃用性症候群や，慢性疾患（原疾患あるいは併存疾患）のコントロール状況を把握する．

③再発防止に向けて，慢性疾患（原疾患あるいは併存疾患）の背景を把握する

　脳血管障害，心筋梗塞など動脈硬化を伴う疾患では，基礎疾患として糖尿病や高血圧症，脂質異常症などが存在することが多い．このため，入院前と同様の生活を継続することは再発につながる．

　また，慢性心不全や慢性閉塞性肺疾患（COPD）などの急性増悪の発生要因を回避できるようにする．

　疾患以外にも，喫煙等，生活習慣の改善が必要になる場合は，その点もしっかり注意を喚起し，健康的な生活が送れるよう支援する．

④患者・家族の在宅生活の準備状況を把握する

　障害および生活管理に関する患者・家族の知識と，目標を確認する．

　初めて障害を負った場合などは，退院後に介護を行うための家族資源，活用できる社会資源の整備状況となどといった受け入れの準備態勢を把握し，在宅への移行を支援する．

　疾患の増悪により再入院したのちの退院の場合は，生活機能や活動レベルが入院前より低下していることもある．退院後の家庭・職場等の生活環境や介護方法を，再検討する．

生活期（維持期）リハビリテーション

1　疾患や障害と共生する

　生活期（維持期）リハビリテーションは，回復期リハビリテーションを経て獲得した能力を生かして患者や家族が家庭や社会での生活を送るために行われる．

　たとえば，大腿骨頸部骨折や頭部外傷などの外傷では，疾患の治療自体は終了している．しかし，家庭生活や社会生活を送るようになって初めて，頭部外傷によって生じた高次脳機能障害が明らかになることは多い．

　外傷のほかに，脳血管障害や脊椎損傷，がん，心・呼吸器疾患などの慢性疾患がある場合も，疾患や障害と共生しつつ，再発・悪化防止に努めることが必要となる．

2　この期の患者の見方・とらえ方

　生活期（維持期）リハビリテーションでは，以下の点に配慮して患者をとらえる．

①家庭・社会での生活状況と影響を及ぼす心身機能の状態を把握する

　認知症のように進行する疾患であれば，機能障害の進行とともに，日

常生活の送り方や介護の方法も変化する．逆に，人工関節置換術後や心疾患の術後は，機能回復により活動が容易になり，活動範囲も拡大してくる．
②疾患の管理状況，コントロールの成果を把握する
③生活上の戸惑いや困難とともに，改善や進歩を把握する
④実際に家庭や社会での生活を経験して，目標に変更が生じたかどうかを把握する
⑤生活を維持するための課題を把握する

退院前に行った教育的アプローチの結果を確認して，維持・改善しているところは認めてそれを強化するとともに，修正を要するところを明らかにしてフィードバックする．

終末期リハビリテーション

1 疾患や障害と共生する

終末期リハビリテーションは，「疾病や障害，高齢のために自立が期待できず，自分で身の保全をなし得ない患者に対して，尊厳ある最期を迎えられるように，医療，看護，介護とともに行うリハビリテーション活動」を指す[1]．

リハビリテーションの目的は，最期までその人らしさを保ち，安楽な生活を送ることができるよう支援することである．

具体的には，不動や機能低下によって生じる苦痛を緩和し，褥瘡や関節変形・拘縮を予防するとともに，排泄や食事においても尊厳が保たれ，食事が生活の中の楽しみとなるような配慮や工夫を行う．

2 この期の患者の見方・とらえ方

終末期リハビリテーションでは，以下の点に配慮して患者をとらえる．
①患者・家族の希望や価値観，信念を把握する
②不動や機能低下に伴う苦痛を把握する
③廃用症候群のリスクと状態を把握する
④日常生活上，尊重すべきことがらを把握する

引用・参考文献
1) 太田仁史：思想と手法の概略．実技・終末期リハビリテーション（大田仁史ほか監），p4，荘道社，2003
2) 日本脳卒中学会脳卒中ガイドライン委員会編：脳卒中治療ガイドライン2015，協和企画，2015
3) 近藤靖子編著：はじめての脳神経外科看護：カラービジュアルで見てわかる！，メディカ出版，2014
4) 菊地臣一ほか編：整形外科医のための周術期管理のポイント，メジカルビュー社，2002
5) ロバート・M. ボージャー：心臓手術の周術期管理（天野篤監訳），メディカル・サイエンス・インターナショナル，2008
6) 百村伸一編：虚血性心疾患ケアガイド—最新治療から心臓リハ，退院後の指導まで．学研メディカル秀潤社，2010

第2章 回復期リハビリテーションでの疾患別マネジメントの実際

脳・神経疾患

脳梗塞

前嶋 瑞枝

病態

脳梗塞とは

脳梗塞とは，脳の活動に必要な栄養・酸素を運ぶ脳の動脈がなんらかの原因によって狭窄や閉塞を起こすことによって虚血状態となり，酸素不足となるために，その動脈の支配する領域の脳組織が機能障害や壊死に陥る状態を指す[1]．

脳梗塞の分類

脳梗塞にはいくつかの分類方法があり，米国の国立神経疾患・脳卒中研究所（NINDS）により提唱された脳血管障害の分類Ⅲ（NINDS-Ⅲ）が汎用されている．

NINDS-Ⅲ分類では，脳梗塞を，発症機序により，①血栓性，②塞栓性，③血行力学性に分類（表1）し，①アテローム血栓性，②心原性，③ラクナ梗塞などといった臨床病型による分類（表2）を組み合わせて，病型を診断し，治療を行う．

NINDS
National Institute of Neurological Disorders and Stroke
国立神経疾患・脳卒中研究所

表1　発症機序による分類（米国 NINDS-Ⅲ分類，1990）

血栓性	アテローム硬化による動脈の狭窄が存在し，狭窄部の血管で血栓形成やプラークの破綻による閉塞が起こり，脳梗塞を生じる．
塞栓性	心臓，大動脈，頸動脈由来の塞栓子が頭蓋内動脈を閉塞することで，脳梗塞を生じる．
血行力学性	頭蓋内外の主幹動脈に高度狭窄ないし閉塞が存在すると，血流境界領域は乏血状態になる．そこに血圧低下，脱水，高度徐脈などの脳灌流圧低下をきたす状況が加わると，血流が低下し脳梗塞を生じる．

大島淳：脳梗塞，脳卒中ケアブック（田口芳雄ほか編），p14，学研メディカル秀潤社，2012をもとに作成

表2 脳梗塞の臨床病型分類（米国 NINDS-Ⅲ分類，1990）

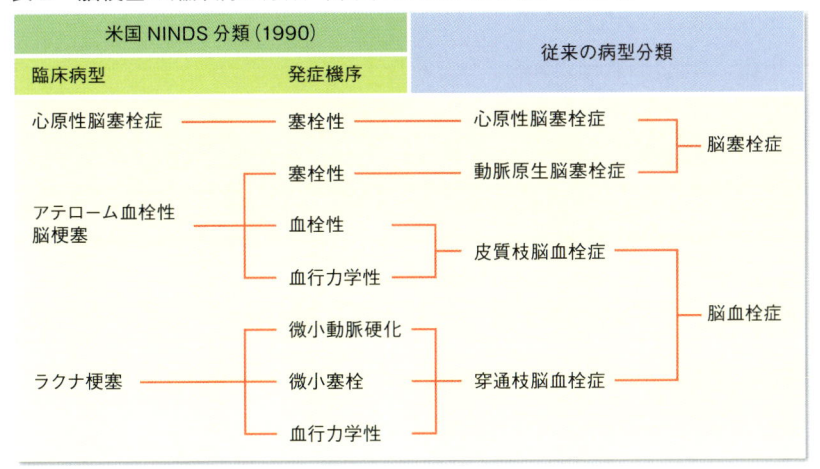

米国 NINDS 分類（1990）		従来の病型分類
臨床病型	発症機序	

- 心原性脳塞栓症 ── 塞栓性 ── 心原性脳塞栓症 ┐
- アテローム血栓性脳梗塞 ┬ 塞栓性 ── 動脈原生脳塞栓症 ┘ 脳塞栓症
  ├ 血栓性
  └ 血行力学性 ── 皮質枝脳血栓症 ┐
- ラクナ梗塞 ┬ 微小動脈硬化
  ├ 微小塞栓 ── 穿通枝脳血栓症 ┘ 脳血栓症
  └ 血行力学性

脳梗塞の臨床病型

1 アテローム血栓性脳梗塞

　高血圧や糖尿病，脂質代謝異常，喫煙などのリスクがあると，頸動脈や脳動脈などの比較的太い血管の内壁に，コレステロールなどの脂肪からなるドロドロした粥状の物質が付着し，血管の内壁にこぶ状に隆起した粥腫（プラーク）を生じるアテローム動脈硬化（粥状硬化）が起こりやすい．

　アテローム動脈硬化がある時，血管の内膜は厚くなり，内腔は狭くなるため，血流が低下するとともに，血液が凝固した血栓が血管に詰まり，閉塞を起こす[2]．

　多くの場合，前駆症状として一過性脳虚血発作（TIA）がみられ，主幹脳動脈の狭窄・閉塞による血栓性・塞栓性梗塞のほか，血行力学的にも梗塞を生じる．

　アテローム血栓性脳梗塞は，急性期脳梗塞の30〜40％[3]を占める．

TIA
transient ischemic attack
一過性脳虚血発作

2 心原性脳塞栓症

　脳塞栓とは，頭蓋内動脈に流れ込んだ血栓やプラークが，血管を防いだ状態である．

　心原性脳塞栓症とは，心房細動や急性心筋梗塞その他により，心臓にできた塞栓子が脳動脈に流入して閉塞を起こした状態をいう．

　長い年月をかけて徐々に進行し発症するアテローム血栓性梗塞と異なり，ほとんどの場合，突発的に発症し，症状も数秒から数分で頂点に達する[4]．

　心原性脳塞栓症は，急性期脳梗塞の20〜30％[3]を占め，皮質梗塞または穿通枝領域の梗塞を生じることが多く，脳梗塞の中では，予後が最も不良である．

3 ラクナ梗塞

「ラクナ」とはラテン語で「小さい空洞」の意味である.

ラクナ梗塞は，主幹動脈ではなく微小な細動脈硬化から生じる穿通枝領域において，直径15 mm以下の小さい脳梗塞が画像検査で確認される.

危険因子は，高血圧，糖尿病，高ヘマトクリット血症で，時に前駆症状としてTIAがみられる.

ラクナ梗塞は，夜間または起床時の発症が多く，急性期脳梗塞の30～40％[3]を占める．時に，前駆症状としてTIAが出現する．

臨床像

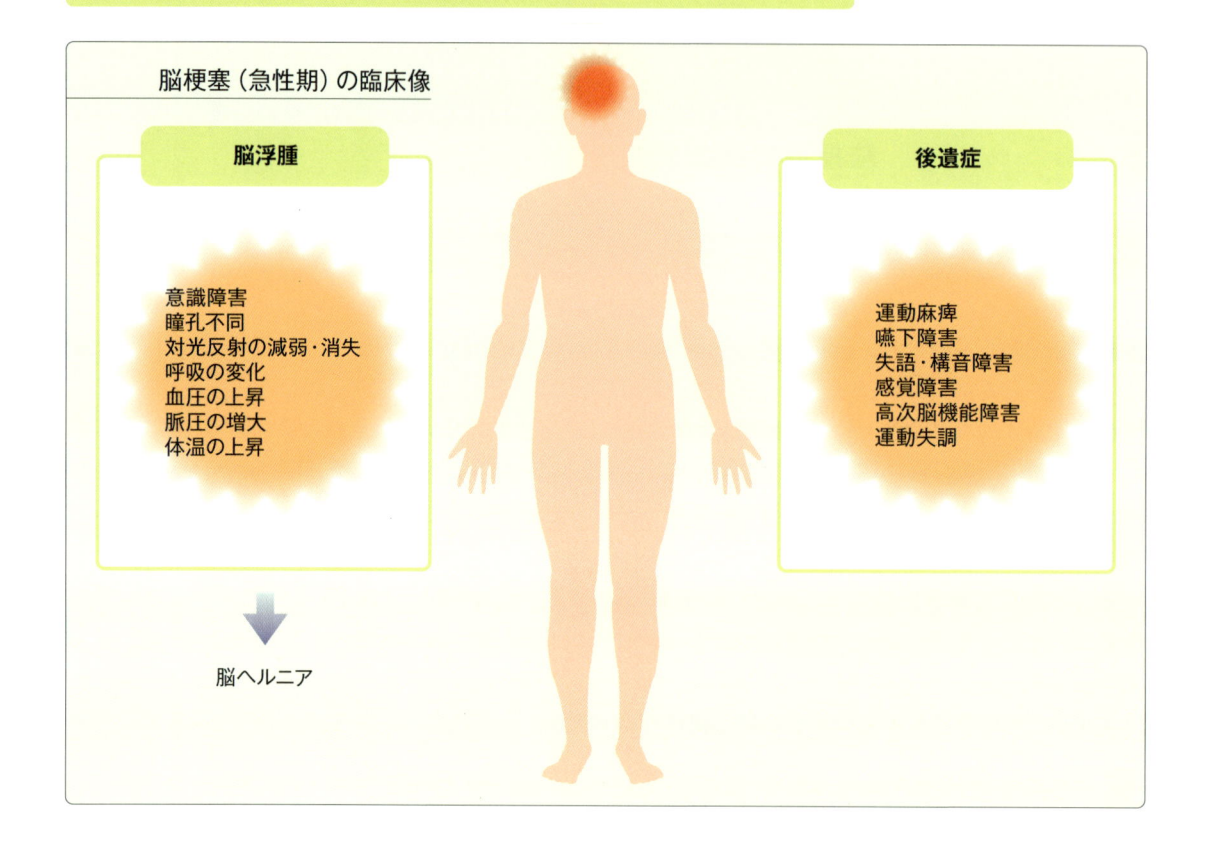

脳梗塞（急性期）の臨床像

脳浮腫
- 意識障害
- 瞳孔不同
- 対光反射の減弱・消失
- 呼吸の変化
- 血圧の上昇
- 脈圧の増大
- 体温の上昇

→ 脳ヘルニア

後遺症
- 運動麻痺
- 嚥下障害
- 失語・構音障害
- 感覚障害
- 高次脳機能障害
- 運動失調

脳梗塞（回復期）の臨床像

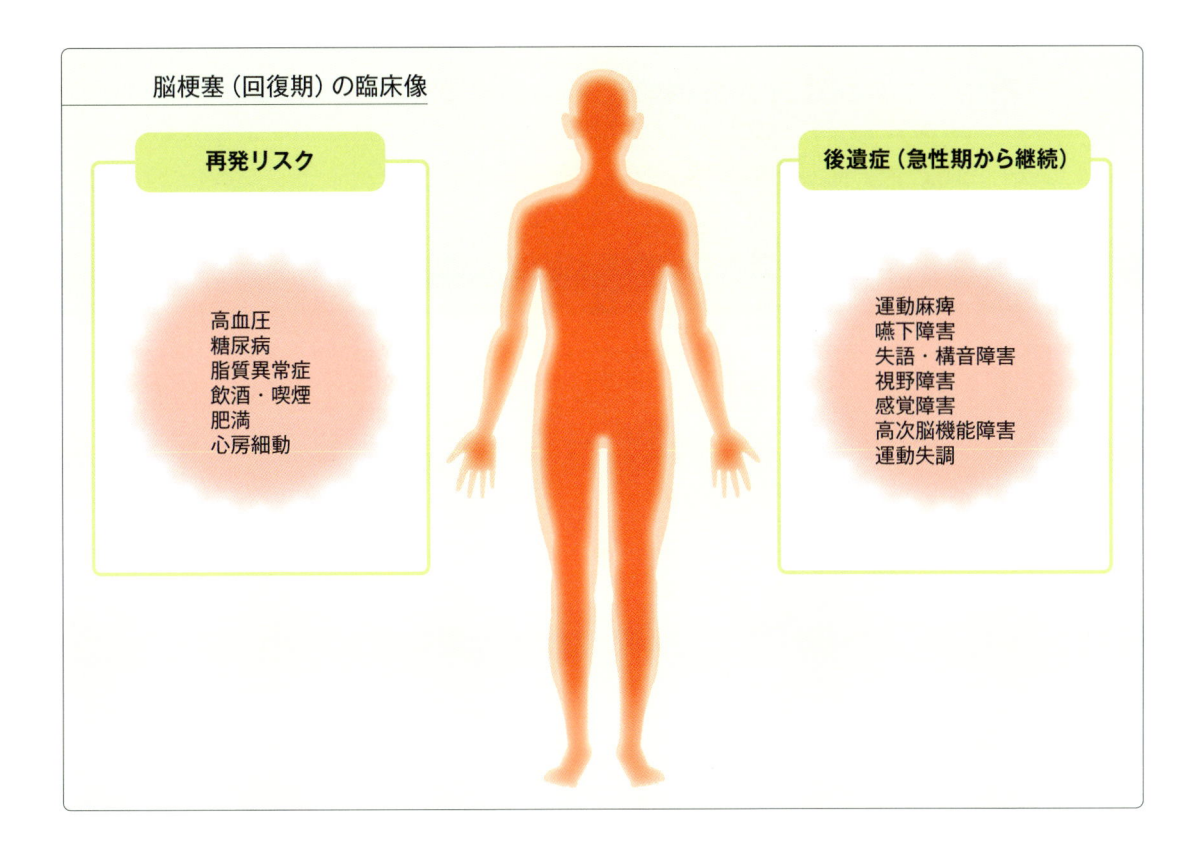

再発リスク
- 高血圧
- 糖尿病
- 脂質異常症
- 飲酒・喫煙
- 肥満
- 心房細動

後遺症（急性期から継続）
- 運動麻痺
- 嚥下障害
- 失語・構音障害
- 視野障害
- 感覚障害
- 高次脳機能障害
- 運動失調

　脳血管障害の診断にあたっては，脳出血，脳梗塞などと診断するとともに，病巣の部位と広がり，責任血管を明確にすることが必須である．

　責任血管とは，脳に分布して各部に栄養を送っている血管をさす（図1）．どの血管に梗塞や出血が起こったかにより，その後の障害が予測できる．

　大脳が担当する運動，言語，感覚などの機能は，脳の特定の部位に局在する（図2）．病態を把握し，患者の臨床症状と脳の損傷部位とを照らし合わせてみることで，患者の後遺症についても正しく把握できる（表3）．

治療やマネジメントの実際，アセスメント

脳梗塞の回復期リハビリテーション

1　社会復帰を目指す回復期リハビリテーション

　『脳卒中治療ガイドライン2015』によると，発症直後からベッドサイドで開始される急性期リハビリテーションに対し，回復期リハビリテーションは，「リハビリテーションチームによる集中的かつ包括的なリハビリテーション」であるとされる．

　回復期リハビリテーションは，「急性期リハビリテーションに引き続い

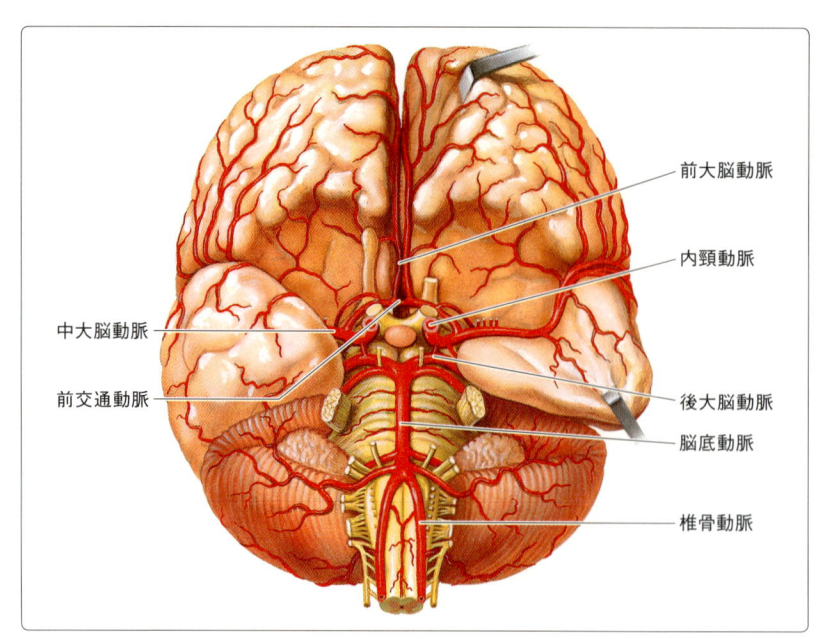

図1 脳動脈

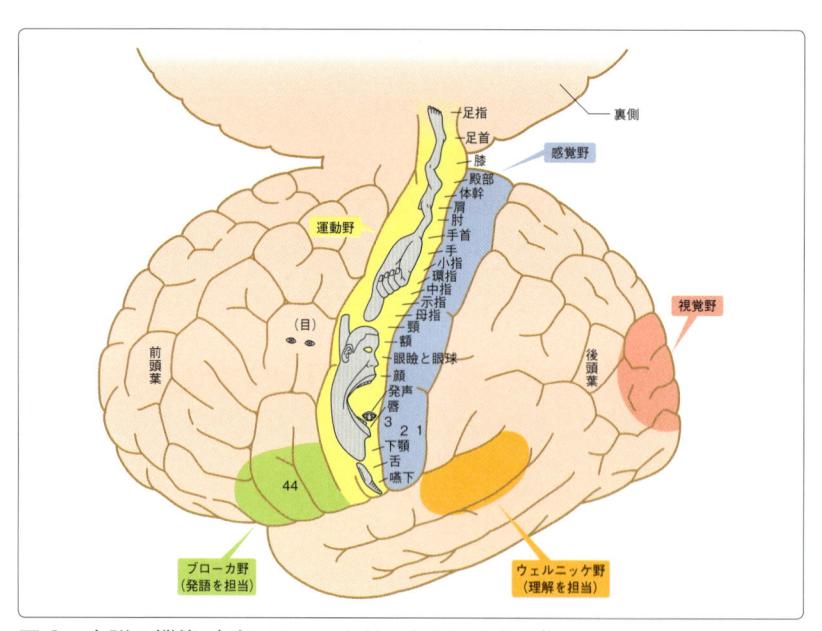

図2 大脳の機能（ペンフィールドのホムンクルス）

　て，さらに積極的なリハビリテーションを行うことにより，その効果が期待できる患者に対して，セルフケア，移動，コミュニケーションなど，能力の最大限の回復及び早期の社会復帰を目指す」ものとされている[5]．
　その際に，注意すべきものとして，高次脳機能障害がある．

表3 脳血管閉塞部位と主な神経症状

閉塞血管		支配領域	主な神経症状
眼動脈		網膜	一過性黒内症, 一側の失明
前脈絡叢動脈		内包後脚, 外側膝状体, 視床, 淡蒼球, 大脳脚中1/3	Monakow症候群（対側片麻痺, 対側全知覚障害, 同名半盲または1/4盲, 意識障害）
前大脳動脈	起始部閉塞	前頭葉 頭頂葉内側部	対側下肢に強い片麻痺, 感覚障害, 共同偏視, 尿失禁
	Heubner動脈	内包前脚, 尾状後頭部	対側の顔面, 上肢近位の麻痺, 左は失語, 精神機能低下
	脳梁周囲動脈	帯状回, 脳梁	記銘力低下, 自発性低下
	片側皮質枝	前頭葉, 頭頂葉内側部	対側の下肢に強い片麻痺と感覚障害
	両側皮質枝	両側の前頭葉, 頭頂葉内側部	対麻痺, 尿失禁
中大脳動脈	起始部閉塞	前頭葉, 頭頂葉, 側頭葉	意識障害, 共同偏視, 対側片麻痺, 感覚障害, 左で失語
	前中心動脈	前頭葉	対側片麻痺のみ, 優位側で運動性失語
	中心動脈	前頭葉, 頭頂葉	対側片麻痺, 意識障害
	前・後頭頂動脈	頭頂葉	対側感覚障害, 優位側で伝導失語, 観念運動失行, 劣位側で左半側空間無視
	角回動脈	頭頂葉	優位側でGerusutomann症候群（左右失認, 手指失認, 失書, 失算）
	後側頭動脈	側頭葉	優位側で感覚性失語
	外側レンズ核線条体動脈	内包, 放線冠, レンズ核	対側麻痺, 感覚障害
後大脳動脈	片側皮質枝	後頭葉	対側同名半盲 優位側で純粋失読, 視覚失認, 記憶障害
	両側皮質枝	両側後頭葉	皮質盲（Anton症候群：盲の否認）
	鳥距動脈	後頭葉（鳥距皮質）	対側同名半盲（黄斑回避なし）, 劣位側で相貌失認
	海馬動脈	海馬	優位側：両側で記憶障害
	脳梁膨大部動脈	脳梁後半部	脳梁離断症状
	視床膝状体動脈	視床	対側：高度の深部感覚障害, 表在感覚障害, 一過性麻痺, 視床痛, 不随意運動
	中脳穿通枝	中脳上内側	両側垂直性注視麻痺, 輻輳麻痺, 対光反射消失
		中脳腹内側	病側：動眼神経麻痺 対側：麻痺
		中脳内側	病側：動眼神経麻痺 対側：不随意運動, 麻痺
		中脳下内側	病側：動眼神経麻痺 対側：小脳失調
脳底動脈	上小脳動脈	橋上部外側	病側：小脳失調, ホルネル症候群 対側：聴力低下, 半身の温痛覚障害
	橋穿通枝	橋上部内側	病側：小脳失調, MLF症候群, 病側への側方注視麻痺口蓋ミオクローヌス 対側：半身の全知覚障害
		橋中部内側	対側：中枢性顔面神経麻痺, 麻痺（橋中部腹側症候群）
		橋中部外側	病側：小脳失調
		橋下部内側	病側：外転神経麻痺, 末梢性顔面神経麻痺, 病巣への側方注視麻痺 対側：麻痺
	前下小脳動脈	橋下部外側	病側：顔面の温痛覚・触覚障害, 末梢性顔面神経麻痺, 聴力低下, 耳鳴り, ホルネル症候群, 小脳失調 対側：顔面を除く温痛覚障害
椎骨動脈	延髄穿通枝	延髄内側	病側：舌萎縮と麻痺 対側：顔面を除く半身の麻痺と触覚・深部覚障害
	後下小脳動脈	延髄外側	Wallenberug症候群 病側：顔面の麻痺, しびれ, 温痛覚障害, 小脳失調, ホルネル症候群, 軟口蓋・咽頭・喉頭麻痺による嚥下障害, 嗄声, 構音障害 対側：顔面を除く半身の温痛覚障害

山岡由美子：脳梗塞・総論. 脳神経疾患ビジュアルブック（落合慈之監）, p104, 学研メディカル秀潤社, 2009より一部改変

2 高次脳機能障害

高次脳機能障害では，人間が人間らしく生活を送っていくために必要な言動，記憶，理解，判断，注意などに障害が現れる．その症状は失語症，失行，失認，記憶障害などさまざまである．

脳血管障害は，基本症状として，運動麻痺や感覚障害などもあり，それらに高次脳機能障害が複合する場合，回復を促すアセスメントや看護介入には専門的な知識・技術を必要とする[6]．

脳梗塞を起こしやすい部位と高次脳機能障害との関連

1 脳梗塞を起こしやすい部位と高次脳機能障害との関連

脳梗塞は，その70％以上が中大脳動脈領域の梗塞である[7]．

中大脳動脈は大脳基底核に穿通枝を出したあと，皮質枝として3つに分岐し，高次脳機能障害に関係があるとされる前頭葉，頭頂葉，側頭葉外側面に分布する．このため，中大脳動脈領域に梗塞を起こすと，それぞれの機能が障害される．

また，梗塞巣はとらえられなくても，脳血流の低下が原因で高次脳機能障害がみられることもある[8]．

2 左右大脳半球の機能の特徴

①言語中枢としての左脳

言語中枢は利き手の問題と関係が深い．右利きの96％および左利きの70％で，言語中枢は左大脳半球にあり，この部位に機能障害を起こした時，失語症が出現する．

左脳は，右脳に比べ言語機能が優位であることから，優位半球ともよばれる．一方，右脳は劣位半球とよばれてきたが，視覚や空間的な情報処理においては右脳が優位であることが次第にわかってきた．

つまり，左脳と右脳は，優劣ではなく，人間が適応していくための不可欠な機能を分担しているといえる[9]．

②各半球の障害と症状

脳血管の支配領域と障害部位を合わせて病態をアセスメントし，患者の高次脳機能障害は何なのか，正しく評価していく必要がある．

アセスメント

1 転院時のアセスメント

急性期病院から転院してきた患者に対し，医師，理学療法士（PT），作

業療法士（OT），言語聴覚士（ST）が，病態や身体機能，ADL（日常生活動作〈活動〉）を評価する．

看護師もまた病態や身体機能，ADLを評価しながら，医療ソーシャルワーカー（MSW）と協力し，患者，家族より生活歴や退院後の生活についての希望を情報収集し，アセスメントする．

2 入院時の面接

入院時には，それらの情報をもとに1回目の面接を行い，当面の患者の目標を設定する．目標到達までの期間は患者の病態や障害によって異なるが，入院後は定期的に面接を行い，患者の身体機能の回復程度により，目標設定を変更していく．

ガイドラインにも記述されているように，回復期リハビリテーションは，チームによる集中的，包括的なリハビリテーションである．この目的は，患者がセルフケアを獲得でき，生活を再構築できるように支援することである．

看護ケアの焦点

ケア/管理	リハビリテーション前期	リハビリテーション後期
セルフケア	・生理的ニーズを満たす（食事・排泄・整容・移乗・移動） ・ADLへのケア	・ADLへのケア ・自立を促す介助 ・生活の再構築への援助
全身管理	・呼吸・循環・代謝管理 ・合併症の予防 ・脳ヘルニアの予防 ・廃用症候群の予防	・体調管理 ・再発リスク因子のチェックと改善 ・生活指導
リスク管理	・安全に治療を受けられるように環境整備を行う	・転倒・転落防止 ・離院防止
精神面のケア	・ボディイメージの変容に対するケア ・家族へのケア	・うつ症状へのケア ・成功体験を積み重ねるアプローチ ・障害受容へのかかわり

ケアの焦点と展開のポイント

1 リハビリテーション前期

脳梗塞では，これまでの日常生活が180度変化してしまう．なに不自由なくできていたことができなくなる．脳梗塞によって起きる生命の危機を早期発見し，対応していくとともに，急な発症により心も体も対応できない患者の立場に立ってケアしていくことが重要である．

① セルフケア

脳梗塞の診断にあたっては，病巣部位を明確にし，患者の後遺症がどの

ように出現しているのかアセスメントすることが大切である．それによって阻害されている生理的ニーズは何か評価し援助する．また高次脳機能障害についても評価し，障害に合わせたケアを行うことがADLを獲得していくことにつながる．

②全身管理
脳梗塞の急性期においては生命の危機に対して適切なアセスメントを行い，異常の早期発見に努める．また，臥床にともなう廃用症候群を予防するために早期のリハビリテーションが重要である．

③リスク管理
突然に発症するために自らの置かれた状況が把握できず，チューブ類の自己抜去や麻痺により動くことができないのに動き出そうとして転倒する危険がある．そのような患者を抑制することで対応することが多いが，身体抑制は人間としての尊厳を奪う．安易に抑制するのではなく，アイデアを出し合い環境を整えていく．やむを得ず抑制を行う場合は，必要最小限に行い，抑制によって生じる皮膚損傷注意を払わなければいけない．

④精神面のケア
脳梗塞による運動麻痺などの後遺症はセルフケアが阻害され，患者にとってはストレスとなる．患者の要求を察知し，セルフケアを満たしていくことが重要である．

また，突然発症するために，自分の置かれている状況が把握できず混乱する場合もある．昼夜逆転しないように生活リズムを整えたり，家で愛用していたものを持ってきてもらうなどの環境へのケアが大切である．

突然の発症や重篤な状態によって多くの場合，家族は混乱する．患者の病状や治療方針を適宜説明し，不安を傾聴し共感していく必要がある．

2 リハビリテーション後期

①セルフケア
理学療法士や作業療法士による1回の訓練時間は，リハビリテーション専門病院においても最大でそれぞれ60分程度である．看護師は，日常生活行動を行うことがそのまま機能回復につながるようにはたらきかけることが重要である．また，リハビリテーションの目的が自立であることを考えるならば，最もすぐれた介護技術のポイントはいかに自立を阻害しないか，と同時に患者自身の力が発揮できるような誘導を行い不足する部分だけに手を貸すことである[10]．

生活再構築への援助として，看護者は脳梗塞発症時から患者の機能障害を最小限にとどめ，残存機能の拡大を図るように支援する．それには訓練を行う環境を整備し，現在実施している訓練内容は退院後の生活の拡大につながるか，患者自身の生活を取り戻し，あらたな生活を構築するために必要な自立性が増加しているかなどをアセスメントしながら，積極的に主体的な回復にむけて訓練に取り組むように励ます[11]．

②全身管理

脳梗塞や脳出血による障害を負った患者は，一般に高血圧や動脈硬化あるいは糖尿病などの発症の原因となった基礎疾患をもっている．

久山町の追跡調査によると，脳梗塞の10年後の再発率は心原性脳梗塞75.2％，ラクナ梗塞46.8％，アテローム血栓性脳梗塞46.9％と再発率は高くなっている[12]．高血圧，糖尿病，脂質異常症，心房細動，肥満，CKD，喫煙などの再発リスクをチェックし，患者のアドヒアランスを支援することが大切である．

③リスク管理

リハビリテーション後期にはADLが徐々に改善し歩行も徐々に獲得することができてくる．しかし高次脳機能障害の注意障害や記憶障害，認知障害などにより危険認知ができずにひとりで動き出し，転倒し骨折となる事例もある．この時期はスタッフも油断することなく離床センサーなどを活用し見守っていく必要がある．

また帰宅願望もあらわれてくるため，離院にも注意が必要である．

④精神面のケア

「脳卒中ガイドライン2015」では「脳卒中後のうつはADLや認知機能の改善を阻害し，健康関連QOLが低くなるため，十分な評価を行い，リハビリテーション治療を進めることが勧められる」「運動やレジャーは脳卒中後のうつの発生を減少させるので勧められる」とされている[13]．患者のうつ症状に早期に対応し，ADLや認知機能の改善が阻害されないようにしていくことが重要である．

⑤成功体験を積み重ねるアプローチ

運動麻痺により，車いすや歩行器などのなれない物品を使用する際は転倒の危険を伴う．失敗体験が重なると，患者の回復意欲は減退する．リハビリテーションにおいては方法の提示や課題を与えるだけでは一人で遂行することは難しく，うまくいっていなくても気づかなかったりする．

看護師はリハビリテーション遂行のプロセスを共有し，個々の能力や関心に応じて成功体験が持てるような方法を検討，リスクを管理しながら成功体験を確実に積み重ねていけるように援助する[14]．

障害受容に影響する要因は，「個体要因」「障害要因」「環境要因」の3つに大別される（表4）．看護師はこれらの要因を把握しつつ，患者自身の体験の語りを注意深く聞き，障害を抱えた生活に対する彼らの反応をありのままに受け止め支援していく必要がある[15]．

セルフケアを阻害する後遺症

脳梗塞による後遺症の主なものには，運動麻痺，失語症，嚥下障害，高次脳機能障害（失行，失認，記憶障害，注意障害，半側空間無視など）がある．

表4 障害受容の影響要因

個体要因	年齢, 性別, パーソナリティ, 宗教, 正しい病識や自己洞察に必要な知的能力, 生活満足度, QOL
障害要因	障害原因・疾病・予後, 身体苦痛による驚異の存在, 障害の程度, 障害の状態（後天性の障害, 複数の障害, 慢性疼痛など）, ADLの自立, 経過年数
環境要因	障害前の社会的適応, 障害者に対する家族の態度, 重要他者との関係, 家族の障害受容, 情緒的支援ネットワークの存在, 職場環境, 治療環境, 疾病に関する心理教育, 同疾患患者との交流

下村晃子ほか：患者・家族の理解のための諸理論の活用. 脳卒中看護実践マニュアル（菊池晴彦総監修, 田村綾子ほか編）, p145, メディカ出版, 2009より引用

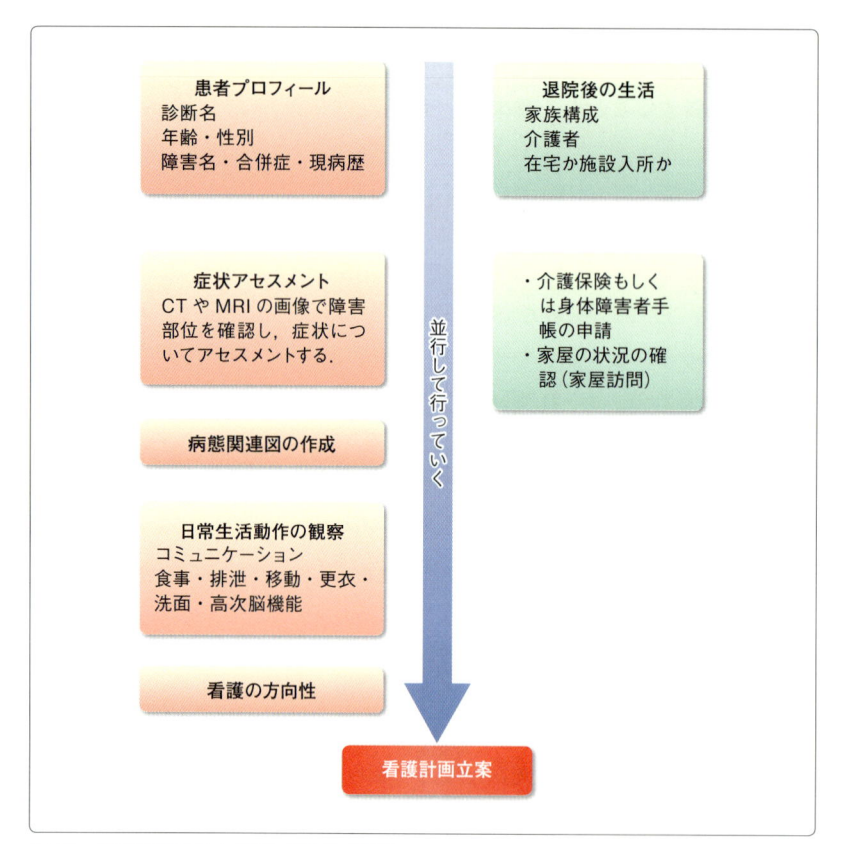

図3 看護計画の立案に必要な情報

　実際には，これらの症状が単独で出現するのではなく，組み合わさることによってセルフケアを阻害する．

　リハビリテーションナースは，何が患者のセルフケアを阻害しているかを観察し，情報収集を行い，看護計画を立案していく必要がある（図3）．

　並行して，患者の退院後の生活にも気を配らなければならない．家族構成，協力体制，退院先について早期に決定し患者のゴールを決め，看護計画を立案していく．

引用文献
1) 盛田明夫：脳梗塞・総論．脳神経疾患ビジュアルブック（落合慈之監，森田明夫ほか編），p103, 学研メディカル秀潤社, 2009
2) 岡安裕之：脳梗塞（岡安裕之ほか監），p28, 双葉社, 2004
3) 荒木信夫ほか：脳卒中診療のエビデンス 急性期脳梗塞の実態 病型別・年代別頻度．脳卒中データバンク2015（小林祥泰編），p18, 中山書店, 2015
4) 岡安裕之ほか：脳梗塞—最新治療＆リハビリガイド．黒田栄史ほか監修, p31-32, 双葉社, 2009
5) 日本脳卒中ガイドライン脳卒中ガイドライン委員会編：脳卒中治療ガイドライン2015. p274, 協和企画, 2015
6) 七沢リハビリテーション病院脳血管センター：脳血管障害による高次脳機能障害ナーシングガイド．第3版（小山珠美ほか監），p3, 日総研, 2008
7) 前掲書6），p81
8) 前掲書6），p81
9) 前掲書6），p84
10) 中西純子ほか編：リハビリテーション看護論．第2版, p18, ヌーベルヒロカワ, 2008
11) 菊地晴彦総監修，田村綾子ほか編：脳卒中看護実践マニュアル．p332-333, メディカ出版, 2009
12) Hata J, et al：Ten year recurrence after first ever stroke in a Japanese community：the Hisayama study. J Neurol Neurosurg Psychiatry76：368-372, 2005
13) 前掲書5），p317
14) 前掲書6），p187
15) 前掲書11），p145

column

TIAのリスクを判定するABCD²スコア

<u>TIA (transient ischemic attack)</u>：一過性脳虚血発作．脳循環障害によって局所神経症状が一過性に現れるが，短時間のうちに完全に回復する発作[13]．

TIA発症後，48時間に脳梗塞を発症する症例が多いことから，2006年以降，各種ガイドラインにおいてTIAへの緊急対応の重要性が強調され，日本でも脳卒中治療ガイドラインの改訂時に，TIAに対する治療戦略が記載された．

<u>ABCD²スコア</u>：TIAのリスクを点数化して判定する7点満点のスコア表（表5）．

A (age)＝年齢，B (blood pressure)＝血圧，C (clinical features)＝臨床症状，D (duration)＝持続時間，D (diabetes)＝糖尿病をそれぞれ表し，各項目の点数合計が高いほど，TIA発症後，2日以内に脳梗塞を起こすリスクは高くなることが示された．

また，基礎疾患に糖尿病があると脳梗塞の発症リスクが高まることがわかり，2005年に作成されたABCDスコアに，2007年2つめのDとして「糖尿病」を加えたABCD²スコアとして提唱された．

表5 ABCD²スコアの定義と脳梗塞発症率

項目	条件	点数
A（年齢）	60歳以上	1
B（血圧）	SBP（収縮期血圧）≧140 and/or DBP（拡張期血圧）≧90 mmHg	1
C（臨床症状）	片側脱力 脱力を伴わない発語障害 その他	2 1 0
D（症状の持続時間）	60分以上 10〜59分 10分未満	2 1 0
D（糖尿病）	糖尿病	1

TIA発症後2日以内の脳梗塞発症率

0〜3点	1.0%
4〜5点	4.1%
6〜7点	8.1%

SBP：systolic blood pressure, DBP：diastolic blood pressure

Lancet 2007；369：283-292

第2章 回復期リハビリテーションでの疾患別マネジメントの実際

脳・神経疾患

脳出血

深町 やよい

病態

脳出血とは

脳出血は，脳実質内に出血が起こった状態をいう．

出血部位により，被殻出血，視床出血，脳幹出血，小脳出血，脳葉（皮質下）出血などに分けられ（図1），被殻出血の発症頻度が最も多い．

原因としては，高血圧性脳出血が82.4％と最も多く[1]，脳主幹動脈より

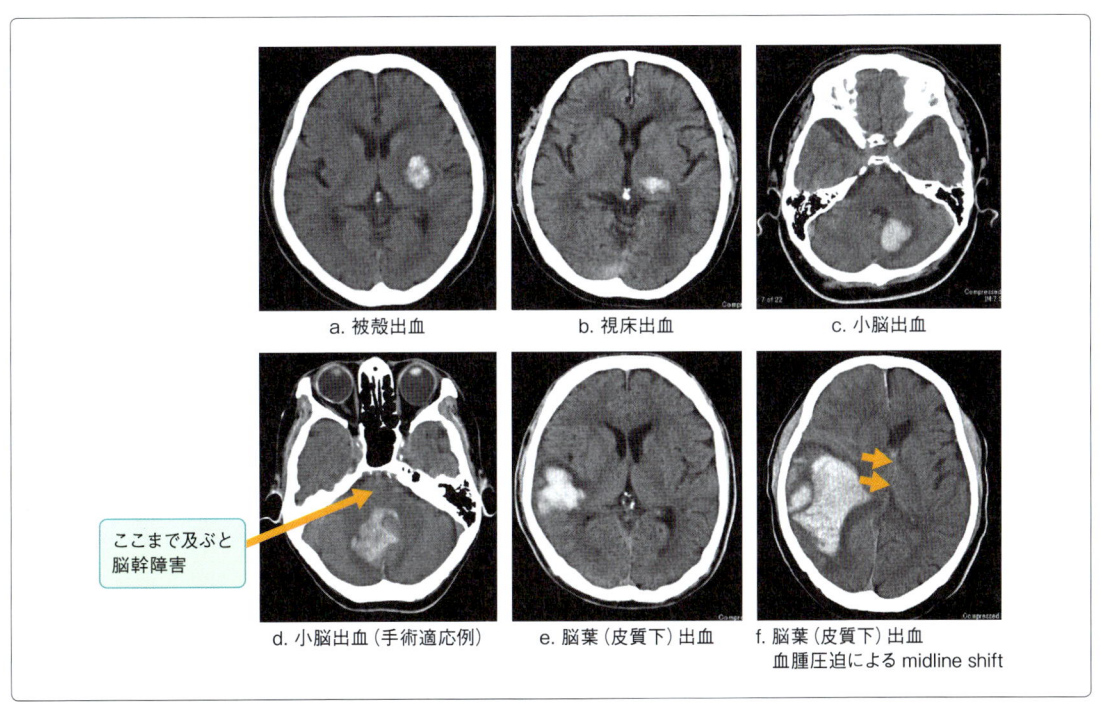

a. 被殻出血
b. 視床出血
c. 小脳出血
d. 小脳出血（手術適応例）　ここまで及ぶと脳幹障害
e. 脳葉（皮質下）出血
f. 脳葉（皮質下）出血 血腫圧迫による midline shift

図1　出血部位

脳・神経疾患　脳出血　77

分岐して脳実質を走行する脳内細動脈（穿通動脈）に，フィブリノイド変性（類線維素変性）から血管壊死を起こして，やがて微小脳動脈瘤を形成し，それが破裂して出血する．

そのほか，脳動脈瘤破裂，脳動静脈奇形（AVM），もやもや病（Willis動脈輪閉塞症），アミロイドアンギオパチー（脳表の小・中動脈にアミロイドタンパクが沈着し，血管壁が脆弱化する），腫瘍内出血，血液凝固能異常なども発症の原因となる．

AVM
cerebral arteriovenous malformation
脳動静脈奇形

脳出血の疫学

日本における発症平均年齢は67.56歳で，高血圧症および動脈硬化が起こる年齢に多い．高血圧が最大の危険因子であり，ほかに塩分過剰摂取，糖尿病，肥満，喫煙，飲酒などがある．また，予後不良因子として腎疾患，年齢（65歳以上），糖尿病，脳卒中既往，入院時NIHSS（特に9点以上），出血巣（サイズ中・大），出血部位（視床，脳幹，皮質下）などがあり，脂質異常症はないほうが予後不良となる．

発症しやすい季節は，10月～3月の冬季で，発症時間としては朝7時～8時と夕方17時～18時に多い二峰性パターン，12時に単独の頻度上昇を示す[1]．

臨床像

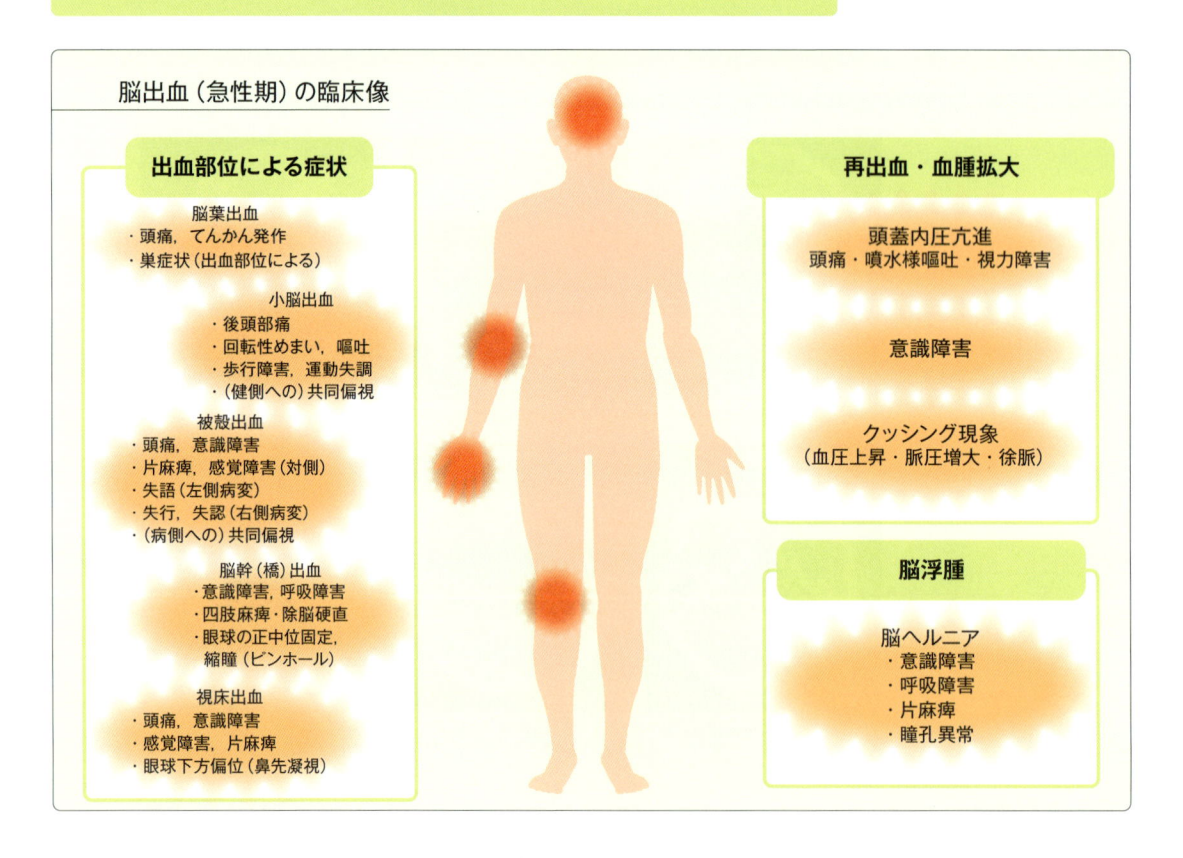

脳出血（急性期）の臨床像

出血部位による症状

脳葉出血
・頭痛，てんかん発作
・巣症状（出血部位による）

小脳出血
・後頭部痛
・回転性めまい，嘔吐
・歩行障害，運動失調
・（健側への）共同偏視

被殻出血
・頭痛，意識障害
・片麻痺，感覚障害（対側）
・失語（左側病変）
・失行，失認（右側病変）
・（病側への）共同偏視

脳幹（橋）出血
・意識障害，呼吸障害
・四肢麻痺・除脳硬直
・眼球の正中位固定，
　縮瞳（ピンホール）

視床出血
・頭痛，意識障害
・感覚障害，片麻痺
・眼球下方偏位（鼻先凝視）

再出血・血腫拡大

頭蓋内圧亢進
頭痛・噴水様嘔吐・視力障害

意識障害

クッシング現象
（血圧上昇・脈圧増大・徐脈）

脳浮腫

脳ヘルニア
・意識障害
・呼吸障害
・片麻痺
・瞳孔異常

脳出血（回復期）の臨床像

障害部位による後遺症
- 遅発性痙攣，てんかん（脳葉）
- 片麻痺・感覚障害（被殻・視床）
- 四肢麻痺（脳幹）
- 小脳症状（小脳）
- 高次脳機能障害
- 失語
- 嚥下障害
- 遷延性意識障害
- 排泄障害

血圧コントロール不良例の再発

廃用症候群
- 褥瘡
- 関節拘縮
- 深部静脈血栓症
- 肺炎
- 尿路感染症
- 便秘
- 耐久性低下
- 起立性低血圧

脳卒中後うつ

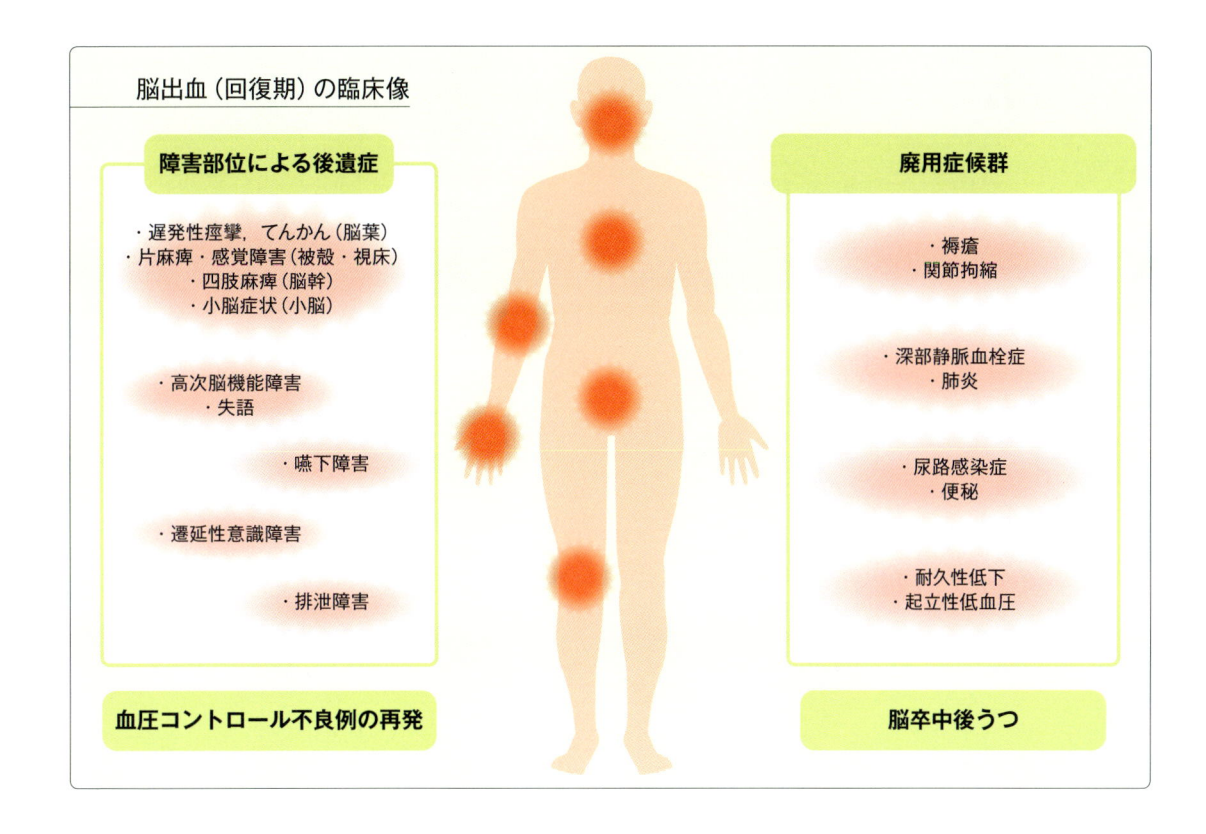

脳出血では，出血部位や大きさ（血腫量）により，症状や重症度，治療方法の選択，発症後の経過が大きく異なる．

血腫周辺は，圧迫による循環不全や，フリーラジカル産生，炎症などにより脳組織障害をきたし，部位ごとに特徴的な症状を呈する．

脳葉出血（てんかん）

1 痙攣とてんかん

痙攣は，発作性に起こる筋肉の不随意で急激な収縮をいい，必ずしも脳を原因として生じるものではない．

これに対し，てんかんは，慢性の脳疾患で，大脳皮質ニューロンの過剰興奮により，痙攣などの発作性症状を繰り返す状態をいう．

手足がガクガク震える，口から泡を吹く，意識障害などの症状がみられるが，てんかん発作のすべてに全身痙攣が起きるわけではないため，1回のみの痙攣ではてんかんとは診断できない．

脳卒中では4〜8％に痙攣発作を合併し，脳梗塞よりも頻度が高い．

2 後遺症としてのてんかん

脳出血発症2週間以降に起きる遅発性痙攣出現例では，再発しててんか

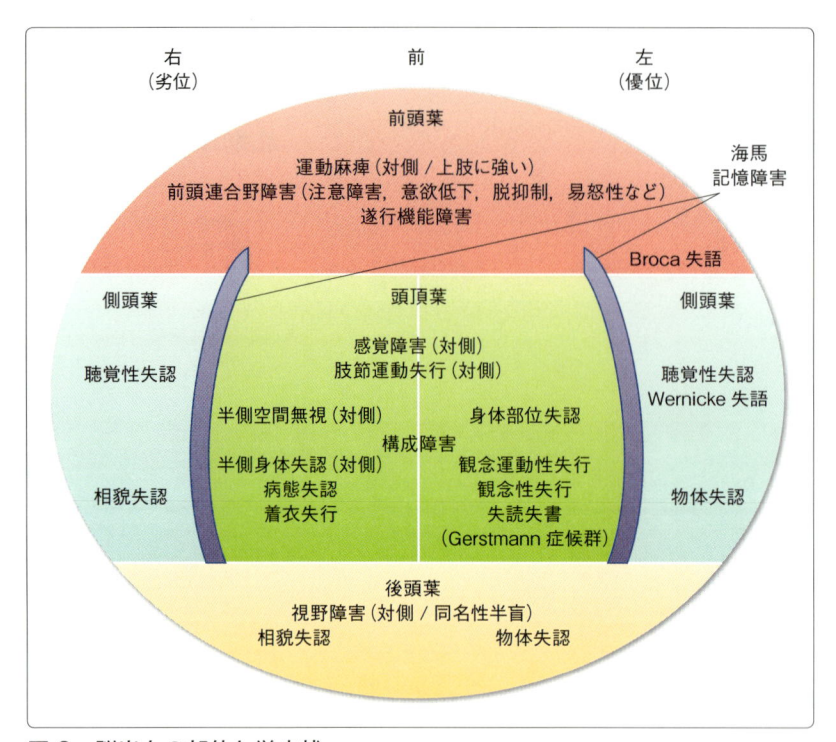

図2 脳出血の部位と巣症状
坂田洋子:脳梗塞. フィジカルアセスメントディシジョン(佐藤憲明監), p123, 学研メディカル秀潤社, 2015を参考に作成

んを生じやすい.このため,回復期リハビリテーション病棟入院患者や外来通院患者において,痙攣に対して注意が必要である.

とくに脳葉出血では,痙攣の合併が15～23%と高率であり(テント下や深部基底核領域に限定するものでは少ない)[2],てんかんで発症,またはてんかんを後遺症とすることが少なくない.脳葉出血は頭頂葉に多く,意識障害は比較的軽度で出血部位に一致した巣症状を呈する(図2).

若年者では脳動静脈奇形(AVM),高齢者ではアミロイドアンギオパチーなど,非高血圧性の出血が多い.

被殻出血

被殻は,大脳基底核の一部として脳の中央部に存在し,尾状核と共にレンズ核を構成している.

被殻出血では,中大脳動脈から分岐するレンズ核線条体動脈が破綻して出血することが多く(図3),内包および放線冠への障害の程度により症状が異なる.

運動線維は内包に集まっており,内包後脚には随意運動の伝導路である皮質脊髄路(錐体路)が通る.

被殻は,内包外側に位置しており,被殻からの出血が内包にまで及ぶと,対側の片麻痺(上肢優位)や感覚障害を生じる.また,優位半球(左脳)

の障害では失語を認め，血腫がさらに大きくなると意識障害や病側への共同偏視をきたす．

視床出血

視床出血は，後大脳動脈から分岐する視床穿通動脈と視床膝状体動脈が破綻して起きることが多い（図3）．

1 麻痺・感覚障害

血腫が内包に及ぶと対側の片麻痺を生じるが，視床は体性感覚の中継点であり，麻痺に比べて感覚障害（対側の触覚，温痛覚，深部感覚の障害，異常感覚）の出現が多い．

2 失語・失認・意識障害

左側病変では，視床性失語（理解や復唱は保たれるが自発語減少，声量低下，錯誤，失名詞が出現），右側病変では，失認や視床痛（発症数週～数か月後に激しい疼痛）を呈する．

また，血腫が視床下部や中脳へ及ぶと，内下方偏位（鼻先凝視）や縮瞳，対光反射消失など特徴的な眼症状を呈し，重度の意識障害をきたして予後不良となる．

3 水頭症

脳室に近接しているため，脳室穿破や水頭症をきたしやすい．

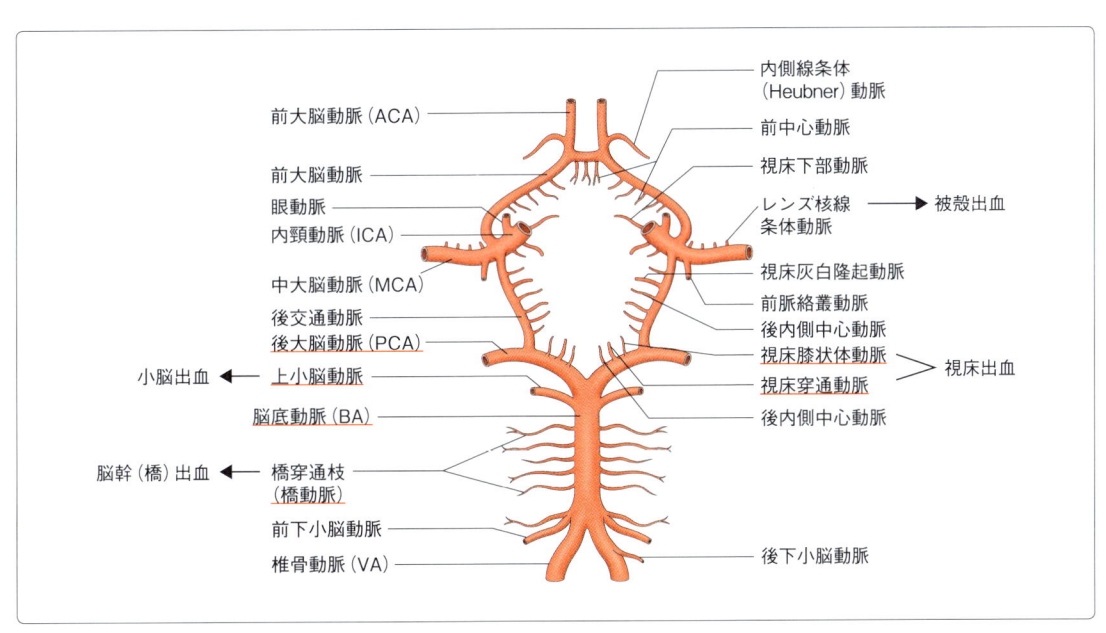

図3 脳血管の模式図

脳幹(橋)出血

脳幹(橋)出血は,脳底動脈から分岐する橋動脈の破綻によるものが多い(図3,図4).中心部橋出血はより広範で,中脳や延髄に影響を及ぼすこともあり,予後不良である.

1 意識障害

重篤な意識障害,呼吸障害のほか,四肢麻痺(除脳硬直),眼球の正中位固定や縮瞳などの症状を呈する.

2 嚥下障害

脳神経核は脳幹にあるため,ここでの出血は嚥下障害を伴う場合もある.血腫が限局的な部分的橋出血では,予後は比較的良好な症例もある.

小脳出血

小脳出血は,脳底動脈から分岐する上小脳動脈の分枝の破綻によるものが多い(図3).

後頭部痛,回転性めまい,歩行障害(失調)などが主な症状で,麻痺は認めない.

橋背側にある傍正中橋網様体(PPRF)が障害されると,健側への共同偏視を認める.血腫が脳幹を圧迫すると意識障害をきたし,第4脳室へ穿破すると,急性水頭症により急速に意識障害が進行する.

PPRF
paramedian pontine reticular formation
傍正中橋網様体

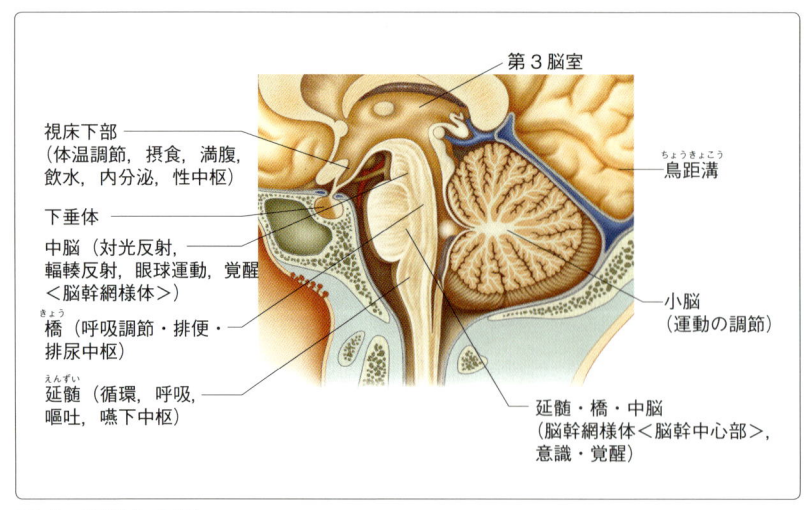

図4 脳幹と中枢

治療やマネジメントの実際・アセスメント

脳出血発症時の対処

1 急性期の注意事項

急性期では血腫拡大や再出血のリスクが高く，頭蓋内圧亢進や脳ヘルニアを生じて急激な神経徴候の悪化，生命維持機能が障害され生命の危機的状況に陥る．

血腫拡大予防として降圧が必要だが，血腫周辺部では血腫による脳組織圧迫により血流低下状態となっているため，過度な降圧により虚血をきたし脳組織障害増悪の可能性もある．

全身状態の不安定な急性期では，発症早期からリハビリテーションを開始していても重症例や入院後の血腫増大，血圧コントロール不良，耐久性低下，起立性低血圧などにより離床がすすまない場合もある．血腫量や出血部位によっても個人差が大きい．

2 回復期の注意事項

①後遺症と支援

脳出血は，不可逆的変化をきたすことが多いため，麻痺や失語，排泄障害，嚥下障害などの後遺症を残すことも多い．

急性期を脱して全身状態が安定してくると，意識障害などにより評価困難だった高次脳機能障害による生活上の問題も顕在化し，患者だけでなく家族を含め，支援していく必要がある．

②廃用症候群とうつ

身体機能は回復に向かい活動量も増えるが，麻痺側は徐々に痙性が高まるため意識的に動かさないと関節拘縮につながる．

また訓練以外の活動が効果的に行えない場合や，耐久性低下や起立性低血圧などで訓練が進まない例などでは，廃用症候群が起こりうる．

さらに，脳卒中では33％（18～62％）にうつ（うつ状態）を合併するといわれ[2]，認知機能や身体機能，ADL（日常生活動作〈活動〉）を障害する因子となる．

検査・診断

1 確定診断はCTで

確定診断はCTで行われる．血腫は，発症後の経過とともに，高吸収域（白色）から低吸収域（黒色）へと変化し，徐々に吸収されて縮小する．

発症4～7日で血腫辺縁より吸収値の低下が始まり，約1か月で画像は等吸収域から低吸収域へ変化する．

2 無症候性微小出血の診断

脳卒中の既往がない者でも，高血圧患者であると，約5％の発症頻度で無症候性の微小出血（MB）がみられる[3]．

検出には，磁気共鳴映像法（MRI）のT2*強調画像が有用であり，低信号域（黒色）として描出される．

高血圧性脳出血以外の原因が疑われる場合には，脳血管撮影（DSA），3D-CTA，磁気共鳴血管画像（MRA）を含めたMRIの施行と，採血で出血傾向や凝固系異常の有無を確認し，再発予防のために出血の原因探索を行う．

MB
microbleeding
微小出血

MRI
magnetic resonance imaging
磁気共鳴映像法

DSA
digital subtraction angiography
脳血管撮影

MRA
magnetic resonance angiography
磁気共鳴血管画像

治療

出血部位，大きさ（量），伸展の程度（midline shift，脳浮腫，脳ヘルニアの有無）と意識レベルにより治療方針が決定される（図6）．手術実施例も，術後は保存療法に準じる．

1 血圧管理

脳出血では，発症24時間以内の再出血が多く，急性期では血腫拡大抑

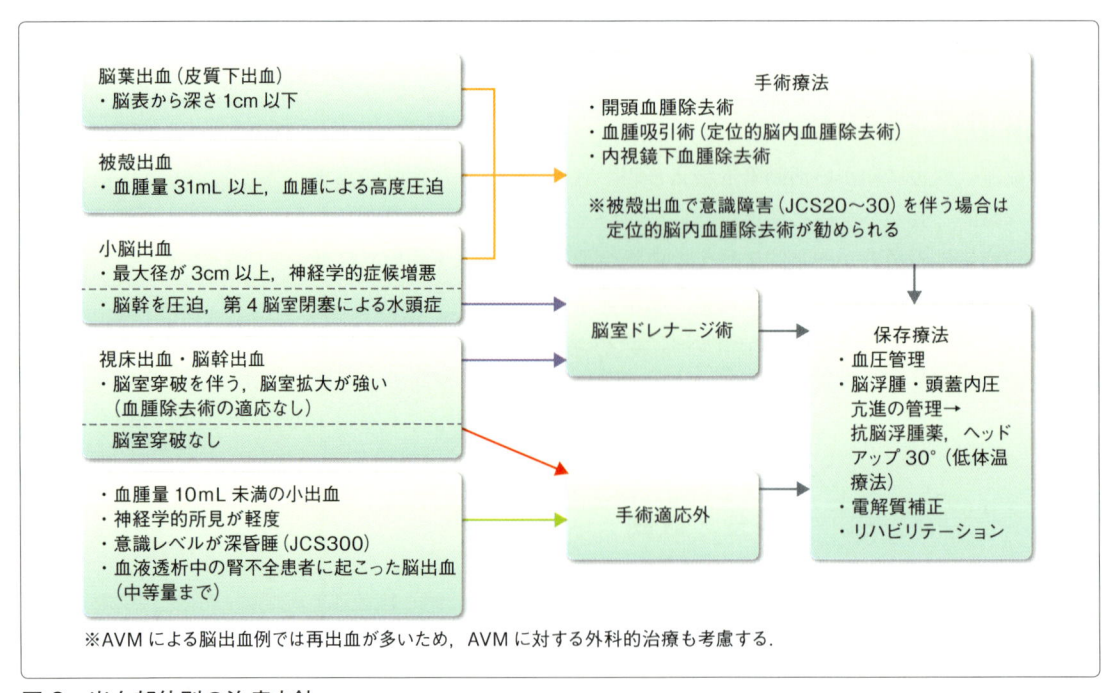

図6 出血部位別の治療方針
日本脳卒中学会 脳卒中ガイドライン作成委員会：高血圧性脳出血の手術適応．脳卒中治療ガイドライン2015（篠原幸人編），p146，155，177，2015をもとに作成

		降圧治療対象	降圧目標	降圧薬
超急性期 (発症24時間以内)	脳梗塞　発症4.5時間以内	血栓溶解療法予定患者[*1] SBP>185mmHg または DBP>110mmHg	血栓溶解療法施行中 および施行後24時間 <180/105mmHg	ニカルジピン, ジルチアゼム, ニトログリセリンやニトロプルシドの微量点滴静注
	発症24時間以内	血栓溶解療法を行わない患者 SBP>220mmHg または DBP>120mmHg	前値の85-90%	
	脳出血	SBP>180mmHg または MBP>130mmHg SBP 150-180mmHg	前値の80%[*2] SBP 140mmHg程度	
	クモ膜下出血 (破裂脳動脈瘤で発症から脳動脈瘤処置まで)	SBP>160mmHg	前値の80%[*3]	
急性期 (発症2週以内)	脳梗塞	SBP>220mmHg または DBP>120mmHg	前値の85-90%	ニカルジピン, ジルチアゼム, ニトログリセリンやニトロプルシドの微量点滴静注 または経口薬 (Ca拮抗薬, ACE阻害薬, ARB, 利尿薬)
	脳出血	SBP>180mmHg または MBP>130mmHg SBP 150-180mmHg	前値の80%[*2] SBP 140mmHg程度	
亜急性期 (発症3〜4週)	脳梗塞	SBP>220mmHg または DBP>120mmHg SBP 180-220mmHgで頸動脈または脳主幹動脈に50%以上の狭窄のない患者	前値の85-90% 前値の85-90%	経口薬 (Ca拮抗薬, ACE阻害薬, ARB, 利尿薬)
	脳出血	SBP>180mmHg　MBP>130mmHg SBP 150-180mmHg	前値の80% SBP 140mmHg程度	
慢性期 (発症1か月以後)	脳梗塞	SBP≧140mmHg	<140/90mmHg[*4]	
	脳出血 くも膜下出血	SBP≧140mmHg	<140/90mmHg[*5]	

SBP:収縮期血圧, DBP:拡張期血圧, MBP:平均動脈血圧
[*1] 血栓回収療法予定患者については, 血栓溶解療法に準じる
[*2] 重症で頭蓋内圧亢進が予想される症例では血圧低下に伴い脳灌流圧が低下し, 症状を悪化させるあるいは急性腎障害を併発する可能性があるので慎重に降圧する
[*3] 重症で頭蓋内圧亢進が予想される症例, 急性期脳梗塞や脳血管攣縮の併発例では血圧低下に伴い脳灌流圧が低下し症状を悪化させる可能性があるので慎重に降圧する
[*4] 降圧は緩徐に行い, 両側頸動脈高度狭窄, 脳主幹動脈閉塞の場合には, 特に下げすぎに注意する. ラクナ梗塞, 抗血栓薬併用時の場合は, さらに低いレベル130/80mmHg 未満を目指す
[*5] 可能な症例は130/80mmHg 未満を目指す

図7　超急性期〜慢性期脳卒中における血圧管理
日本高血圧学会高血圧治療ガイドライン作成委員会編:脳血管障害を合併する高血圧の治療. 高血圧ガイドライン2014, p59, 2014より引用

制が機能予後・生命予後のために重要であり, 積極的な降圧が望まれる (図7).

一方で, 急速な降圧は, 自動調節能が破綻している時期や主幹動脈の高度狭窄例などでは脳梗塞をきたす可能性があり, 注意が必要である.

高血圧性脳出血では, 血圧コントロール不良例での再発が多く, 急性期を脱した後も血圧管理が重要になる.

140/90 mmHg未満(糖尿病や腎傷害合併例では130/80 mmHg未満)を目標とし, とくに拡張期血圧を75〜90 mmHg以下にコントロールする.

回復期では, 活動量増加に伴う血圧変動リスクを考慮し, リハビリテーションをすすめていく必要がある.

2 痙攣の管理

手術例以外では, 抗てんかん薬の予防的投与は原則行わない. ただし,

脳出血の遅発性痙攣出現例では高率に痙攣の再発を生じるため，抗てんかん薬の投与が勧められる．

3 痙縮治療

痙縮とは，相動性伸張反射の亢進状態をいう．速度依存性を示し，関節を他動的に急に動かすと抵抗が大きいが，あるところで急に抵抗が減少する（ジャックナイフ現象）．

関節可動域が制限され，姿勢保持や着衣，移乗動作などに影響を及ぼすため，リハビリテーション，薬物療法，神経ブロックやボツリヌス療法などを行うことがある．

看護ケアの焦点

ケア/管理	リハビリテーション前期	リハビリテーション後期
血圧・合併症管理	・血圧変動要因の排除 ・合併症，廃用予防（肺炎・尿路感染・褥瘡など） ・リハビリテーションを行うための栄養管理 ・痙攣時の対応	・再発予防，自己健康管理のためのプランニング（自己血圧測定・血圧手帳記載，禁煙指導，服薬管理，脱水予防，FAST/異常時の対応） ・廃用予防（関節拘縮など） ・消費エネルギーに合わせた栄養管理 ・痙攣時の対応，家族指導
離床ケア 機能回復・自立支援	・坐位耐性訓練，早期離床 ・耐久性向上のためのケア ・カテーテル類の抜去（胃管，尿道留置カテーテル，気管カニューレなど） ・間欠的経鼻経管栄養の検討，気管切開部の閉鎖 ・排尿障害のアセスメント，排泄訓練 ・片麻痺，感覚障害などの後遺症の有無とADLへの影響の程度を評価 ・嚥下機能の評価，嚥下訓練	・自助具を使用しADL自立を目指す ・社会復帰に対するリハビリテーション，ケア ・入院前の生活習慣に則したリハビリテーション導入の検討 ・嚥下機能に合わせた食形態の選択と家族指導
高次脳機能障害に対するケア	・高次脳機能障害の有無と評価（とくに半側空間無視など）	・理解力・認知力に合わせた自己管理方法の検討 ・社会復帰に対するリハビリテーション，ケア ・高次脳機能障害当事者・家族会，職業訓練施設の紹介
安全管理	・転倒・転落の予防 ・患者の身体機能に合った装具・自助具の選択，車椅子用クッションの選択 ・自助具使用によるADL評価	・自立促進，ADL拡大に伴う転倒予防 ・自宅環境の評価（家屋調査・家庭訪問），自宅環境に合わせたリハビリテーションの導入，生活指導
精神面のケア	・ボディイメージ変容に対するケア ・易怒性，うつなどを認める場合には精神科とも相談しメンタルコントロールを行う ・せん妄のコントロール（昼夜逆転含む）	・精神状態に合わせて離床プラン，自己管理を導入 ・多職種での情報共有 ・抗精神薬の使用検討

FAST
米国脳卒中協会で勧められている，脳卒中を疑う3つの症状．Face：顔面神経麻痺，Arm：上肢の麻痺（片麻痺），Speech：言語障害，Time：発症時間の頭文字をとっている．

脳出血回復期リハビリテーションにおけるリスク管理

1 血圧変動・合併症管理

　脳出血は，脳梗塞に比べ，より厳密な血圧管理を必要とする．リスク管理の視点から離床までに時間を要する場合も多い．急性期を脱した直後の回復期病院転院例の患者では，重症化している現状がある．

　回復期になると，リハビリテーションを含め日常の生活場面での活動量が増加し，血圧や循環動態の変動が起こりやすくなる．

　この時，単に血圧上昇による再出血だけではなく，血圧変動そのものが脆弱化した脳血管へダメージを与えることになる．

　リハビリテーション前期では，脱水に伴う血流低下を予防，活動耐性をつけて臥床時と活動時の血圧変動を可能な限り少なくする（起立性低血圧予防），排便時の努責をかけないための排便コントロール方法の工夫など，血圧変動要因を排除する（表1）．

　後期では，入院前の生活行動に関連したリスク軽減（畑仕事が日課だったなどの情報を把握）や寒暖の差による血圧変動の予防（浴室内環境調整など），再発予防・自己健康管理のためのプランニングを行う．患者を取り巻く環境や個別性を踏まえて介入する．また，全期間を通してリハビリテーションを進めるための栄養管理もコンディションを整える上で重要である．

表1　坐位耐性訓練の基準

開始基準	・障害（意識障害，運動障害，ADLの障害）の進行が止まっている ・意識レベルがⅠ桁 ・全身状態が安定
施行基準	・開始前，直後，5分後，15分後，30分後に血圧と脈拍を測定 ・ヘッドアップ30°，45°，60°，最高位（80°）の4段階とし，いずれも30分以上可能となったら次の段階に進む ・まず1日2回（朝食・昼食時）施行し，安定したら毎食時とする ・最高位で30分以上可能となったら車椅子坐位訓練を開始
中止基準	・10 mmHg以上の血圧低下時は，5分後の回復や自覚症状で判断し，30 mmHg以上の血圧低下時は中止 ・脈拍の増加が開始前の30％以上，あるいは120回/分以上 ・起立性低血圧症状（気分不快など）出現時

林田来介ほか：急性期脳卒中患者に対する坐位耐性訓練の開始時期．総合リハビリテーション17(2)：127-129，1989より一部改変

生活再構築のための機能回復・自立支援

1 離床の目的をはっきりさせる

　回復期では，障害を抱えつつも，代償的手段を含めて自立度向上のために患者を主体とした日常生活訓練を実施する．

　課題となっているのは，「できるADL」と「しているADL」の差をどう埋めるかである．

　疲労から，訓練以外の時間を臥床して過ごそうとする患者も少なくない．

　たとえば，活動の刺激として重要なのは，足底が床に接地し，背面開放坐位・立位姿勢をとることだが，離床を「車椅子への移乗」ととらえがちで，それがゴールになってしまう傾向がある．目的のない離床は，本人にとって疲労や精神的苦痛が増す原因になりうる．

2 退院後の生活に焦点を当てる

　退院後の生活を想定して，より自宅での生活に近い形でリハビリテーションが進められる．とくにリハビリテーション後期では，患者の生活に直結した身近な問題に焦点を当てて看護介入を行う．

　たとえば入院前の職業，通勤手段，家屋情報，日課などの生活習慣情報を把握し，それに則したリハビリテーションの導入を検討する．バス通勤であればステップを上がるための階段昇降訓練，畑仕事が日課であれば平地歩行以外の歩行訓練導入（凹凸のある砂利上・畑道に似た環境での歩行や屋外歩行など），さらに家屋調査・家庭訪問を他職種とともに実施し，患者に合った自助具の選択や住宅改修について検討する必要がある．

3 トイレ

　日常生活場面では，排泄を目的とした独力行動も多くみられる．したがって，トイレでの排泄は，離床・自立のための動機となりうる．

　一連の排泄動作は，①排泄場所の認識，②背面開放坐位や起立動作（バランス訓練），③腹圧がかかることによる排便誘導，④手洗いによる麻痺側への刺激入力・清潔保持，⑤排泄ニードの充足などの効果がある．

　これら1つひとつの成功体験が患者の内発的動機づけとなり，自立に向けた援助につながる．

「みえる障害」と「みえない障害」

1 「みえない障害」とは

　高次脳機能障害は運動麻痺などとは異なり，注意や記憶，遂行機能，社

会的行動などの認知障害が主となるため一見して気づかれにくい．身体障害が比較的軽度で身体障害者手帳の対象とされないこともあり，日常生活よりも仕事でミスやトラブルが多くなり社会参加に支障をきたす．さらに本人も障害を認識できず，問題行動が増えることで家族との心理的距離が課題になることも少なくない．障害が複数出現していることも多く，多職種で密にコミュニケーションをとり，情報共有・対応統一を行うとともに，専門的なアプローチが求められる．易怒性などは精神科とも相談し，メンタルコントロールを行いつつ，当事者・患者会の情報提供を行うなど，家族の理解も得られるよう介入していく．

半側空間無視は模写試験や線分二等分試験で容易に検出でき，左半身麻痺（典型例では右大脳半球障害で出現するが，左病変でも出現することがある）とともに病識を欠くことが多く，安全管理や機能回復の視点から，高次脳機能障害の中でも問題となりやすい．

2 「みえない障害」のリハビリテーション

リハビリテーションとして，セルフケア拡大のための坐位バランス訓練や無視側への意識づけを段階的に行っていくが，麻痺側管理が困難なため，重度の麻痺がある場合には肩関節の亜脱臼を生じやすく注意が必要である．

早期から介入することで障害の改善とセルフケア拡大につながるが，その分，独力行動や危険行動などにより身体損傷リスクも高くなる．安全管理として行ったことがADL阻害の要因にもなり得るため，多職種で情報共有を行いながら，回復の程度に合わせてその都度，患者の状態に合った環境設定や対応を考えていく．

発症年齢の高齢化により，高次脳機能障害を「認知症」という大きなくくりで捉えてしまうことも少なくない．それぞれの障害に合った対応ができれば，問題となる行動や言動も可能な限り減らすことができる．潜在化された問題がないか十分にアセスメントし，障害を抱えつつもその人らしい生活を送れるよう，セルフケア拡大のためのアプローチを行っていく．

痙攣時の対応

頻度は少ないが，回復期においても遅発性痙攣を生じる可能性があり，発作出現時には迅速な対応が求められる．

図8に痙攣時の対応フローチャートを示す．

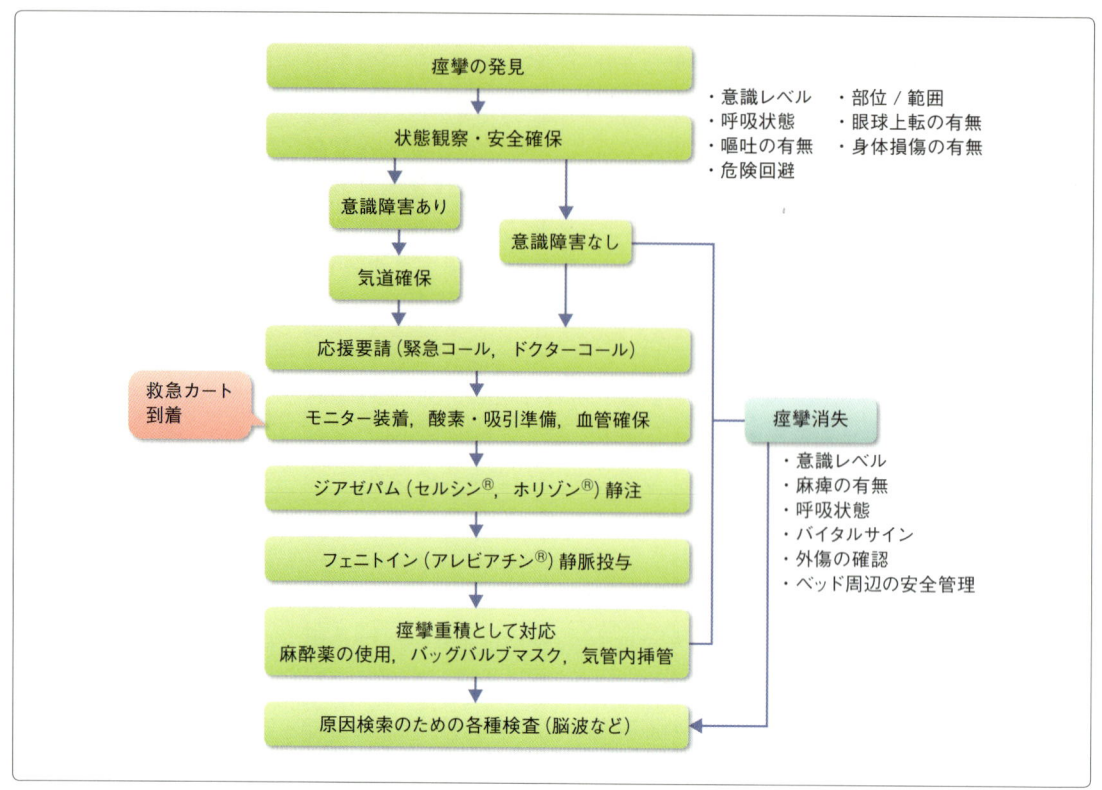

図8 痙攣時の対応フローチャート
てんかん治療ガイドライン作成委員会：てんかん重積状態の治療フローチャート．てんかん治療ガイドライン2010，p74，医学書院，2010および下元昭二：けいれん患者への対応フローチャート．マンガでわかる！脳神経疾患病棟の急変対応（田村綾子監），Brain Nursing夏季増刊403：103，2014をもとに作成

引用・参考文献
1) 小林祥泰ほか：脳卒中治療のエビデンス．脳卒中データバンク2015（小林祥泰編），p19，中山書店，2015
2) 日本脳卒中学会 脳卒中ガイドライン作成委員会：脳卒中一般．脳卒中治療ガイドライン2015（日本脳卒中・学会脳卒中ガイドライン委員会），p15，協和企画，2015
3) 厚東篤生ほか：脳卒中．脳卒中ビジュアルテキスト，第3版（厚東篤生ほか），p134-135，医学書院，2008
4) 野崎和彦：高血圧性脳内出血．脳神経外科学．1，第11版（太田富雄総編集，川原信隆ほか編），p1060-1063，金芳堂，2012
5) 伊藤義彰：高血圧性脳出血の治療—保存的療法．総合リハビリテーション41(12)：1099-1106，2013
6) 河村満監，医療情報科学研究所編：病気がみえるvol.7脳・神経．メディックメディア，2011

第2章 回復期リハビリテーションでの疾患別マネジメントの実際

脳・神経疾患

クモ膜下出血

黒沢 侑司

　クモ膜下出血（SAH）は，出血した場所や出血量，合併症の出現の有無などによって患者個々に出現する臨床像は異なる．さらに，重度の後遺症を残す場合もあれば，ほとんど後遺症なく社会復帰することができるケースもある．

　このため患者個々の病態やニーズに合わせて疾患の全体像をとらえた上でリハビリテーション看護を展開していく必要がある．

SAH
subarachnoid hemorrhage
クモ膜下出血

病態

　脳は外側から硬膜，クモ膜，軟膜の順に包まれている（図1）．
　クモ膜下出血は，クモ膜と軟膜のあいだのクモ膜下腔に存在する脳表面の動脈から出血し，クモ膜下腔内に血液が流出した状態である．
　原因は，脳動静脈奇形（AVM）からの出血や頭部外傷などがあるが，その大部分を動脈瘤の破裂が占めている．このため本章では，脳動脈瘤からのクモ膜下出血を中心に述べる．

AVM
arteriovenous malformation
脳動静脈奇形

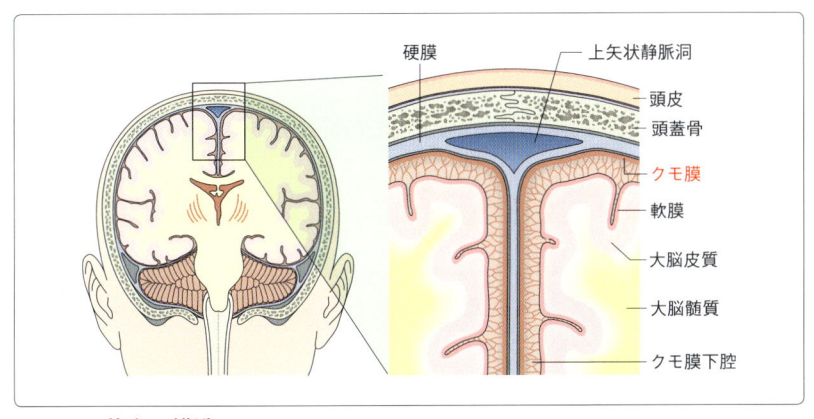

図1　頭蓋内の構造

クモ膜下出血の予後は入院時の重症度によって大きく変わり，Hunt and Kosnikの重症度分類（表1）と相関関係にあるとされている．大きく分けて社会復帰する割合が1/3，後遺症を残す割合が1/3，治療を受けることなく死亡する割合が1/3であり，40〜60歳代の中高年に好発する．

　クモ膜下出血は，急性期から回復期にかけて，再出血や脳血管攣縮，正常圧水頭症などの異なる合併症が出現する（表2）．また，出現するリスクは出血の量に応じて高くなるとされている．

　クモ膜下出血の治療は，合併症の出現を予防することが重要であり，出現してしまった際は早期に発見し，治療することが重要になる．しかし，動脈瘤の発生場所や形態の違いなどにより術式や出現する症状が異なる．

　そのため，患者の病態や術式，臨床像を理解したうえで，リハビリテーションや看護を提供する必要がある．

表1　クモ膜下出血の重症度分類

グレード0	非破壊例
グレードⅠ	意識清明で神経症状のないもの，またあってもごく軽度の頭痛・強直のあるもの
グレードⅠa	意識清明で急性期症状がなく，神経症状の固定したもの
グレードⅡ	意識清明で中等度の強い頭痛・項部硬直はあるが，神経症状（脳神経麻痺以外の）を欠くもの
グレードⅢ	意識障害は傾眠，錯乱である．軽度の局所神経障害をもつことがある
グレードⅣ	意識障害が昏迷，中等度から強度の片麻痺，時に除脳硬直，自律神経障害の初期症状を示すもの
グレードⅤ	昏睡，除脳硬直，瀕死の状態のもの

重篤な全身性疾患（高血圧，糖尿病，著明な動脈硬化，慢性肺疾患），または脳血管撮影で認められる頭蓋内血管攣縮が著明な場合は，グレードを1段階高くする．

Hunt WE et al：Timing and perioperative care in intracranial aueunysm surgery. Clin Neurosurg 21：79-89, 1974

表2　クモ膜下出血の合併症と出現時期

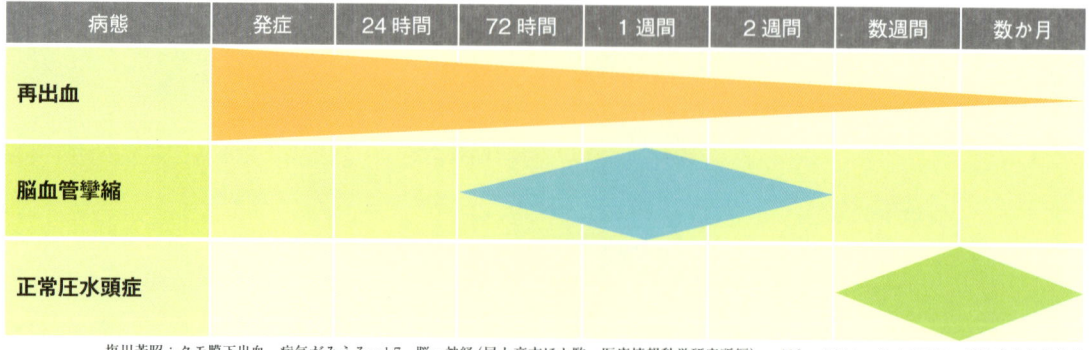

病態	発症	24時間	72時間	1週間	2週間	数週間	数か月
再出血	■	■	■	■	■	■	
脳血管攣縮			■	■	■		
正常圧水頭症						■	■

塩川芳昭：クモ膜下出血. 病気がみえるvol 7. 脳・神経（尾上高志ほか監，医療情報科学研究所編），p116, メディックメディア，2001をもとに作成

臨床像

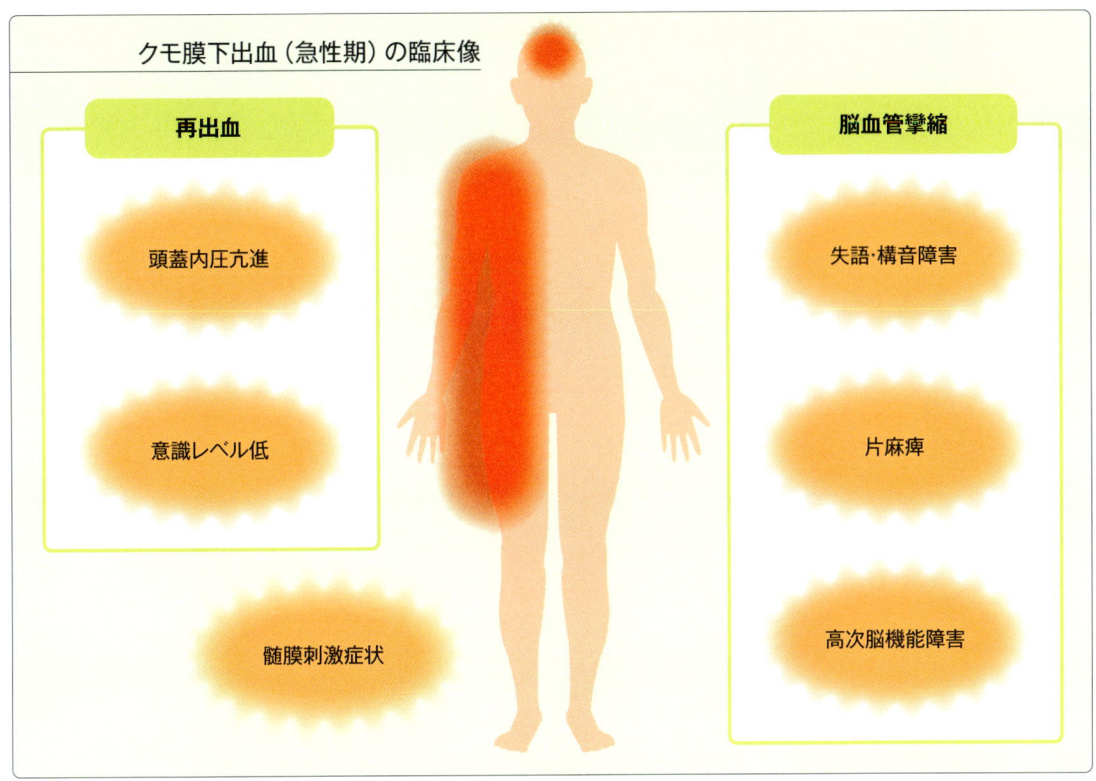

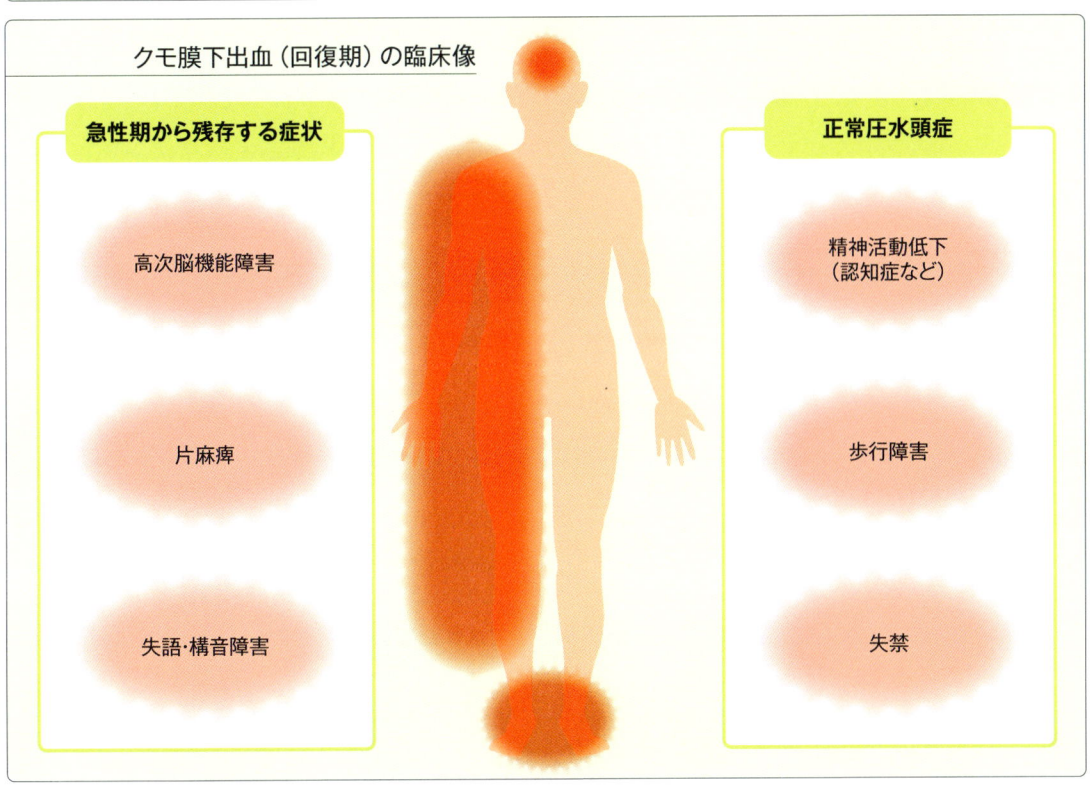

クモ膜下出血（急性期）の臨床像

再出血
- 頭蓋内圧亢進
- 意識レベル低
- 髄膜刺激症状

脳血管攣縮
- 失語・構音障害
- 片麻痺
- 高次脳機能障害

クモ膜下出血（回復期）の臨床像

急性期から残存する症状
- 高次脳機能障害
- 片麻痺
- 失語・構音障害

正常圧水頭症
- 精神活動低下（認知症など）
- 歩行障害
- 失禁

クモ膜下出血では，脳出血や脳梗塞などで生じる片麻痺などに代表される局所症状は出現しないことが多い．しかし，出血による脳内血腫が合併する場合は，それによる局所症状が出現する．また，脳血管攣縮や正常圧水頭症などの合併症の出現によりさまざまな症状が出現する．

　以下に急性期，回復期に分けて後述する．

急性期

1 再出血

　クモ膜下出血は，発症するとクモ膜下腔に流入した血液によって脳が圧迫され，ごく短時間で頭蓋内圧が亢進する．そのため，頭痛や嘔吐，視力障害，意識障害などの症状が出現する．

　また，クモ膜下腔に流入した血液が脊髄神経根を刺激し，項部硬直やケルニッヒ徴候，ブルジンスキー徴候といった髄膜刺激症状が出現する．

　クモ膜下出血発症直後，頭蓋内圧の亢進により，出血部は一時的に止血される．しかし，血圧上昇などにより出血部に圧が加わると，止血された血管から再出血を起こすことがある．

　発症後24時間以内に最も起こりやすいとされており，再出血を起こすと予後はきわめて不良となる．

2 脳血管攣縮

　脳血管攣縮とは，クモ膜下出血発症後に起きる脳血管の収縮に伴う持続的な血流の低下である．一般的に発症後約72時間以降に出現し，ピークは8〜10日で，2週間ほど持続する．出血した血液成分が血管に付着することが原因と考えられている．

　脳血管攣縮が起こると脳虚血が生じ，その約半数には脳梗塞が出現し，予後不良となるため，血腫の除去や予防薬などを使用して早期から予防および治療することが重要である．

　症状としては，脳の虚血により症状が出現するため，虚血が生じた場所により多様な症状が出現する．

回復期

3 正常圧水頭症

　脳は髄膜によって包まれ，無色透明の脳脊髄液で満たされた空間に浮かんだ状態で存在する．

　脳脊髄液は，主に脳室に存在する脈絡叢で産生・分泌され，脳室からクモ膜下腔へと一定の方向に流れ，最終的にはクモ膜顆粒などから静脈へ吸

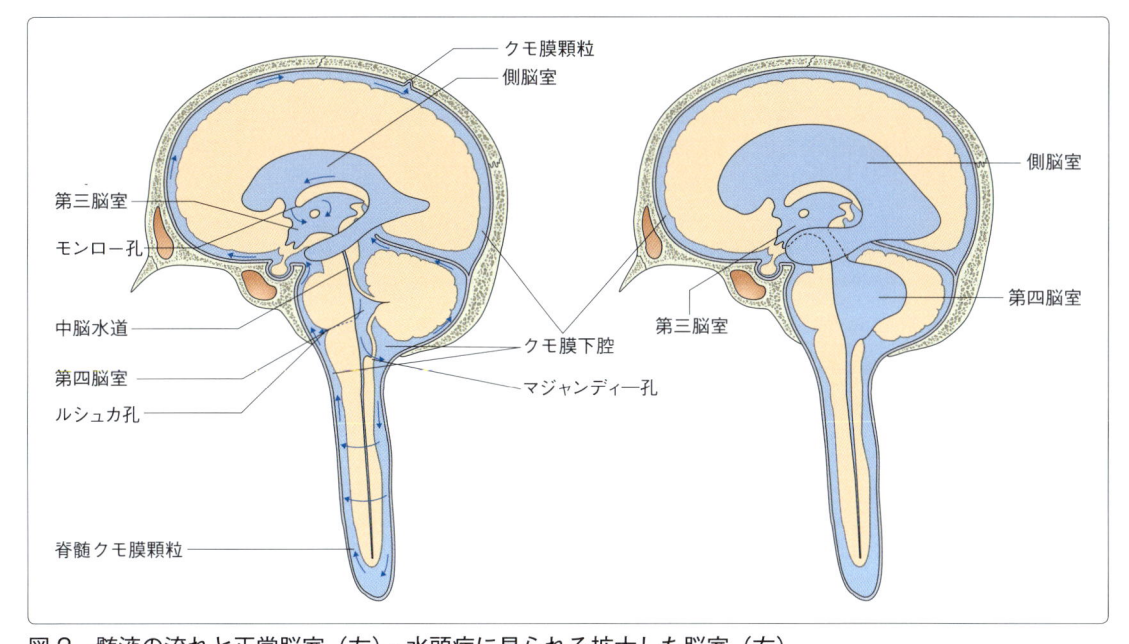

図2 髄液の流れと正常脳室（左）・水頭症に見られる拡大した脳室（右）
桑名信匡：水頭症．脳神経疾患ビジュアルブック（落合慈之監），p167，学研メディカル秀潤社，2009をもとに作成

収・排出される（図2）．

　水頭症とは，ある特定の疾患をさす用語ではなく，髄液循環の障害に基づく一連の病態を総称したものである．

　正常圧水頭症は，クモ膜下出血による血腫成分により髄液通過障害が生じ，脳室が拡大するにもかかわらず，髄液圧は正常範囲にある状態である．症状として，歩行障害や精神活動の低下（認知症など），尿失禁の3徴が有名である．

治療やマネジメントの実際，アセスメント

再出血

1 手術

　再出血の予防においては，十分な鎮痛・鎮静をはじめとした全身管理が重要となるが，根本的な治療として，手術が選択される．

　クモ膜下出血に対する手術は，血管内治療と開頭手術の2種類に大きく分かれる．血管内治療，開頭手術のどちらがよいのかは，年齢，動脈瘤の部位，大きさ，形，合併症などを総合的に判断して決定される．

①**血管内治療**

　血管内治療には，カテーテルを用いて動脈瘤にプラチナコイルを詰めて動脈瘤内の血流を遮断する脳動脈瘤コイル塞栓術がある．

②開頭手術

開頭手術には，開頭して動脈瘤の頸部に医療用クリップを挟んで止血する開頭脳動脈瘤クリッピング術と動脈瘤の前後2か所を閉塞させるトラッピング術，動脈壁を補強するラッピング術がある．

脳血管攣縮

脳血管攣縮の予防として，現在までに決定的なものは存在しない．一般的に行われる予防法を**表3**に示す．

脳血管攣縮による脳虚血症状を呈していても，脳梗塞が発生しなければ，症状は一過性で後に消失する．そのため脳虚血症状を早期に発見し，塩酸ファスジルの動脈内注射や経皮的血管形成術（PTA）などに代表される治療につなげることが重要になる．

PTA
percutaneous transluminal angioplasty
経皮的血管形成術

正常圧水頭症

1 シャント手術

正常圧水頭症の治療は，シャント手術が一般的である．シャント手術とは，髄液腔（脳室やクモ膜下腔）と頭蓋外（腹腔や心房など）を短絡管（シリコンチューブ）でつなぐことによって，過剰に貯留した髄液を持続的に誘導する方法である（**図2**）．

脳室から腹腔に短絡管をつくり髄液を排出する脳室─腹腔シャント（V-P shunt）が最も一般的に施行される．

V-P shunt
ventriculo-peritoneal shunt
脳室─腹腔シャント

rt-PA
recombinant tissue-plasminogen activator
遺伝子組み換え組織プラスミノゲン活性化因子

表3　脳血管攣縮の予防

	目的	方法
トリプルH療法 ・循環血液量増加（hypervolemia） ・人為的高血圧（hypertension） ・血液希釈（hemodilution）	人為的に循環血液量や血圧を上げ，さらに血液中の粘稠度を下げることで脳血流を改善する．	輸血やアルブミン製剤，カテコールアミン製剤などを血圧やヘマトクリット値，中心静脈圧などを指標にして使用する
脳槽ドレナージまたは脳室・腰椎ドレナージ	攣縮物質である血腫を排出し，頭蓋内圧を管理する．	ドレナージを留置する
血腫溶解療法	クモ膜下腔の血腫を溶かし，排出する．	ウロキナーゼ，rt-PAをドレナージを通して髄腔内投与
全身的薬物投与	脳血管攣縮を予防する．	塩酸ファスジル，オザグレルナトリウムの静脈内投与
ハイパーダイナミック療法	循環血液量を正常に保ち，心機能を増強させる療法	ドブタミンの静脈内投与

2 合併症

シャント手術の合併症として，シャント機能不全による頭蓋内圧亢進，シャント感染による髄膜炎や脳室炎など，髄液の過剰排出による低髄圧症候群や硬膜下血腫などがあるため，術後はこれらの徴候がないか観察していく必要がある．

シャント機能は腹腔内圧の影響を受けるため，腹腔内圧が上昇してしまうと，シャント機能の低下につながってしまう．そのため，退院後は，便秘や肥満にならないような食習慣や運動習慣などに配慮していく必要がある．

シャントバルブは，圧可変式へと改良が進み，術後の患者の容態に合わせた管理が可能となっている．

column

シャントバルブ（圧可変式バルブ）

圧設定用機械（磁石）により体外からバルブの圧を変更し，最適な髄液排除量を決定できる．磁石により圧設定を行うため，MRI検査を行う場合は終了後圧を設定するため，医師に確認する必要がある．

電気毛布や電化製品などに直接バルブを接触させることはできないが，日常で生活する上ではとくに心配はない．起立性頭痛や歩行障害などがある場合は設定圧の問題が生じている可能性もあるため，患者やその家族に受診をするよう指導するとよい．

看護ケアの焦点

ケア/管理	リハビリテーション前期（急性期）	リハビリテーション後期（回復期・生活期〈維持期〉）
体調管理	・合併症の発生・悪化予防のケアを行う ・血圧コントロールのためのケアを行う ・体力・筋力低下予防のためのケアを行う	合併症発生・悪化予防のケアを行う
生活管理	治療による制限がある中での日常生活ケアを行う	・再発予防のための生活習慣改善を指導する ・障害をもちながらも自律した生活を行うための支援を行う ・職場復帰のための支援を行う
精神面のケア	・安静や治療に伴うストレスへのケアを行う ・障害受容に対するケアを行う	・認知症様症状は一過性であることを説明する ・障害受容に対するケアを行う

急性期

クモ膜下出血の急性期は，前述した合併症を予防すること，合併症が出現した場合は早期に発見し，治療を開始できるようにすることが，患者の

予後を左右する．そのため，看護師の観察が非常に重要になる．

その上で観察のみならず，急性期では，回復期，維持期を見据え，良好な経過をたどるための土台づくりが重要な看護ケアとなる．

1 再出血

再出血を予防するためには，血圧管理が重要となる．そのため，血圧を左右する因子である光や音などの環境調整や，面会などをコントロールする必要がある．

2 脳血管攣縮

脳血管攣縮は発生機序が特定されていないため，予防についても決定的な方法が確立されていない．ドレーン留置や静脈への薬剤の持続投与などを行う必要があり，急性期に積極的な運動療法を取り入れたリハビリテーションを実施することは困難であることが多い．

また，頭痛や悪心といった苦痛症状や手術による身体的消耗と活動量の低下から体力・筋力の低下が顕著に表れ，易疲労感が出現しやすい状況がある．

そのため，苦痛症状を和らげることや苦痛の閾値を上げるなどにより患者のコンディションを整えながら，清拭や手足浴などの日常のケアにおいて，体力や筋力の維持という視点で看護を工夫する必要がある．

なお，日常ケアの際には，常に合併症の出現を考慮してバイタルサインや神経学的所見の変化に十分に注意して観察する必要がある．

回復期，生活期（維持期）

クモ膜下出血の回復期，生活期（維持期）は，急性期での土台づくりの上に成り立つため，急性期でどのようなケアが行われたのかを把握することが第1歩である．

その上で，回復期に生じる合併症である正常圧水頭症とクモ膜下出血の再発を予防するためのケアを考え，生じてしまった障害や社会復帰に向け，患者がよりよい人生を送ることができるよう寄り添い，看護ケアを行う必要がある．

1 正常圧水頭症

①患者の変化を観察

正常圧水頭症による症状は急激な変化ではないため，画像検査はもとより，日常でケアを行うにあたり，患者の様子の変化に注意して観察していく必要がある．

初期には反応の低下や閉眼している時間が長くなるなど，一見するとなんでもない症状から徴候が現れることが多いため，看護師の「なんか変だ

な」「調子悪いのかな」という視点が重要なポイントになる．

②認知症様症状の出現

患者は認知症と同様の症状が出現することがあり，家族は「命は助かったけど，認知症になった」と衝撃を受ける場合がある．

しかし，正常圧水頭症は，シャント術を行うことで，著明な症状の改善を認めることが多いため，その点を家族によく説明していく必要がある．

2 クモ膜下出血の再発

クモ膜下出血の再発については，治療した脳動脈瘤の再発や，新生した動脈瘤の破裂などによって発生する場合もあり，長期的な経過観察が必要である．

そのため，定期的な画像フォローを行うとともに，クモ膜下出血のみならず，脳卒中の再発を防ぐために血圧や動脈硬化の進行を防ぐような生活習慣の改善のための支援が重要になる．

3 職場復帰

クモ膜下出血は中高年に発症し，脳卒中の中でも後遺症を残さない疾患である．また軽度ですむことも多いため，職場復帰するケースも多々ある．

しかし，クモ膜下出血発症後，グラスゴー転帰尺度（GOS）で良好な回復を示す「GR」であった症例においても職場復帰率は76％であり，神経学的障害がまったくない，もしくは残してもわずかで自力で十分生活できるような状態であっても，職場復帰を困難とする事例も認められている（表4）[1]．

この例として，表に現れにくい高次脳機能障害が症状として残ったために，社会復帰を困難にすることが考えられる．そのため，日常生活動作のみならず，患者の社会的背景をふまえた支援が重要になる．

表4　グラスゴー転帰尺度（GOS）

1	良好な回復（GR）：神経学的障害がまったくないか，残してもわずかで十分生活できる
2	中等度廃疾（MD）：神経学的障害あるいは知的障害が残る
3	重度廃疾（SD）：意識はあるが，日常生活すべてを他人に依存する
4	植物状態（VS）
5	死亡（D）に分類される

外傷や血管障害などによる脳損傷の転帰を表す分類法で，以下の5つの段階に分けるもの．

GOS
Glasgow Outcome Scale
グラスゴー転帰尺度

GR
good recovery
良好な回復

MD
moderate disability
中等度廃疾

SD
severe disability
重度廃疾

VS
vegetative state
植物状態

D
death
死亡

column

脳動静脈奇形からの脳出血

脳動静脈奇形とは

　脳動静脈奇形（AVM）とは，脳の動脈と静脈が毛細血管を介さずに直接つながり，拡張・蛇行した異常な血管の塊（ナイダス）がみられるもので，先天性の脳血管異常である（図4）．小児や20〜40歳代の若年成人に多い．

　通常は動脈と静脈のあいだに毛細血管があり，そこで物質交換（酸素や糖と老廃物など）を行っているが，AVMでは，動脈と静脈のあいだの毛細血管が欠損している状態であるため，物質交換できずに周囲の脳組織は虚血状態となる．

　また，血管の塊は血管抵抗が小さいため，動脈圧がそのまま静脈にかかり破綻しやすく，その場合は脳出血やクモ膜下出血となる．

AVMの治療とリハビリテーション

　AVMが原因で起きるクモ膜下出血では再出血することが多いため，外科的治療が考慮される場合があるが，周囲脳の機能的重要性や流出静脈の型により治療方針が決定され，必ずしも外科的手術が適応するとはかぎらない．

　高血圧性脳出血と違いAVMは皮質領域に発生することが多いため，出血部位の巣症状がみられたり，後遺症としててんかんを残す場合もある．

　そのため，抗痙攣薬による副作用やてんかんが生じないように生活習慣を整えるとともに，巣症状に対するリハビリテーションが必要になる．

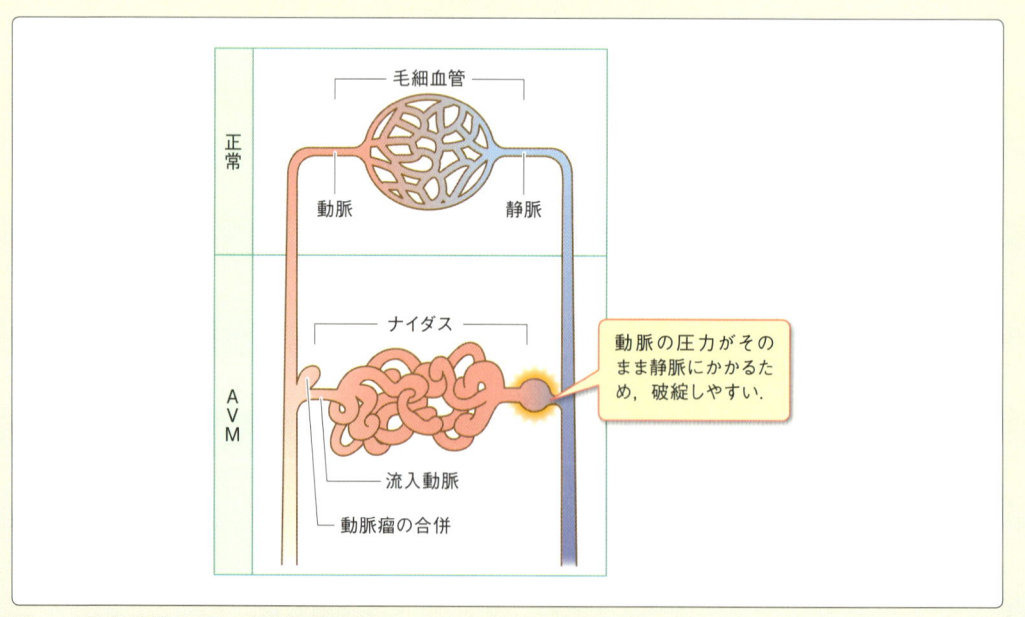

図4　正常毛細血管と脳動静脈奇形
黒田敏：脳動静脈奇形（AVM）．病気がみえる vol.7脳・神経（尾上高志ほか監，医療情報科学研究所編），p122，メディックメディア，2011より一部改変

引用・参考文献
1) 山根冠児ほか：脳動脈瘤破裂によるクモ膜下出血の手術成績と職場復帰．日本職業・災害医学会会誌49(1)：52-56，2001
2) 塩川芳昭：クモ膜下出血．病気がみえる vol.7 脳・神経（尾上高志ほか監，医療情報科学研究所編），メディックメディア，p116，2011
3) 西村健吾：クモ膜下出血．脳神経疾患ビジュアルブック（落合慈之監，森田明夫ほか編），学研メディカル秀潤社，p93，2009
4) 福井圀彦ほか編：脳卒中最前線―急性期の診断からリハビリテーションまで，第4版，医歯薬出版，2009
5) 馬場元毅：絵でみる脳と神経―しくみと障害のメカニズム，第3版，医学書院，2009
6) 脊山英徳：脳神経疾患の病態生理ビジュアル事典―髄液漏．Brain nursing 30(5)：54，2014
7) 黒田敏：脳動静脈奇形（AVM）．病気がみえる vol.7 脳・神経（尾上高志ほか監，医療情報科学研究所編），メディックメディア，p122，2011

第2章 回復期リハビリテーションでの疾患別マネジメントの実際

脳・神経疾患

脳腫瘍

増田 恭子

病態

脳腫瘍の定義

脳腫瘍とは，頭蓋内組織から発生する新生物（原発性脳腫瘍），および，脳以外の体組織で発生した腫瘍が脳に運ばれ転移した新生物（転移性脳腫瘍）の総称である．

脳腫瘍の分類

1 原発性脳腫瘍

原発性脳腫瘍は，頭蓋内組織に原発する新生物で，脳実質内発生腫瘍と脳実質外発生腫瘍に分けられる（図1）．

脳実質内腫瘍には，神経膠細胞から発生した神経膠腫などがあり，脳実質に浸潤性に増大し，悪性腫瘍であることが多い（表1）．

脳実質外の発生母地は，髄膜，下垂体，脳神経などである．髄膜から発生した髄膜腫や髄膜腫シュワン細胞由来の神経鞘腫，下垂体腺腫などがあり，局所的に圧排がみられ，非浸潤性で良性腫瘍であることが多い（表1）．

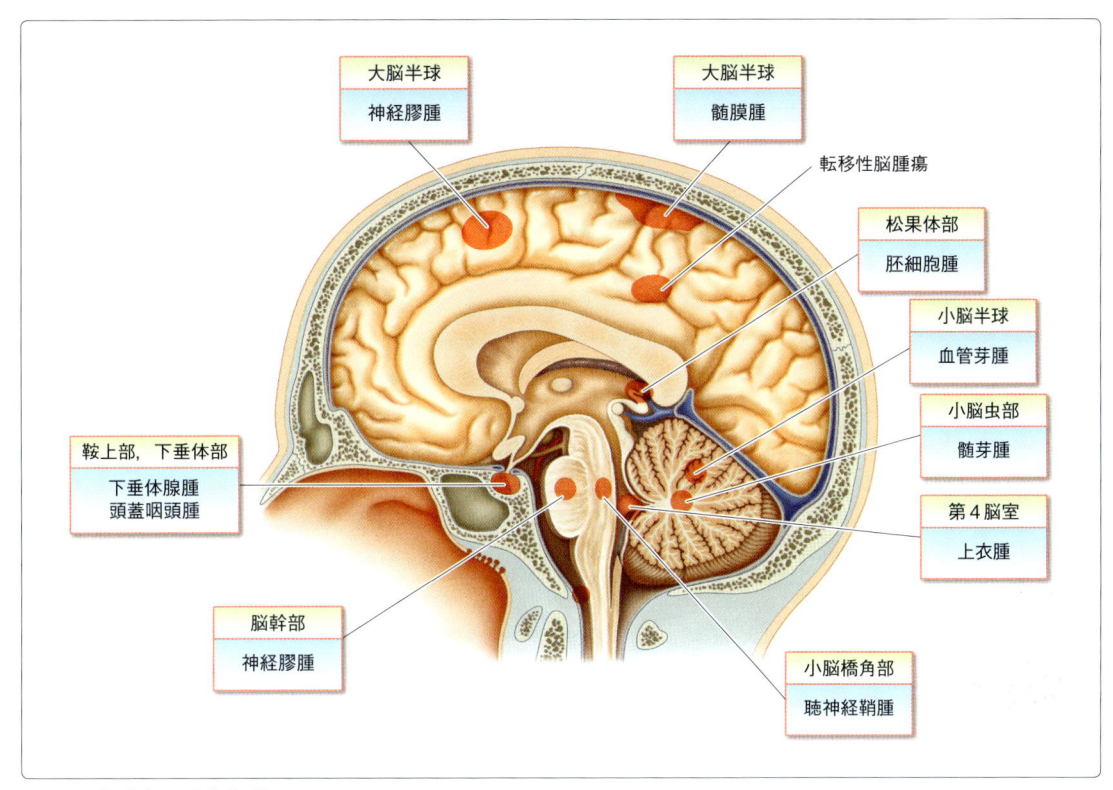

図1 脳腫瘍の発生部位

表1 原発性脳腫瘍

発生部位	腫瘍	頻度	
脳実質内	神経膠腫	22%	悪性
	悪性リンパ腫	2%	悪性
	胚細胞性腫瘍	2%	悪性
	髄芽腫	1%	悪性
脳実質外	髄膜腫	22%	良性
	下垂体腺腫	15%	良性
	神経鞘腫	9%	良性
	頭蓋咽頭腫	3%	良性

日本脳神経外科学会：2009年版脳腫瘍全国集計調査報告，2009をもとに作成

表2 転移性脳腫瘍の原発巣分類

原発がん	全国集計
肺	約50%
乳	約10%
腸/直腸	約9%
頭頸部	約3%
腎/膀胱	約6%

＊脳腫瘍の17.4％が転移性脳腫瘍

日本脳神経外科学会：2009年版脳腫瘍全国集計調査報告，2009をもとに作成

2 転移性脳腫瘍

　転移性脳腫瘍は，血流に乗ったり，周辺組織から浸潤するなどして脳実質や髄膜に転移した新生物をいう．

　転移性脳腫瘍の原発巣は，肺がん，乳がん，大腸がん，腎がん，胃がんなどである（表2）．

臨床像

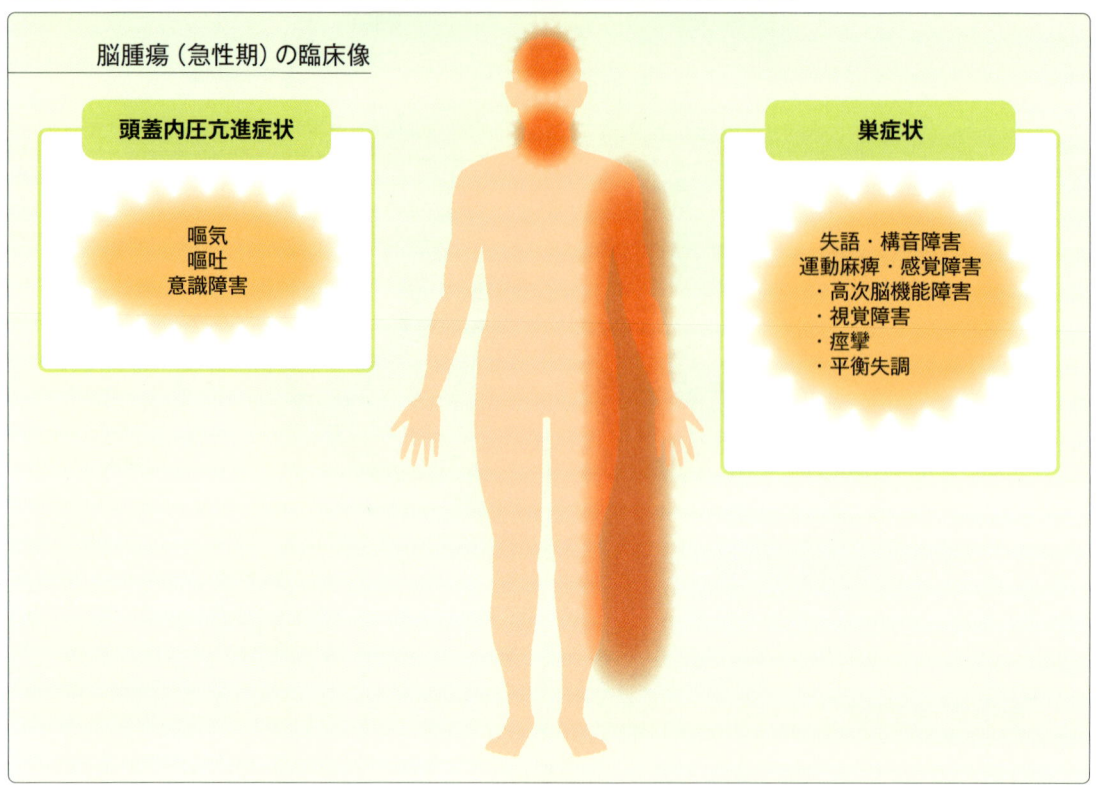

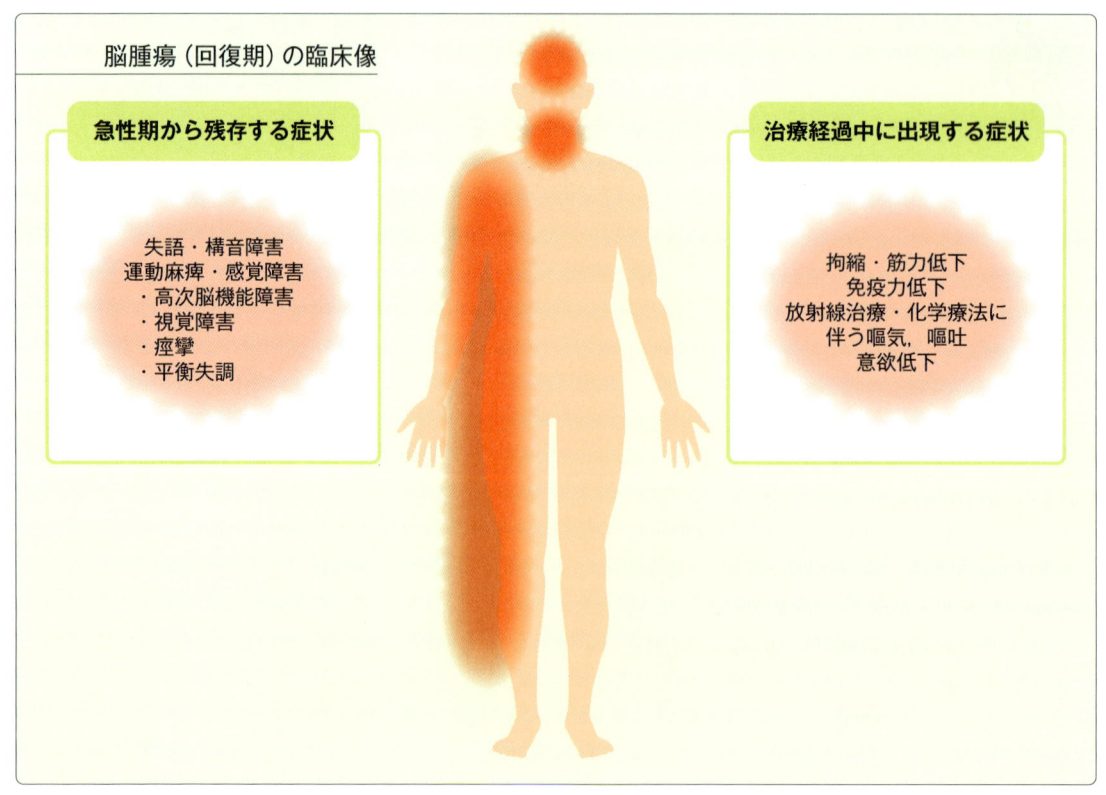

脳腫瘍（急性期）の臨床像

頭蓋内圧亢進症状
- 嘔気
- 嘔吐
- 意識障害

巣症状
- 失語・構音障害
- 運動麻痺・感覚障害
- ・高次脳機能障害
- ・視覚障害
- ・痙攣
- ・平衡失調

脳腫瘍（回復期）の臨床像

急性期から残存する症状
- 失語・構音障害
- 運動麻痺・感覚障害
- ・高次脳機能障害
- ・視覚障害
- ・痙攣
- ・平衡失調

治療経過中に出現する症状
- 拘縮・筋力低下
- 免疫力低下
- 放射線治療・化学療法に伴う嘔気，嘔吐
- 意欲低下

症状

1 原発性脳腫瘍

　原発性脳腫瘍の症状は，腫瘍の悪性度と増殖スピードによって異なるが，局所症状と頭蓋内圧亢進症状に大別される．

　局所症状は，腫瘍の存在部位によって脳組織が圧迫されることに伴って生じる．

　頭蓋内圧亢進症状は，腫瘍の存在や腫瘍の増大，脳浮腫，静脈灌流障害が原因で生じる．

①局所症状

　腫瘍の局在する脳の部位に対応した機能障害が現れる（図2）．

　たとえば，大脳半球の腫瘍では，病巣と対側の運動麻痺や感覚障害，失語，高次脳機能障害などがみられる．

　下垂体や視床下部の腫瘍では，視神経を圧迫するため視野障害が出現する．

　小脳では平衡感覚異常，失調性運動が出現し，頭蓋底部では聴覚障害，嚥下障害を生じ，脳幹では眼球運動障害，顔面運動障害などを生じる．

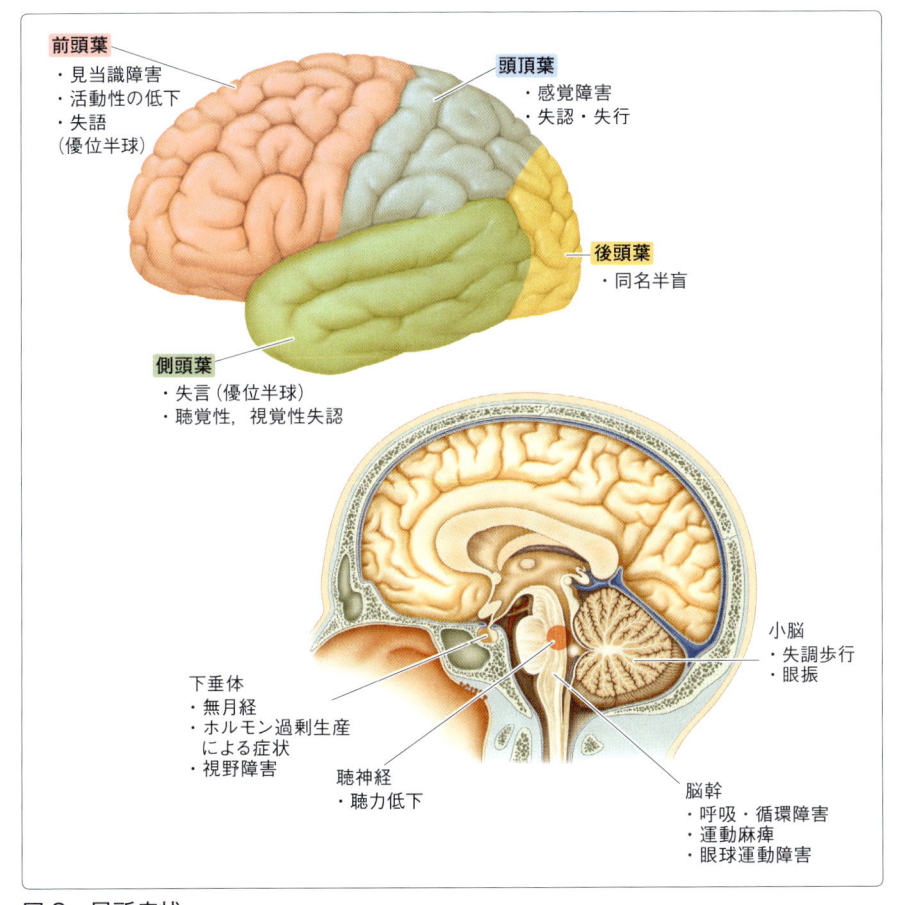

前頭葉
・見当識障害
・活動性の低下
・失語（優位半球）

頭頂葉
・感覚障害
・失認・失行

後頭葉
・同名半盲

側頭葉
・失言（優位半球）
・聴覚性，視覚性失認

下垂体
・無月経
・ホルモン過剰生産による症状
・視野障害

聴神経
・聴力低下

小脳
・失調歩行
・眼振

脳幹
・呼吸・循環障害
・運動麻痺
・眼球運動障害

図2　局所症状

下垂体脳腫瘍では，クッシング症候群や先端巨大症などの内分泌症状を呈する．

大脳半球の腫瘍の場合，痙攣発作を起こすことも多いため，痙攣に対する対処が必要とされる．このように，腫瘍部位による機能障害の症状に応じた観察とケアが必要となる．

②頭蓋内圧亢進症状

頭蓋内圧は，腫瘍の増大，脳脊髄液の循環障害，脳浮腫による脳実質容積の増加によって亢進する．頭蓋内圧亢進症状が持続的すると，悪心が出現することがある．

治療は，高浸透圧利尿薬を投与するほか，ステロイド，制吐薬を使用する．

急性発症した場合は，脳ヘルニアに陥り，死にいたるため，早急な対応が必要となる．

治療およびマネジメント

検査・診断

1 臨床症状

年齢，性別，現病歴から病因の推定を行い，神経所見から責任病変部位を検索する．

2 画像診断

頭部X線撮影，CT，MRI，脳血管造影や核医学検査などを行い，腫瘍の部位や腫瘍型，脳浮腫の程度，腫瘍への栄養血管の有無などを調べる．

3 病理検査

腫瘍組織の確定診断には，実際に病理検査が必要であり，開頭術と定位生検により病理検査を行う．確定診断の後，治療方針が定められる．

治療

脳腫瘍の治療は，①手術療法，②放射線療法，③化学療法，④その他（免疫療法・遺伝子療法）に大別される．

良性，悪性の違いはあるが，基本的には，なるべく腫瘍が小さいうちに手術で摘出する．

良性腫瘍であっても，部位によっては全摘出が困難なこともある．悪性腫瘍，とくに悪性神経膠腫などは，手術により腫瘍の細胞数をできるだけ減量したのちに，残存腫瘍に対して放射線療法，化学療法，免疫療法など補充療法を行う．

つまり，悪性腫瘍の患者は，化学療法や放射線療法などの治療を受けながら，同時にリハビリテーションを実施していくことになる．

周術期およびその後の経過のなかでは，生活の質（QOL）を重要視し，患者にとって安全かつ必要最小限の侵襲で治療効果を発揮できるようにすることが必要となる．

1 手術療法（開頭摘出術）

手術により全摘出可能な腫瘍は，被膜などにより脳実質との境界が鮮明な髄膜腫，神経鞘腫，下垂体腺腫などのうち良性の腫瘍である．

一方，脳実質に発生する神経膠腫では，被膜との境界が不鮮明であるため，脳の運動野，言語野，視床，脳幹部などの重要な臓器を温存し，なおかつ全摘出を行うことは困難である．

悪性脳腫瘍の手術の目的は，①腫瘍を速やかに摘出すること，②組織診断を確定すること，③随伴する症状（水頭症）への対処である．

手術を実施したのちも，長期的な補充療法が新たに始まる可能性が高いことをふまえ，術後に生じる身体侵襲の管理に加え，治療が継続される患者，家族の精神的サポートも重要となる．

2 放射線療法

①通常照射と定位照射

放射線療法は，補充療法として用いられ，照射範囲によって，通常照射と定位照射に大別される．

通常照射では，腫瘍を含む広範囲に照射し，定位照射では，照射範囲を細かく計算して多方向集中的に照射する．

照射範囲は，腫瘍の悪性度や発生部位によって使い分けられ，放射線の感受性は腫瘍によって異なる．

②副作用への対応

感受性の高い腫瘍としては，髄芽腫，悪性リンパ腫，下垂体腺腫があげられる．神経鞘腫に対しては，腫瘍のコントロール効果も認められている．

しかし，副作用として放射線宿酔による悪心の出現，また脱毛や皮膚炎に伴うボディイメージの変容，さらに脳浮腫も起こりやすい．そのため，脳浮腫による頭痛や悪心に対し，高浸透圧利尿薬の投与やステロイド投与を受けながら，治療を継続することがある．

患者へは，症状や苦痛を我慢せずに医療者に伝えるよう説明をしていくことが大切である．

3 化学療法

化学療法では，血液脳関門を安易に通過する薬剤が使用され，薬剤療法単独よりも放射線療法との併用がより有効とされる．

一般的に，悪性神経膠腫にはテモゾロミド（テモダール®）化学療法が，

頭蓋内原発悪性リンパ腫にはメトトレキサート大量療法が，頭蓋内胚細胞性腫瘍にはカルボプラチン＋エトポシド療法がそれぞれ実施される．

また最近では，初発神経膠腫に対し，ベバシズマブ（アバスチン®）の投与が認められ，テモゾロミドと併用して実施される．

4 免疫療法

①腫瘍への抵抗性を高める

免疫療法は，インターフェロン，インターロイキンをはじめとする種々のサイトカインやさまざまな免疫賦活物質を悪性腫瘍に対して使用して，腫瘍に対する抵抗性を高める治療である．

悪性脳腫瘍に対する化学療法と放射線療法の併用療法は，病型や部位によっても異なるが，おおよそ1か月は治療が継続される．

②副作用への対応

さまざまな副作用があることに加え，機能障害を伴っている場合は，すぐに自宅への退院は困難である．また，毎日通院して放射線治療を受けることも困難であると，治療のための入院生活が余儀なくされる．

疾患に対する苦痛に加え，入院期間が長期化することで，患者には入院生活環境でのストレスが，家族には，入院生活のサポートや金銭面の負担など，病気以外にさまざまな不安，苦痛が伴ってくることが予想される．

そういった患者を取り巻く周囲の状況を総合的にとらえ，患者が安心して安全に治療を受ける状況をつくることも大切である．

看護ケアの焦点

ケア/管理	リハビリテーション前期	リハビリテーション後期
身体症状のケア	・廃用症候群や合併症予防 ・転倒転落の予防 ・巣症状（高次脳機能障害，失語，運動麻痺，感覚障害）に伴う日常生活動作援助	・チームアプローチによる機能障害の回復推進 ・日常生活動作の獲得 ・肺炎，DVTなど合併症予防 ・関節拘縮，筋力低下，低栄養など二次合併症予防 ・障害のアセスメントを行い，日常生活動作の獲得へむけた段階的援助と評価を行う ・障害に対する認識，理解を確認し危険回避能力の有無を観察，その程度に応じた援助を行う ・社会参加にむけた問題点について明らかにし，安全な生活が送れるようサポートする
疾患の管理	・頭蓋内圧亢進症状の管理 ・脳浮腫，痙攣を予測した管理	・後治療に伴う副作用症状の管理 ・痙攣を予測した管理
精神面のケア	・不安，心理的ストレスの把握 ・機能障害，予後，疾患に伴う症状の不安や苦痛に対する理解	・機能障害，予後，後治療に伴う不安や苦痛に対する理解 ・家族，患者との関係づくり ・社会参加へむけての準備 ・社会資源などの情報提供

治療とリハビリテーション

1 腫瘍のタイプにより異なる治療法

　脳腫瘍は，病巣部位や組織型によって治療方法や予後に違いがみられる．
　良性腫瘍であっても，脳の深部に存在していれば，組織学的には摘出困難な場合もある．発生部位によっては，機能障害を生じ，生活様式が大きく変化する状況が考えられる．
　悪性腫瘍の場合は，手術での摘出や補充療法を行っても，機能障害が残存することもある．また予後が不良である場合，その残された期間の社会生活を，その人がどのように過ごせるのかを考えてリハビリテーションを行うことも必要となる．

2 脳腫瘍独自のリハビリテーション

①リハビリテーションの4段階

　これまで，脳腫瘍に対するリハビリテーションは，脳血管障害に準じて考えられてきた．
　しかし，最近では病態や病状の進展のちがいが明らかになり，リハビリテーションの方法も全く別なものとなってきた．
　予後によっては，時間をかけて回復を支援できない場合もありうるため，病状に合わせ，悪性度や予後を見据えた目標設定をもち行っていくことが必要である．
　ダイツ（Dietz, J. H.）ら[1]は，腫瘍性疾患に対するリハビリテーションを，4つの段階に分けて提示した（表3）．

②副作用への対応

　脳腫瘍のリハビリテーションは，通常，治療と平行して行われる．この

表3　脳腫瘍のリハビリテーションの4段階

予防的リハビリテーション	・治療（手術，放射線療法，化学療法）の前，もしくは開始時にすぐに施行され，機能障害はまだないがその予防をすることが目的
回復的リハビリテーション	・治療の開始また治療後の機能障害，能力を最大限に回復させることが目的
維持的リハビリテーション	・腫瘍の増大，機能障害や能力低下が進行しつつある患者のセルフケア・残存機能や能力の維持が目的．廃用予防も含まれる
緩和的リハビリテーション	・終末期の患者に対してそのニーズを尊重しながら身体的・精神的・社会的にも質の高い生活を送ることを目的とする

Dietzによる分類をもとに作成

時，医師・看護師・セラピスト，他部門のスタッフたちと十分にコミュニケーションを図りながら日々，情報共有を行っていくことが大切である．

脳腫瘍により機能障害を生じた場合は，機能回復，社会復帰を目的として，リハビリテーションを行う．

再発や腫瘍の増大に伴い神経症状が悪化しつつある症例では，状態に応じて維持的または緩和的リハビリテーションへ段階を変更していく必要もある．

治療経過とリハビリテーションのポイント

1 手術治療後

①回復期リハビリテーションの実施

良性腫瘍でも悪性腫瘍でも，手術後から退院までは，回復期リハビリテーションの段階を実践していく．

どんな手術においても，術後は床上安静が必要とされることが多いが，廃用症候群を予防するため，リスク管理を行いながらリハビリテーションを行う必要がある．

離床が困難な状態でも，バイタルサインをみながら，体位変換や関節可動域訓練などを実施することができる．

②DVTと術後合併症の予防

回復期リハビリテーションは，深部静脈血栓症（DVT）や褥瘡，呼吸器合併症予防にも重要である．

患者の協力が得られるときは，あらかじめ注意点を説明したうえで，患者に行ってもらいたい動作を説明し，実施してもらうことも大切である．

手術後は，後出血や脳浮腫が合併症として起こりやすく，手術侵襲による生体の反応に加え，意識レベル，神経学所見の観察を注意して行う．

③患者と家族の不安の予防

局所症状においては，術前にない症状（運動麻痺や感覚障害，高次脳機能障害など）を生じる場合もあるため，患者と家族がそれらの症状に対して不安を生じないよう医師や看護師から原因を説明する．

④脳浮腫への対処

また手術操作により，痙攣なども起こりやすい．看護師は，リハビリテーション中に起こりうる問題を予測して観察する必要がある．

脳浮腫に対しては，高浸透圧利尿薬やステロイド投与と並行してリハビリテーションを開始する．

しかし，脳浮腫による頭蓋内圧亢進症状に伴い，頭痛や悪心，食欲不振を招くこともある．

それらの症状は離床を遅らせ，栄養状態の低下も招きやすく，ADLの低下につながる．

DVT
deep vein thrombosis
深部静脈血栓症

栄養状態が不良になれば体力低下につながり，さらに離床時間が短縮され，セルフケアも困難になるといった負のサイクルを招く結果となる．

機能障害（とくに運動麻痺）がある場合は，臥床生活が続くことで，筋力低下や関節拘縮につながり，その後の治療や生活に影響する．

まずは，脳浮腫による症状が緩和できるよう，医師をはじめ薬剤師や栄養士など，リハビリテーションチームの他の専門職種と相談し，栄養状態を落とさないことが重要である．

そのうえで，患者の症状が軽減しているときに離床時間を徐々に増やし，セルフケア行動を拡大し行うなど調整も必要である．

⑤ 高次脳機能障害の症状を観察する

手術後のADL低下の原因として，先に述べた脳浮腫の影響に加え，局所症状出現に伴う影響も考えられる．

腫瘍の部位が大脳半球の左か右かによっても異なるが，樋口らの研究によると，悪性腫瘍による左半球障害の初回手術後1週間前後にはADLが著明に低下する結果が示されている[2]．

その後，退院時にはADLが改善する傾向があるとしているが，著明に低下した要因は，手術侵襲による言語障害や記憶障害，見当識障害などの高次脳機能障害であると考えられる．

腫瘍の局所部位，手術操作によっては，認知機能や言語機能が一時的に障害される．患者は自分の状況を受け入れられず，不穏症状に陥ることや，遂行機能障害により行動がスムーズになし遂げられないなどの障害が出現する．

そのため，リハビリテーションが適切に行えないことやADL低下の原因となることにつながる．

大切なことは，麻痺などの運動障害や感覚障害など，わかりやすい症状の出現に目を向けるだけでなく，気づくことがむずかしい高次脳機能障害の症状についても，腫瘍の部位を考慮し，その局所の特徴について注目し，予測的に観察を行うことである（図3）．

看護師は，医師やセラピストなど，他職種と患者の状態を十分に情報共

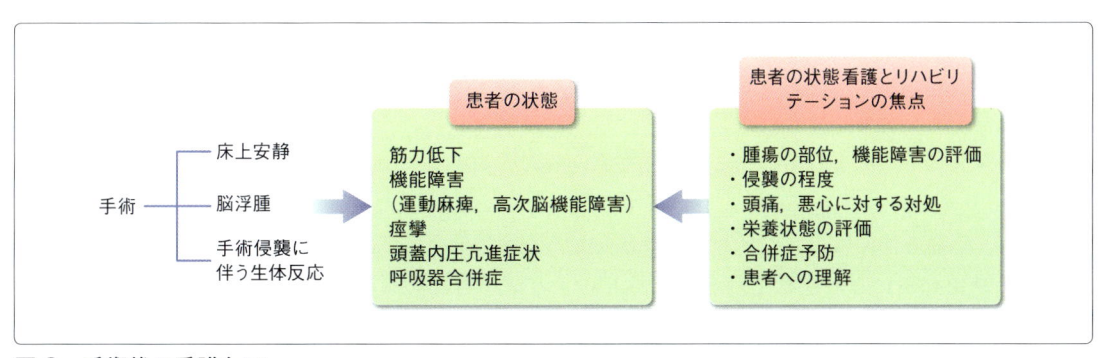

図3 手術後の看護ケア

有し，患者に必要なリハビリテーションが苦痛なく術後早期に実施でき，継続できるようにしていかなければならない．

2 化学療法・放射線療法

①治療法に関する説明の必要性

化学療法および放射療法は，主に悪性腫瘍患者に対し補充療法として行われる．

看護師は，不安への介入や治療中の注意点について患者へ説明するとともに，副作用に対する理解を行いながらリハビリテーションを実施する．

化学療法は，骨髄抑制や悪心・嘔吐，また便秘や下痢などの消化器症状が出現しやすく，食欲不振，倦怠感などによりリハビリテーション意欲は低下することが考えられる．

放射線療法も，放射線宿酔などで悪心が出現し，食欲低下などにつながる．

②化学療法のポイント

化学療法は，その内容によっては年単位の長期にわたり治療を継続していくことが必要になる．そのため，定期的な通院や治療費などに応じて患者そして家族の生活スタイルの変容を余儀なくされる場合もある．

看護師は，患者と家族が安心して治療を継続することができるよう，状況に応じて医療ソーシャルワーカー（MSW）を介入させ，地域サービスの利用などの情報提供を行って援助していくことも必要である．

リハビリテーションにおいて，化学療法時は，その副作用の症状をできるだけ緩和できるよう医師や薬剤師などと相談する．

③副作用としての骨髄抑制

骨髄抑制が生じている場合，ステロイドを内服中で易感染状態にある患者では，感染症を発症する可能性が高い．このため，リハビリテーション室など外部へ出るときはマスクの着用，手洗い，うがいの徹底を行う．

また，化学療法により，赤血球減少に伴い貧血症状が出現する可能性があり，その際は，めまいや立ちくらみを生じ，転倒のリスクが高まる．

同時に，血小板減少から出血傾向となっているため，転倒や運動時に少しでもどこかに身体の一部をぶつけると出血を起こしやすい．十分な注意が必要である．

とくに運動麻痺がある場合，車椅子移乗の際など患側がフットレストなどにあたりやすく安易に皮下出血などを招いたりする．

患者の栄養状態が低下していると，創部治癒に時間を要する可能性もある．

この時，疼痛を伴えば患者のリハビリテーション意欲は低下する．

患者は骨髄抑制による症状を自覚的に感じることができないこともあり，副作用についての説明，生活における注意点を指導するとともに，看護師は定期的に検査データを確認しながら患者の症状を観察し，安全なリ

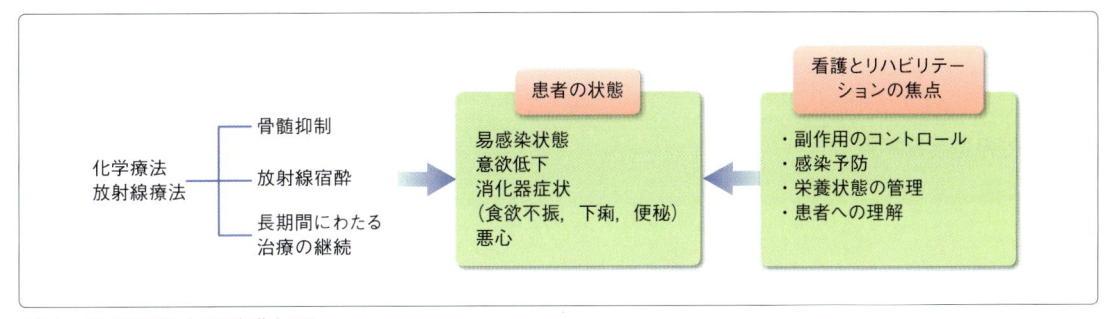

図4 治療継続中の看護ケア

ハビリテーションが実施できるようにしていく．

④放射線療法と副作用

放射線療法では，副作用として，放射線宿酔や脳浮腫による悪心・嘔吐を生じやすい．さらに，脱毛や皮膚炎を生じやすい．

悪心・嘔吐に対して，制吐薬やステロイドを使用して症状の緩和に努め，皮膚炎に対しては保湿ローションなどの塗布を行い，洗髪の際などは強い刺激を与えないように指導する．

脱毛は，放射線療法が始まって約2～4週間頃から照射部位に沿って始まる．脱毛した部分は，治療後に再び髪が生えてくるまでに数か月を要する．

再び生えてきた髪の色や毛質がこれまでと異なることもあり，患者は，ボディイメージの変容を迫られる．

日常生活やリハビリテーションにおいて，他者にみられることなどで精神的苦痛が増強する場合もある．

治療実施前の説明時に，帽子やかつらの準備が必要となる場合があることなども伝えておくことも大切である（図4）．

3 退院指導

①痙攣

神経膠腫や髄膜腫，転移性脳腫瘍などは，脳の器質的障害により，痙攣を起こしやすい．

このため，痙攣に対する対応に加え，しっかりとした内服管理が必要である．

抗痙攣薬を内服していても発作を起こすことがあるため，看護師は，発作時の対応について家族を含めた周囲への理解と対応方法について指導していくことが必要である．

運動麻痺がある場合や高次脳機能障害がある場合，自己での内服管理が困難なことも予想される．

誰がどのように内服管理を行うのか，抗痙攣薬の飲み忘れや自己判断による減量や中断などが起こらないよう，内服管理方法について退院前に

しっかりと確認していく．

退院指導には，緊急時の対応や日常生活での注意点も必ず含めることが大切である．

②地域での生活を準備

病院での治療やリハビリテーションの終了後は，自宅退院もしくは状況によっては施設への入所など，その後の患者の生活の場はさまざまであることが予想される．

機能障害の状況と生活環境によっては，患者・家族の生活様式は変化を余儀なくされる場合がある．悪性腫瘍の場合は，今後の生命への不安も生じている．

患者・家族が安心して社会での生活を送り，リハビリテーションを継続していくことができるためにも，看護師は，地域の種々の社会資源を活用して，患者の生活を整備していくことが重要である．

③退院後の問題を予測

平成26年度診療報酬の改定により，今後は病床の機能分化がさらに促進されてくる状況にあり，早期の在宅復帰が求められている．

患者にとっても，早期に在宅復帰ができることは，精神的にも安定が図れることであるかもしれない．

しかし，なんらかの機能障害をもった場合や，治療を継続している場合，早期の在宅復帰が不安を助長させる可能性がある．家族が，患者を支える準備ができていなければ，同じく不安を感じる．

看護の役割は，治療経過に沿い，合併症を起こさず，リスク管理を行いながらリハビリテーションを実施していくことである．そのためには，患者と家族の生活背景，病気への理解や意思決定の方法についての情報をまとめ，退院後に考えられる問題をあらかじめ整理，予測しておく．

そのようなアセスメントの結果，どのような支援が必要になるかを，多職種と協働して考えていくことが必要である．

④多職種連携の重要性

リハビリテーションは病院で行うものだけではなく，通所リハビリや訪問リハビリテーションもあり，地域との連携が必要となる．

急性期，回復期，維持期の各期のリハビリテーションは，病状によっては回復期リハビリテーションから再度急性期リハビリテーションへ逆戻りすることもある．

また，急性期リハビリテーションにおいても，緩和医療が必要な段階にあれば維持期リハビリテーションへの転帰となる場合もある．

つまり，急性期から一直線に回復期，維持期へと患者のリハビリテーションの段階と療養生活が移るとはかぎらない．

そのため，その場にかかわるリハビリテーションチームのすべての専門職種の間で情報共有を十分に行い，継ぎ目のないケアの提供と患者・家族の支えとなるように努める．看護は，リハビリテーションチームにおけ

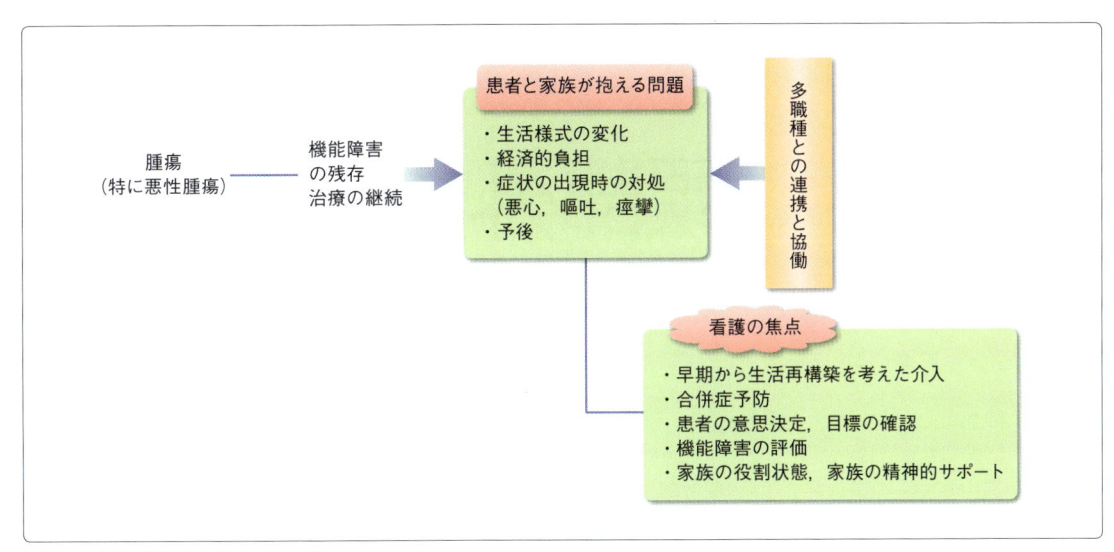

図5 多職種連携のイメージ

る多職種連携の繋ぎ役となっていくことが大切である（図5）．

引用・参考文献
1) Dietz JH Jr.：Rehabilitation of the cancer patient. Med Clin North Am, 53(3)：607-624, 1969
2) 樋口淳子ほか：脳腫瘍患者の高次脳機能障害とADLとの関連性．Brain nursing 22(3)：99-105, 2006
3) 野村和弘ほか監，渋井壮一郎編：脳腫瘍．がん看護 実践シリーズ1, メヂカルフレンド社, 2007
4) 藤井清孝：脳腫瘍．標準脳神経外科学，第12版(佐々木富男ほか編), p173-184, 医学書院, 2011
5) 栗田健志ほか：脳腫瘍．エビデンスに基づく脳神経看護ケア関連図(百田武司ほか編) p148-157, 中央法規出版, 2014
6) 相山仁：脳腫瘍・総論．脳神経ビジュアルブック(落合慈之監，森田明夫ほか編), p128-137, 学研メディカル秀潤社, 2009

第2章 回復期リハビリテーションでの疾患別マネジメントの実際

脳・神経疾患

頭部外傷

小島 昌人

病態

頭部外傷の定義

　頭部外傷は，直接または間接的に頭部に外力が作用し，頭部内外の組織に器質的・機能的損傷を生じるものの総称である．

　2012年からは義務教育において武道が必修化され，学校柔道等のスポーツ頭部外傷での事故が報道されるなど，社会の関心も高まってきていることが推察される．

疫学

　厚生労働省の人口動態統計[1]によると，外傷死が分類される不慮の事故が24歳までの青年層で多く，25〜39歳の年齢階級でも上位に位置する．

　また，日本頭部外傷データバンク（JNTDB）では，男女ともに青年層と高齢層を頂点とする二峰性の分布を示し，受傷原因は交通事故が最も多く，若年者は4輪事故が，高齢者では自転車乗車時と歩行時であることが特徴であるとされている[2]．

JNTDB
Japan Neurotrauma Data Bank
日本頭部外傷データバンク

一次性脳損傷と二次性脳損傷

　頭部外傷には，交通事故や転倒・転落等の直接的な外力により，頭部に衝撃が加わった瞬間に力学的機序によって生じる一次性損傷と，一次性損傷による出血や血腫の増大，脳浮腫等の生体反応の結果として虚血や呼吸・循環障害脳損傷が引き起こされる二次性損傷がある（図1）．

　また，急性硬膜外血腫や重症脳挫傷等の受傷直後より，脳損傷と局所症状と認める疾患だけでなく，慢性硬膜下血腫のように受傷から数週ないし

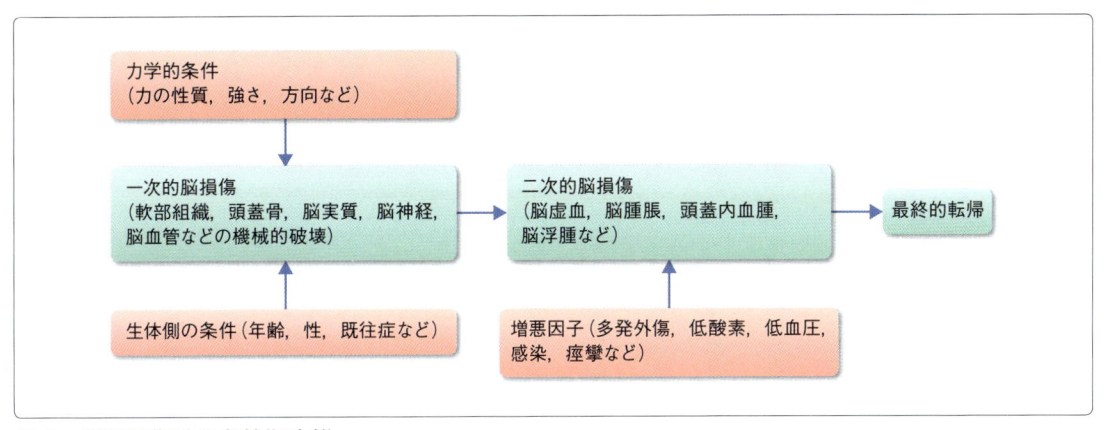

図1 頭部外傷時の急性期病態
塩見直人ほか：わが国と欧米のガイドライン．ケアスタッフと患者・家族のための頭部外傷―疾病理解と障害克服の指針（石田暉編），p18．医歯薬出版．2005より引用

力学的条件（力の性質，強さ，方向など）

一次的脳損傷（軟部組織，頭蓋骨，脳実質，脳神経，脳血管などの機械的破壊）

二次的脳損傷（脳虚血，脳腫脹，頭蓋内血腫，脳浮腫など）

最終的転帰

生体側の条件（年齢，性，既往症など）

増悪因子（多発外傷，低酸素，低血圧，感染，痙攣など）

数か月後に症状を認める例もある．

臨床像

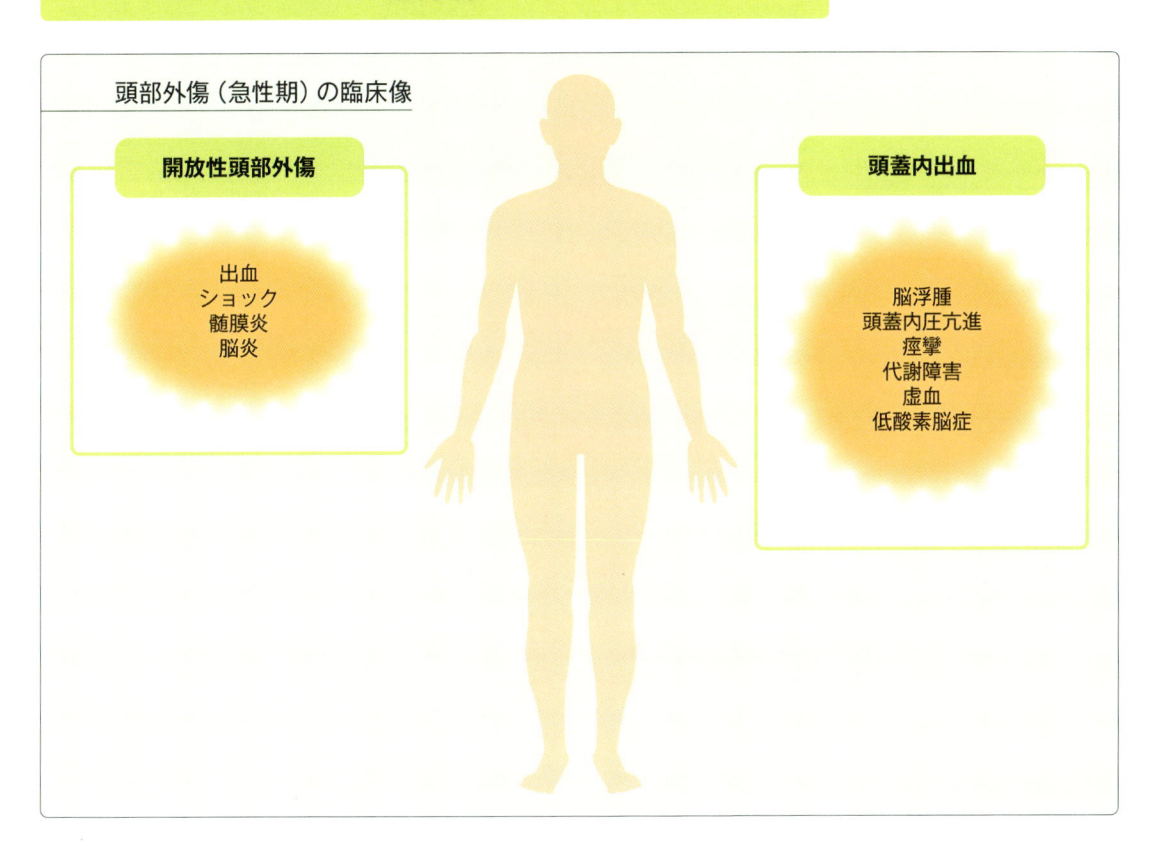

頭部外傷（急性期）の臨床像

開放性頭部外傷
出血
ショック
髄膜炎
脳炎

頭蓋内出血
脳浮腫
頭蓋内圧亢進
痙攣
代謝障害
虚血
低酸素脳症

```
頭部外傷（回復期）の臨床像
```

びまん性軸索損傷

高次脳機能障害

慢性硬膜下血腫

認知障害（認知症様症状）
頭痛
歩行障害
片麻痺
失禁

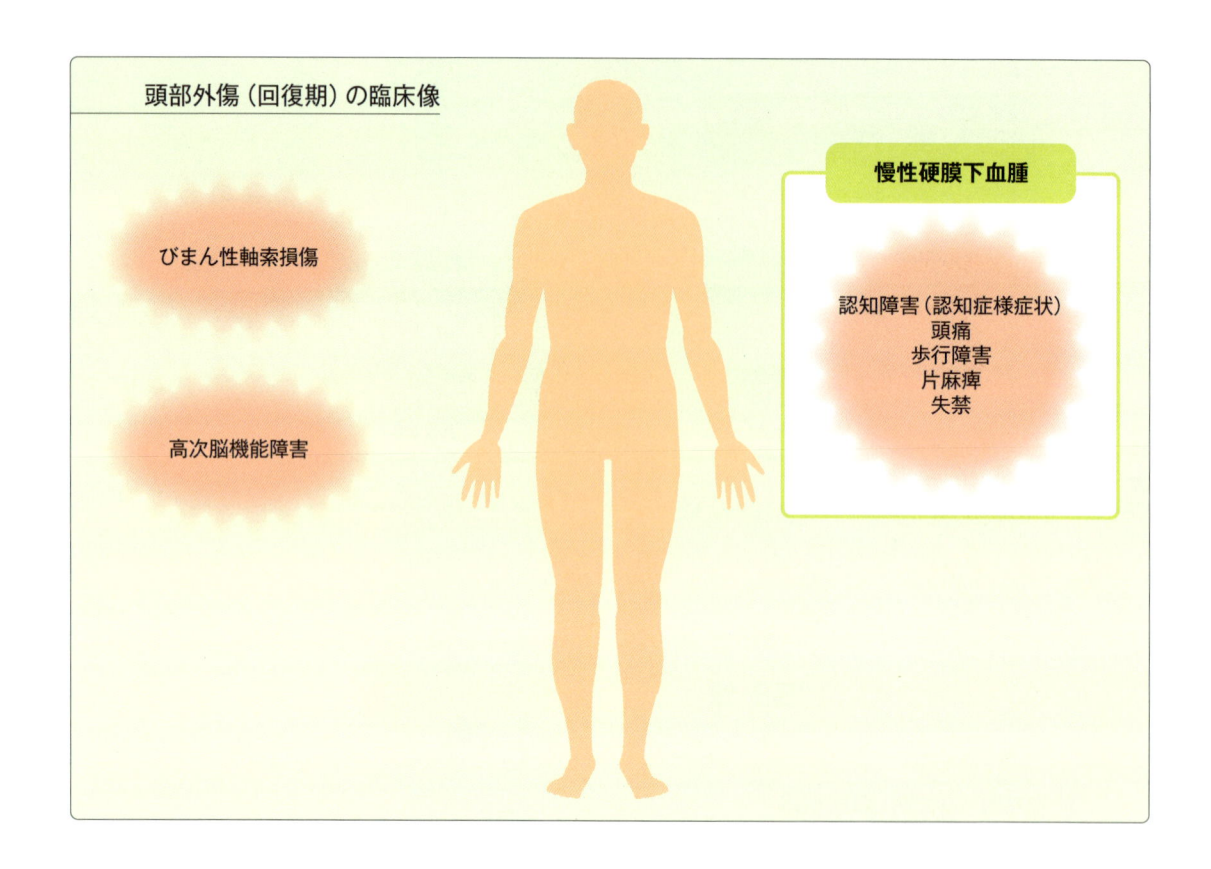

分類

　頭部外傷は，大きく，①局所的脳損傷（硬膜外血腫，硬膜下血腫，脳内血腫，脳挫傷），②びまん性脳損傷（脳震盪，びまん性軸索損傷）と，③頭蓋骨損傷などに分類される．

1 重篤な脳実質の損傷

　脳実質を損傷するのは，局所的脳損傷とびまん性脳損傷である．頭部外傷では，直接脳が損傷することで生命の危機的状況をきたすことが少なくない．
　さまざまな頭蓋内血腫や脳損傷に伴う脳浮腫，脳膨張による脳ヘルニアと脳幹圧迫で死にいたることはもちろん，開放性頭部外傷時の出血性ショックや感染症も死因となる．

2 損傷の部位と障害

　外力を受けた部位の直下に起こる直撃損傷と外力を受けた部位の反対側が損傷する対側損傷があり（図2），そのほかに回転運動に伴う剪断損傷も起こりうる．
　そのため，頭部外傷は1回の受傷であっても，複数部位に脳損傷を生じ

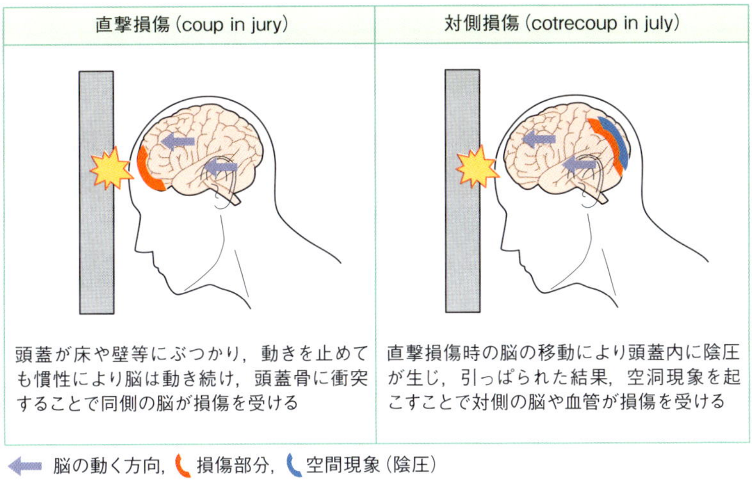

直撃損傷（coup in jury）／対側損傷（cotrecoup in july）

頭蓋が床や壁等にぶつかり，動きを止めても慣性により脳は動き続け，頭蓋骨に衝突することで同側の脳が損傷を受ける

直撃損傷時の脳の移動により頭蓋内に陰圧が生じ，引っぱられた結果，空洞現象を起こすことで対側の脳や血管が損傷を受ける

← 脳の動く方向，損傷部分，空間現象（陰圧）

図2　直撃損傷と対側損傷
森本雅徳：脳挫傷．病気がみえるvol.7脳・神経（尾上尚志ほか監，医療情報科学研究所編），p453，メディックメディアをもとに作成

させる可能性が高く，さまざまな症状を呈する．

とくに，前頭部に打撃を受けた場合には，受傷直下の前頭葉への直撃損傷が生じることが多く，対側損傷は少ない．

一方，後頭部や頭頂部の受傷では直撃損傷は少なく，前頭葉や側頭葉先端部に対側損傷を生じやすい．そのため，頭部外傷では前頭葉損傷による社会的行動障害や注意障害，遂行機能障害等の多彩な高次脳機能障害を示すことが多い．

3　脳震盪など

脳震盪を含む軽症の頭部外傷の症状は，一般に短時間で消失し，良好な転帰をたどる．

しかし，受傷を繰り返すことに関連して続発するセカンドインパクトシンドローム（SIS）や，脳震盪後症候群（PCS）などでは，急激または緩やかに状態が変化する可能性もある．受傷後は安静を保ちつつ患者の状態変化に注意する必要がある．

4　頭蓋骨骨折など

そのほか，頭部外傷に併発する疾患として，頭蓋骨骨折に伴う気脳症や髄液漏，外傷性てんかん等もあり，さまざまな病態または症状の要因となることに留意しておく必要がある．

SIS
second impact syndrome
セカンドインパクトシンドローム
頭部に衝撃を受けて脳震盪を起こした後，脳が回復していない短期間のうちに2度目の衝撃を受けることで更なるダメージが加わり，脳に重大な損傷が生じ重篤な状態にいたる．致死率は50％ともいわれるきわめて危険な状態である．

PCS
post-concussion syndrome
脳震盪後症候群
脳震盪症状が受傷後長期間にわたって継続する状態である．統一された診断基準や定義はない．症状はさまざまで，頭痛やふらつき，めまい等の身体症状だけでなく，記憶障害や認知症様症状，不安やうつ等多岐にわたる．

いずれにしてもどの術式を選択するかは，重症度や全身状態，脳圧排の程度，年齢などによって決定される．

⑤ 転帰

頭部外傷，とくに重症脳損傷例では多発性に損傷を受けていることも多く，術後に新たな頭蓋内血腫の出現や増大がみられることがある．

また一度生じた脳損傷は，脳浮腫や新たな出血等，2次性脳損傷へと途切れることなく進展することも多く，この2次性脳損傷をコントロールできなければ脳浮腫や脳ヘルニアにより最終的には脳死へといたってしまう．

JNTDBプロジェクト2009においても，急性硬膜下血腫の死亡例は約60％とされており[3]，たとえ救命されても重篤な後遺症が残存することが少なくない現状がある．

3 慢性硬膜下血腫（CSDH）

① 概要

硬膜下と脳表のあいだに被膜を形成した血腫である．

頭部外傷後慢性期（通常3週間〜2か月後）に硬膜下に徐々に血腫が形成され，脳を圧迫してさまざまな症状を呈する．

慢性硬膜下血腫は高齢の男性に多く見られ，アルコール常飲者にも多いとされる．また，脳萎縮がある場合や出血傾向がある場合，透析患者，がんの硬膜転移も誘因となる．

頭痛，片麻痺，歩行障害，認知症様症状（意欲低下，記銘力低下，失禁等）などを認める．時として急激な意識障害，片麻痺で発症し，さらには生命に危険を及ぼす急性増悪型慢性硬膜下血腫も存在する．

一方で，時間経過とともに自然に血腫が吸収される場合もある．

多くは一側性であるが，両側のこともある．頭部外傷時の回転力により，脳と硬膜を繋ぐ橋静脈が破綻し，硬膜下に脳表の髄液などと混ざった血性貯留液が徐々に被膜を形成しつつ，血腫として少しずつ増大すると考えられているが，被膜の形成や血腫の増大に関して完全なメカニズムは解明されていない．

② 検査・診断

通常，画像診断として頭部CTが撮影される．片側の大脳半球全体をおおう三日月形の血腫を認める．

血腫の内容液の性状によって高吸収域のもの，低吸収域のもの，等吸収域のもの，血腫内に鏡面形成を示すものなど，さまざまな所見を認める．

③ 治療

基本的な治療は，外科的治療となる．せん妄状態による体動が激しい場合や呼吸状態が不安定な場合を除き，局所麻酔下に穿頭によって血腫を除去する穿頭血腫除去術とドレナージの留置が選択される．再発例や難治性のものでは洗浄術が加えられる．

CSDH
chronic subdural hematoma
慢性硬膜下血腫

4 脳挫傷（cerebral contusion）

①概要

　脳挫傷は，皮質を中心とした脳の1次損傷として，挫滅や小出血，脳浮腫等をきたす脳実質そのものが傷ついた病態である．

　直撃損傷や対側損傷のほか，回転運動が複雑に関与し生じ，好発部位は前頭葉と側頭葉の底部である．

②検査・診断

　通常，画像診断として頭部CTが撮影される．壊死や出血，浮腫などが融合していることが多いため，出血による高吸収域や浮腫による低吸収域などが混在する．

③治療

　基本的な治療は，二次性損傷による頭蓋内圧亢進への保存的治療が行われる．

　それでもコントロール不良の場合や，意識障害の増悪を認めた場合は，外科的治療が選択される．手術では，血腫と挫傷脳の切除を行うほか，必要に応じて外減圧術が選択される．

びまん性脳損傷

1 脳震盪

　脳震盪は，一時的な神経機能の障害はあるが外傷時の意識消失がない軽度脳震盪と，一時的な神経機能の障害および6時間以内の意識消失をきたす古典的脳震盪がある．

　スポーツ頭部外傷における脳震盪は，頭部への直接的な衝撃だけでなく，身体への衝撃が頭部へ伝播することで生じるとされる．

　繰り返される脳震盪として，アメリカンフットボールや柔道，ボクシングやスノーボードがあり，前述したセカンドインパクトシンドロームや急性硬膜下血腫をきたすこともあるため，注意が必要である．

　意識消失や記憶障害，失見当識，認知機能低下等を認めた場合は，即座に安静を保持し，評価を実施しながら徐々に活動量を増やし，回復に向かわせることが必要である．

2 びまん性軸索損傷

①概要・診断

　びまん性軸索損傷は，頭部外傷直後より意識障害や昏睡状態を呈しているにもかかわらず，CTで明らかな血腫等の頭蓋内占拠性病変を認めない病態である．

　CTでは病変を認めずとも，MRIにて微小出血や脳浮腫を確認すること

ができることもある.

受傷機転は交通外傷が最も多く,強い外力で脳の回転力が生じ脳表と脳深部がねじれ(剪断力),神経線維(軸索)が引っぱられることで,広範囲の伸展や断裂,圧迫により脳機能を失うとされている.

②予後・治療

びまん性軸索損傷は,受傷直後から意識障害が強く,予後も不良である.
回復しても意識障害だけでなく,多彩な高次脳機能障害や運動麻痺を認める.脳の中心深部である脳梁や脳幹部,大脳基底核,脳室近傍の白質等が好発部位とされる.

脳圧コントロールの保存的治療が選択される.

そのほか

1 外傷性てんかん

外傷性てんかんは頭部外傷による脳損傷の後遺症として生じる.脳の損傷部位を起点として異常な放電が起こり,それが脳全体に広がって痙攣発作を起こす.受傷後24時間以内に起こる痙攣を直後てんかん(外傷直後痙攣),受傷後1週間以内に起こる痙攣を早期てんかん,受傷後8日以降に起こる痙攣を晩期てんかんとよぶ.通常,受傷後1年以内に50%,2年以内に75%が発症するといわれる[4].

①治療

薬物療法が主体であり,脳損傷が著しい場合は予防的に抗てんかん薬を投与する.発作を繰り返す場合も,通常のてんかんとして抗てんかん薬の投与がされる.

抗てんかん薬は,脳の神経細胞の過剰な興奮を抑制するが,その作用が過剰になった場合には眠気やふらつきなどの症状が出現するため,注意が必要である.

2 脳脊髄液減少症(低髄液圧症候群)

硬膜になんらかの理由で穴があき,脳髄液が漏出することで起立性頭痛,吐気,めまい,耳鳴,倦怠感等のさまざまな症状を引き起こす病態である.

軽微な外傷や尻もちなどでも発症するとされるが,不明な点が多く,病態認識や治療は統一されていないという現状がある.

起立性頭痛や,体位による症状の変化の有無という点において,これらの症状は日常生活上の問題点となりうるため,このような病態が存在する可能性があることは認識しておく必要がある.

アセスメント

頭部外傷に伴う高次脳機能障害

記憶障害や注意障害，遂行機能障害，社会的行動障害等の高次脳機能障害は「見えない障害」といわれ，外見から判断しにくく，正常と異常の明確な区分けが困難である．

意識障害を評価するにあたって，Japan Coma Scale（JCS）やGlasgow Coma Scale（GCS）が用いられる．これらは，頭部外傷の重症度判定や意識障害を大まかに評価するのには適しているが，高次脳機能障害が顕著な時期には，予後予測としては不十分である．

そこで，機能的自立度評価法（FIM）18項目による評価と，頭部外傷に顕著な12項目を併せたFIM・FAMを用いて評価することが勧められる．

高次脳機能障害を評価するFIM/FAM

FIM/FAMは，FIM18項目にFAM固有の12項目を追加した30項目として使用される（図3）．各項目の採点方法は，FIMと同様の7段階評価を用いる．

繰り返しになるが，頭部外傷患者は多彩な高次脳機能障害を呈し，とくに社会的交流や問題解決，記憶といった認知項目の点数が低くなる傾向がある．

運動麻痺が軽度で身体的な運動面では問題ないとしても，認知や情動の障害が残存することで日常生活ではさまざまな支障をきたすことも多い．そのため，常に監視や確認，抑制，指示等を要する患者も少なくない．

障害像を適切に把握し評価することは，予後判定や日常での介入に必要不可欠である．

FIM
Functional Independence Measure
機能的自立度評価表

FAM
Functional Assessment Measure
機能評価尺度

FIM 18項目

【運動項目】
食事
整容
清拭・入浴
上半身更衣
下半身更衣
トイレ動作
排尿管理
排便管理
ベッド・椅子・車椅子移乗
トイレ移乗
浴槽・シャワー移乗
移動（歩行・車椅子）
移動（階段）

【認知項目】
理解
表出
社会的交流
問題解決
記憶

＋

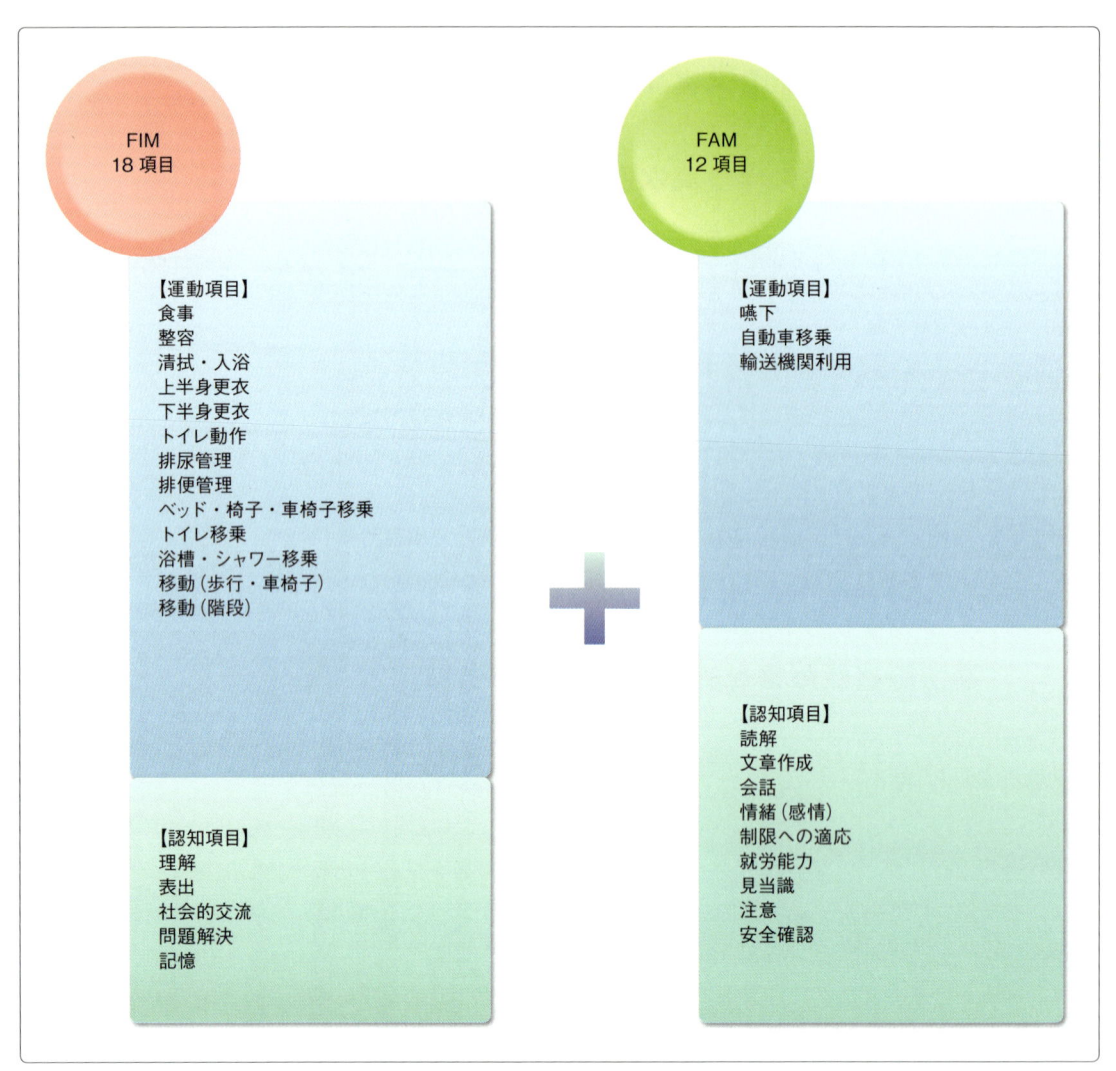

FAM 12項目

【運動項目】
嚥下
自動車移乗
輸送機関利用

【認知項目】
読解
文章作成
会話
情緒（感情）
制限への適応
就労能力
見当識
注意
安全確認

図3　FIM/FAMの30項目

看護ケアの焦点

ケア/管理	リハビリテーション前期	リハビリテーション後期
全身状態管理	・呼吸・循環動態の安定 ・合併症（褥瘡，感染症，拘縮，深部静脈血栓等）の発生予防と悪化防止 ・廃用症候群予防 ・頸椎カラー等による頸椎保護	・高次脳機能障害（社会的行動障害，注意障害，遂行機能障害等）の有無と程度の把握 ・続発する慢性硬膜下血腫による症状（頭痛，認知症用症状，失禁，歩行障害）の早期発見
離床管理	・頭蓋内圧亢進，脊髄損傷等の随伴外傷の確認と制限愛での頭部挙上，ポジショニング，関節可動域訓練 ・モニタリングしながら座位訓練を実施 ・ドレーンやカテーテル類の訓練実施時の誤抜去予防	・座位耐久性の向上，端座位（背面開放座位）の実施と支持性の改善 ・高次脳機能障害やセルフケア能力の向上に伴う障害確認に関連した転倒・転落の危険性の把握
安全の確保	脳機能障害や低酸素血症によるせん妄，混乱，見当識障害を認める場合，必要に応じて抑制帯の使用を考慮し安全確保に努める	・ナースコールの使用方法指導や離床センサー等を活用した転倒・転落防止 ・無断離院・離棟の防止
メンタルサポート	生命の危機的状況や脳機能障害による本人・家族の不安へのケアと介入	障害評価，関連制度と社会支援についての情報提供
チームアプローチ	医師，看護師，リハビリスタッフ，MSWなどの関連職種による情報の共有と日常生活および社会生活の再構築にむけた支援を早期，かつ長期的に実施する	

多様な病態を知る

1 まず全身状態の経過を把握

　頭部外傷に関連する病態や，損傷部位による症状は多様であり，重症度もさまざまである．このため，受傷直後から初期診療時は，意識障害だけでなく，呼吸や循環動態の安定に寄与するケアが優先される．

　急性期では，二次性脳損傷の制御も重要であり，刻々と重症度や緊急性が変化することを念頭に全身状態の経過把握と迅速かつ適切な管理が求められる．同時に，重症患者であっても予後を見据えたリハビリテーションとして適切なポジショニングや廃用症候群の予防が実施されるべきである．

　リスク管理に留意しながら可能な限り早期に離床を図ることは，脳卒中患者と同様に重要な介入となる．

2 局所的脳損傷に伴う高次脳機能障害

　局所的脳損傷では，超急性期や急性期を脱し，意識障害が改善してくることで，徐々にそのほかの巣症状があらわになる．その後の回復過程を経て，さらに高次脳機能障害が顕著に表面化する．

　運動麻痺が軽度であっても，頭部外傷は，直撃損傷および対側損傷により前頭葉損傷による社会的行動障害や注意障害，遂行機能障害等の多彩な

高次脳機能障害を示すため，この時期には高次脳機能障害に対するリハビリテーションへと比重が徐々に移行してくる．

そのため，障害像を的確に評価することはリハビリテーションを進める上で重要となる．

早期離床と後遺症

看護ケアの焦点として，①急性期での早期離床と注意点，②後遺症へのアプローチ（遂行機能障害，脱抑制）について述べる．

1 急性期での早期離床と注意点

①運動訓練による廃用症候群の予防

急性期リハビリテーションまたは早期リハビリテーションは，関節拘縮の予防を目的とした関節可動域（ROM）訓練や体位ドレナージ等の呼吸理学療法が実践されてきた．

同時に，廃用症候群予防への介入として，ポジショニングやベッド上でのエクササイズが行われている．

廃用症候群は，身体の不活動状態により2次障害として引き起こされる．頭部外傷による急性期治療時は安静保持が強いられることも少なくない．

しかし，この安静により廃用障害を引き起こし，その結果として機能障害やADL（日常生活動作〈活動〉）能力の低下を招く可能性が高まる．ADLの低下は，生活の質（QOL）の低下につながるとともに，意欲や入院期間の延長にも関与する．

こういった不活動状態による悪循環が生じないよう急性期から回復期，維持期を見据えた介入を医師やセラピストとともにチームでADLの向上に寄与する必要がある（図4）．

②ABCDEバンドルの活用

しかしながら，頭部外傷患者は，意識障害の程度や高次脳機能障害の程度，鎮静薬や麻酔薬の投与など，状態や治療内容はさまざまである．

そのため，人工呼吸器装着患者の早期回復をめざす管理指針であるABCDEバンドル（表4）を用いて，患者個々の全身状態をチームでアセスメントし，可能な限り早期からのリハビリテーションや離床を導入する．

③早期離床のメリット

早期離床は呼吸，循環，消化器，運動器，精神等多くの活動を促進することはよく知られている．

離床は車椅子に乗車することやベッドから離れるということだけをさすのではない．循環動態が安定している場合は，人工呼吸器装着中の患者であっても端坐位（背面開放坐位）をとることにより自律神経を刺激し，覚醒を促すとともに生体反応を活性化する．

ROM
range of motion
関節可動域

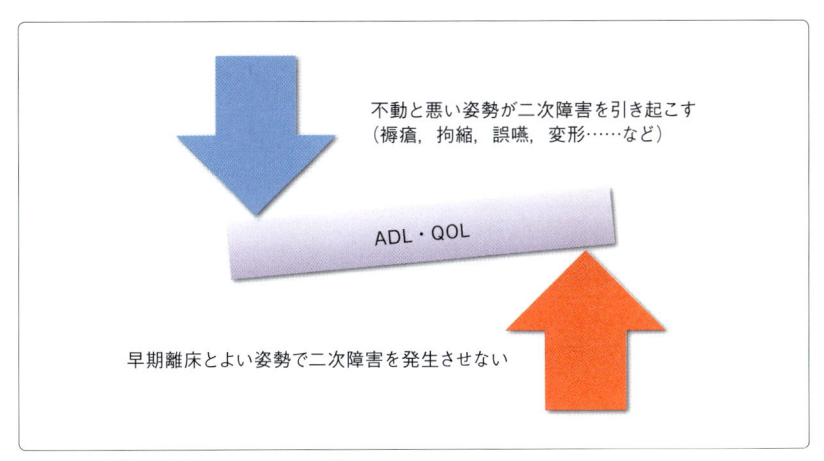

図4　不活動状態とADLの変化

表4　ABCDEバンドル

A：Awaken the Patient Daily
　　1日1回鎮静を中断し覚醒させる
B：Breathing：Daily Interruptions of Mechanical Ventilation
　　1日1回自発呼吸の評価をする
C：Coordination：Daily Awakening and Daily Breathing
　　鎮静をoffにしているときに自発呼吸の評価をする
D：Delirium Monitoring and Management
　　せん妄の観察とマネジメント
E：Exercise/Early Mobility
　　早期離床，運動療法の実施

　また，体幹の支持性を改善し，起立姿勢や歩行姿勢の早期獲得にもつながる．そのため，ギャッチアップだけでなく，端坐位を取り入れることが大切である．

④離床の問題点と対策

　その一方で，離床による問題点として，覚醒度の改善や離床機会の増加に伴い，転倒・転落の発生が増加する可能性が高まるということに注意が必要である．

　患者に病識の欠如や認知障害があると，転倒・転落リスクを高める要因となる．予防として，転倒・転落のリスクを患者にも理解してもらい，意識づけを行う．

　また，環境整備として，できるだけ生活環境を単純化することや，不安感を与えないように声をかけること，視覚的な手がかりを与えること，できていることを患者にフィードバックすること，焦らせないことなどが重要である．

⑤転倒・転落による外傷への注意

　転倒・転落が生じることで，頭部外傷を繰り返すと，その結果として，前述したSIS（p119）や複雑部分発作（CPS），局所性脳損傷を引き起こすこ

CPS
complex partial seizure
複雑部分発作

とにもなりかねない．このため，予防に努めることは重要である．

ただし，転倒・転落の発生を防ぐために，過剰な抑制帯の使用や鎮静薬の投与は避けられるべきである．

2 後遺症へのアプローチ（遂行機能障害と脱抑制）

①複雑な後遺症

頭部外傷患者は，脳損傷の後遺症として，遂行機能障害，注意障害や記憶障害，社会的行動障害等の認知障害が複雑に絡み合っていることが多い．

これらの認知障害は，日常生活の場面が増えるに従って散見されるようになる．そのため，亜急性期や回復期で発見されることも少なくない．

頭部外傷に伴う前頭葉損傷においては，感情・気分の障害や作話，脱抑制，情動コントロールや判断ができないといった多彩な症状が問題となる．このため，目標を社会生活への適応とする．

また，自己の障害やこれまでと違う自分を認識し，障害とどう向き合っていくかの対処方法も患者が実践しながら獲得していく必要がある．

②遂行機能障害への支援

遂行機能障害は日常生活の中で何気なくできていた一連の行動や動作ができなくなる状態である．つまり，これから何をするのかどう行動するかを検討し，方法を選択した上で実行するという目的ある行動ができない状態といえる．

自分がこれから何をするのかが構想できない場合は，手がかりやヒントを与えるようにする．具体的には，「食後には何をしますか？」「次はどうしますか？」といった声かけをする．

1つの行動が終わっても，次に何をすればよいかわからなくなることもある．はじめはそのつど声かけを行い，次第に本人が次の行動を言語化できるよう促していく．

また，洗面用具と歯ブラシ，タオルを一緒に置いておくことや箸と湯のみを一緒にしておくなどの環境調整をすることで，次に何をするのかを想起できるようにしておくことも有効である．

③記憶障害・注意障害への支援

記憶障害や注意障害がある場合は，リハビリテーションの時間や散歩の時間などの日課や，行動計画を作ることも考慮する．決められたスケジュールから徐々に自分で決めるということができるよう支援していく．

正しく行動できた時，失敗した時などリアルタイムでフィードバックを行い，患者が自己効力感を得られるように介入していくことが重要である．

④社会的障害への支援

脱抑制では，思ったことをそのまま言ってしまったりそのまま行動してしまうため，相手を傷つけたり不快な思いを抱かせてしまう．

患者は言動や行動の抑制ができないため，円滑なコミュニケーションが図れず，集団生活や社会生活上でトラブルを引き起こしてしまう．

脱抑制は，自己の言動や行動を相手がどう思うかを認識できないことと，衝動のコントロールができないことが関連している．イライラしている様子が見られたら，注意をそらすよう声をかけることや，クールダウンをさせる機会を意図的につくることをするとともに，本人への行動管理として，イライラしたらその場を離れる，話題を変える等の指導やアドバイスを行う．

おわりに

　頭部外傷患者のリハビリテーションは，超急性期における生命の危機的状況から回復期，社会復帰まで長期にわたる介入を必要とする．頭部外傷の患者へ医療・看護・リハビリテーションを提供するうえでの目標は，サポートを擁しながらも社会復帰できることである．

　今回はほとんど触れなかったが，高次脳機能障害患者への社会的なサポートは十分とは言えず，回復過程においてさまざまな病院や施設を転々とすることもあり，患者本人はもちろん，家族への介入も重要であることに留意していただければ幸いである．

引用・参考文献
1) 厚生労働省：平成26年わが国の人口動態—平成24年までの動向．p20，厚生労働省大臣官房統計情報部，2014
2) 亀山元信ほか：重症頭部外傷の年齢構成はどのように変化してきたのか？—頭部外傷データバンク【プロジェクト1998，2004，2009】の推移．神経外傷36：10-16，2013
3) 苅田博ほか：重症頭部外傷に対する治療戦略としての穿頭術の現状：特に急性硬膜下血腫例における有用性と限界について．頭部外傷データバンク【プロジェクト2009】の分析．神経外傷36(2013)：30-36，2013
4) 間中信也，外傷性てんかん調査会：頭部外傷後のてんかんの発生．リスクファクターと予防的投薬の効果．多施設共同研究日本てんかん学会プログラム・抄録集25：84，1991

第2章 回復期リハビリテーションでの疾患別マネジメントの実際

脳・神経疾患

（脳血管性）認知症

齋藤 由美

病態

認知症とは

認知症とは，「一度正常に達した認知機能が後天的な脳の障害によって持続的に低下し，日常生活や社会生活に支障をきたすようになった状態をいい，それが意識障害のないときにみられる」と定義されている[1]．

つまり，「大人」として生活してきた人で，脳の器質性変化によって複数の知的機能に障害をきたし，自立した日常生活が困難になり，それが一時的なものでなく，意識障害がないときにもみられる状態をいう．

認知症の分類

1 認知症の病因と分類

認知症をきたす病因はさまざまである（図1）．
大まかに，なんらかの原因で神経細胞死が生じる変性性認知症，脳血管障害によって生じる血管性認知症，二次的に生じているために多くの場合には原因疾患を治療すれば症状の改善が見込まれる可能性が高い二次性認知症などに分類される．日本では，アルツハイマー病が最も頻度が高い認知症である．

2 三大認知症

アルツハイマー病，レビー小体型認知症，血管性認知症は，三大認知症とよばれる．
生活習慣病対策や急速に進む高齢化を背景に，血管性認知症は今後さらに減少し，アルツハイマー病，レビー小体型認知症の頻度は，増加するこ

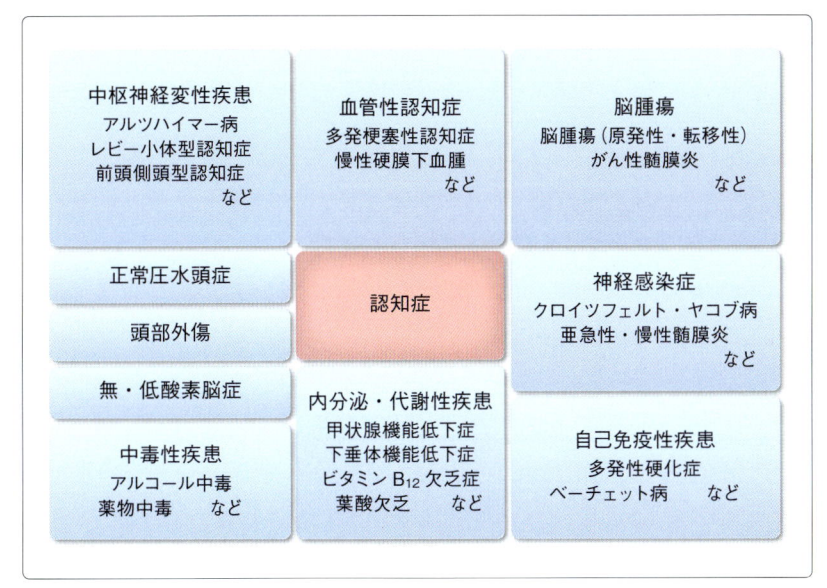

図1 認知症の原因疾患
山田律子：看護を展開するうえで必要な「認知症の病態」に関する知識．認知症の人の生活行動を支える看護―エビデンスに基づいた看護プロトコル（高山成子編），p.8，医歯薬出版，2014より引用

とが予測されている．

3 認知症の診断基準

　診断基準は，記憶障害がなくても認知症と診断可能な，アルツハイマー病以外の認知症にも対応したものが，NIA/AA（National Institute on Aging-Alzheimer's Association）によって提唱されている（**表1**）．

　認知症の原因疾患により脳の損傷部位が異なり，障害部位と現れている症状とが対応する（**図2**）．

①アルツハイマー病

　アミロイドβによって老人斑が，タウタンパクによって神経原線維変化が生じ，大脳皮質や海馬を中心に神経細胞の脱落が起こる．

　萎縮は海馬から始まり，側頭葉全体，さらには頭頂葉へと広がっていく．

②レビー小体型認知症

　αシヌクレインというタンパク質からなるレビー小体が，中枢神経（とくに大脳皮質等）に多数出現し，それによって神経細胞の脱落が起こる．

　後頭葉を含む全体的な萎縮がみられ，徐々に萎縮が広がっていく．

③前頭側頭型認知症

　前頭葉と側頭葉前方部の萎縮を特徴とする変性性認知症である．意味性認知症，進行性非流暢性失語と並び，前頭側頭葉変性症の仲間とされている．

④脳血管性認知症

　脳血管障害に関連して出現した認知症を総称したものであり，主病変の存在部位によってさまざまな症状を呈する．

表1 NIA-AAによる認知症診断基準の要約

1. 仕事や日常活動に支障
2. 以前の水準に比べ遂行機能が低下
3. せん妄や精神疾患によらない
4. 認知機能障害は次の組み合わせによって検出・診断される
    1) 患者あるいは情報提供者からの病歴
    2) 「ベッドサイド」精神機能評価あるいは神経心理検査
5. 認知機能あるいは行動異常は次の項目のうち少なくとも2領域を含む
    1) 新しい情報を獲得し，記憶にとどめておく能力の障害
    2) 推論，複雑な仕事の取扱いの障害や乏しい判断力
    3) 視空間認知障害
    4) 言語障害
    5) 人格，行動あるいは振る舞いの変化

(McKhann GM et al: The diagnosis of dementia due to Alzheimer's disease: Recommendations form the National Institute on Aging-Alzheimer's Association workgroups on diagnostic guidelines for Alzheimer's disease. Alzheimers Dement 7: 263-269, 2011 より一部改変)
下濱俊：アルツハイマー病の新たな診断基準．日本老年医学会雑誌50(1): 2, 2013 より一部改変

前頭側頭型認知症
（前頭葉・側頭葉に限局した萎縮）

前頭葉の損傷
〈認知面〉
　記憶障害
　計画とその遂行の障害
　問題解決や判断の障害
　注意障害
　運動性失語
〈情動面〉
　自発性低下
　脱抑制
　抑うつ
　感情コントロール不良

前頭前野の損傷
　行動の管理・遂行の障害
　思考の組織化・構造化の障害

側頭葉の損傷
　色彩失認（左側側頭葉の障害）
　聴覚失認（両側側頭葉側頭回の障害）
　感覚性失語（左側側頭葉の障害）
　言語抑制の障害（側頭葉内側の障害）
　記憶障害（側頭葉内側，前脳基底部，間脳の障害）

アルツハイマー病
（側頭葉内側から徐々に頭頂葉にかけて萎縮が拡大）

頭頂葉の損傷
　観念失行（左半球の頭頂葉の障害）
　観念運動失行（左半球の頭頂葉の障害）
　半側身体失認（劣位半球[多くは右]の障害）
　半側空間失認（無視）

頭頂葉〜後頭葉の損傷
　構成失行（左側頭頂葉〜後頭葉の障害）
　着衣失行（右側頭頂葉〜後頭葉の障害）
　視空間失認（右側頭頂葉〜後頭葉の障害）

後頭葉の損傷
　皮質性視覚障害
　相貌失認（左側後頭葉の障害）
　視覚物体失認（右側頭頂葉〜後頭葉の障害）

レビー小体型認知症
（後頭葉を含む全般的な萎縮，海馬[側頭葉内側]は軽度）

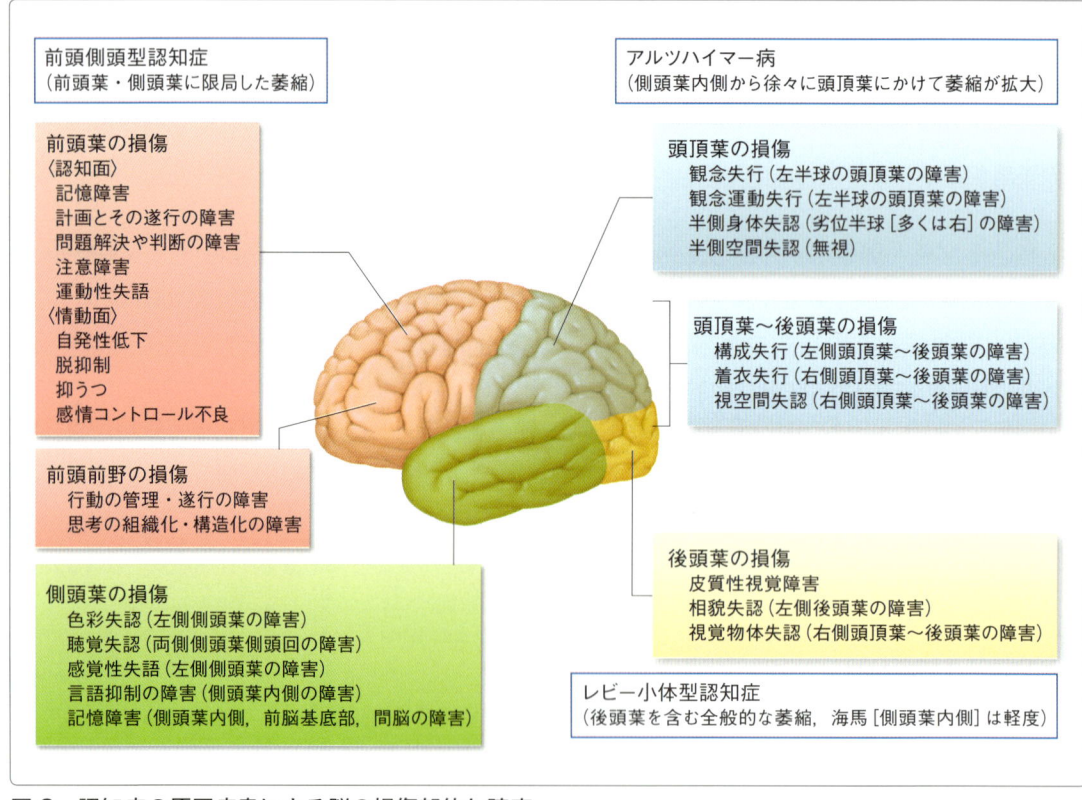

図2 認知症の原因疾患による脳の損傷部位と障害
山田律子：看護を展開するうえで必要な「認知症の病態」に関する知識．認知症の人の生活行動を支える看護—エビデンスに基づいた看護プロトコル（高山成子編），p.8, 医歯薬出版，2014より引用

臨床像

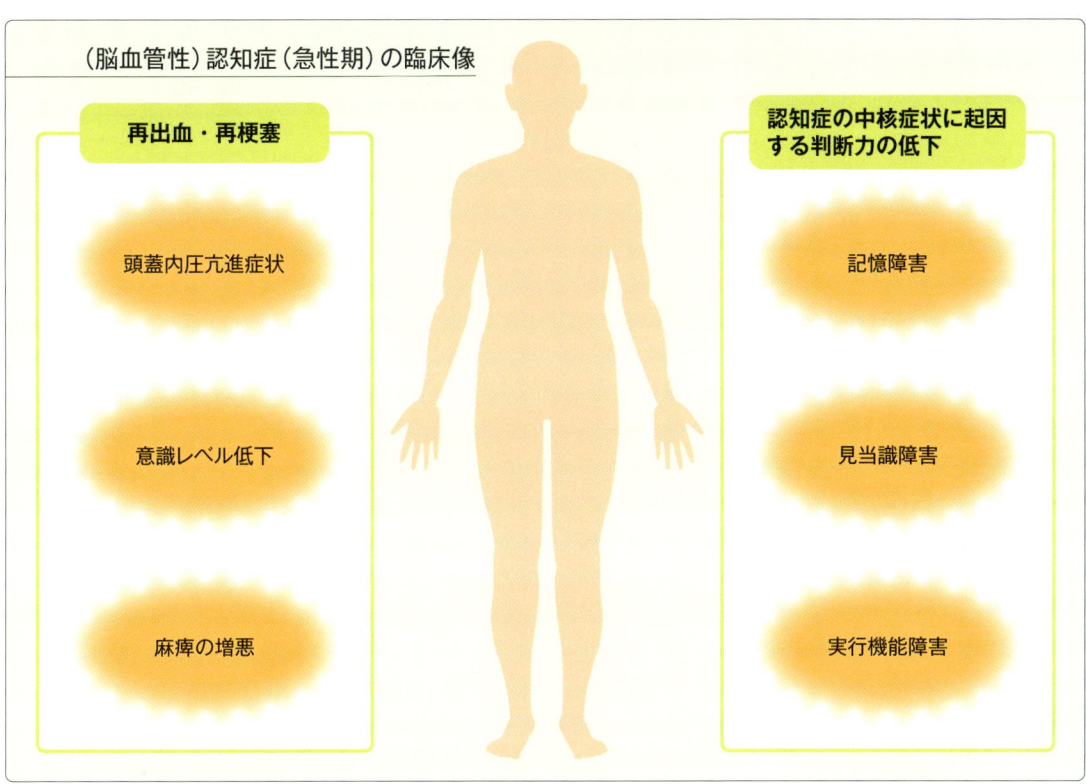

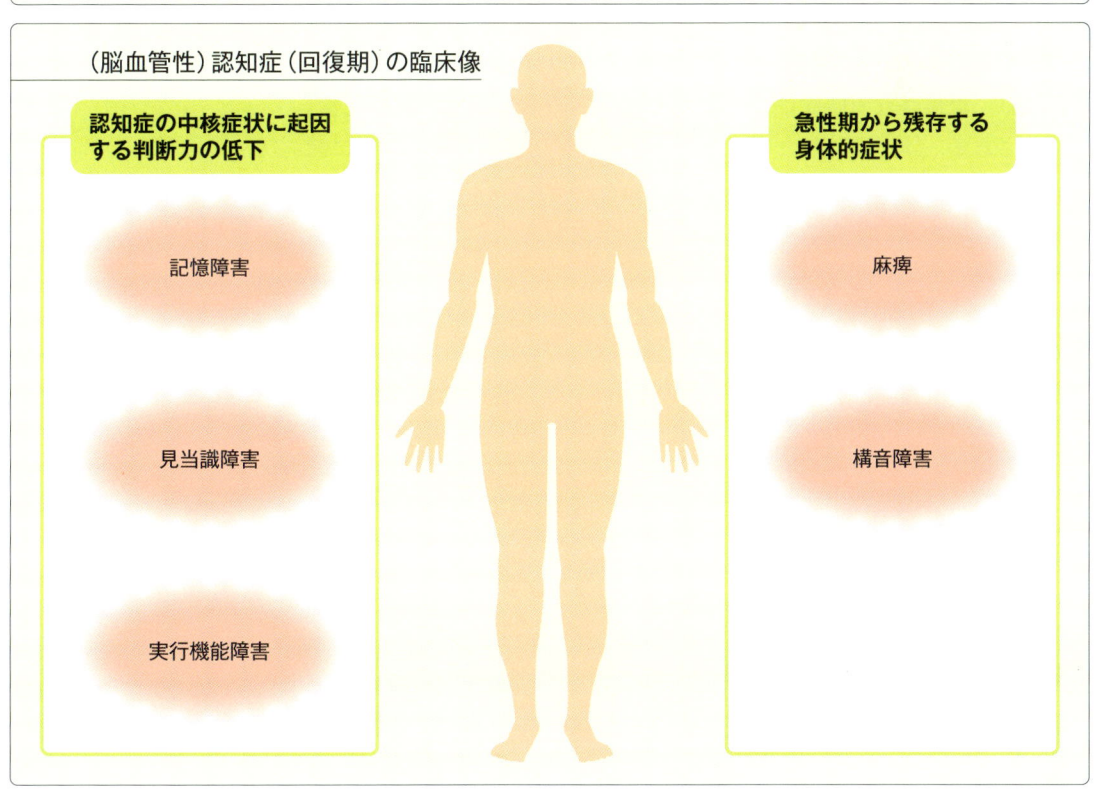

（脳血管性）認知症（急性期）の臨床像

再出血・再梗塞
- 頭蓋内圧亢進症状
- 意識レベル低下
- 麻痺の増悪

認知症の中核症状に起因する判断力の低下
- 記憶障害
- 見当識障害
- 実行機能障害

（脳血管性）認知症（回復期）の臨床像

認知症の中核症状に起因する判断力の低下
- 記憶障害
- 見当識障害
- 実行機能障害

急性期から残存する身体的症状
- 麻痺
- 構音障害

認知症の症状は，認知症になると必ず出現する中核症状と，周辺症状の2つである．

周辺症状は，その中核症状に身体的・精神的・環境的な影響などのさまざまな影響が加わることで二次的に出現する，認知症の行動・心理症状（BPSD）をいう．

BPSD
behavioral and psychological symptoms of dementia
認知症の行動・心理症状

中核症状

1 記憶障害

①記憶の3つの過程
記憶は，情報が頭に入り，その情報を脳内にとどめ，必要なときに取り出す，という3つの過程から成り立っていると考えられており，それぞれを「記銘」，「把持」，「想起」とよぶ．

②内容による記憶の分類
記憶は，内容によって「陳述記憶」と「手続き記憶」に分類され（図3），「陳述記憶」はさらに「エピソード記憶」と「意味記憶」に分類される．日常的に使用している「記憶」に近い概念は「エピソード記憶」に相当し，また「意味記憶」は日常生活に必要な世間一般の知識の記憶であり，言語機能が含まれる場合もある．

一方，「手続き記憶」は自転車の乗り方や箸の使い方などのような「体で覚えた記憶」をさす[2]．

③保持時間による記憶の分類
記憶は，保持される時間によって，「即時記憶」「近時記憶」「遠隔記憶」に分類される．「即時記憶」とは，たとえば数字を，聴いた順とは逆に繰り返す逆唱のように，頭に入れたら即座に取り出す記憶のことである．

「近時記憶」は数分から数か月の記憶，「遠隔記憶」は数か月以上の記憶であり，時間の長短にかかわらず，把持が必要な記憶は「長期記憶」とよばれる．

④認知症と記憶障害
記憶は，高次機能の土台となっている注意等による影響を受けるため，大抵の場合，認知症では記憶障害がみられる．

アルツハイマー病の初期で障害されるのは「エピソード記憶」であって，「近時記憶」である[2]．エピソード全体を覚えていられないため，たとえば食事を例にすると，食べたこと全体を覚えていられず「食べたのに食べていないと言う」などの状況が起こる（図4）．

2 見当識障害

①時・場所・人物の認識の障害
見当識とは，今がいつで，ここがどこで，自分と周囲の人とがどのよう

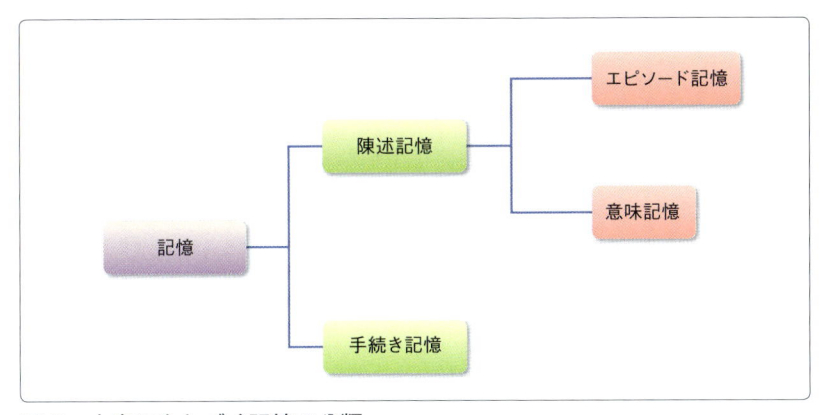

図3　内容にもとづく記憶の分類
Squire LR et al：The neuropsychology of memory-new between humans and experimental animals. Ann N Y Acad Sci444：137-149, 1985

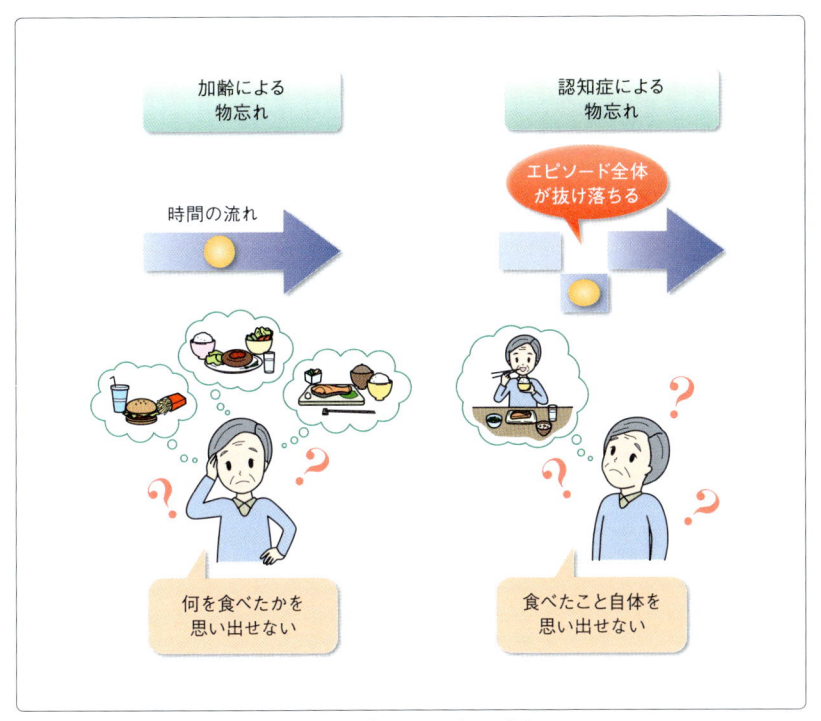

図4　加齢によるもの忘れと認知症によるもの忘れ

な関係にあるか，といったことを判断する能力のことである．

　記憶や注意，意識等，さまざまな機能が関連しあって維持されている能力であり，通常私たちは，日常生活の中でさまざまな情報を統合することで見当識を維持している．

　認知症の経過に伴い，「時の見当識」「場所の見当識」「人の見当識」の順に障害されるという特徴がある．

②「今，現在」を患者に伝える手がかりを探す

　認知症患者の中核症状を見極めようという視点を持つことはもちろん大

切であるが,「今,現在」が患者に伝わるような情報があるかどうか,まず探すことがヒントになりうる.

認知症患者の看護において,患者の持ち物や習慣などを通して,生活環境を整えることに視点を向けると,見当識の回復に非常に重要な手がかりが得られる場合がある.

たとえば,その人がいつも身につけている腕時計があれば,その腕時計をたよりに時間を確認することで今がいつかがわかるかもしれない.

いつも新聞を読む習慣があれば,その新聞を通して日にちや曜日等の情報を得て,現実見当識を高めることができる可能性も考えられる.

3 失語

失語とは,理解する,話す,書くという言語の機能が失われた状態をいう.

理解はできても話せない,あるいは,話せるけれども内容がちぐはぐである,などのことが起こる.

障害された脳の部位により,運動失語(ブローカ失語),感覚失語(ウェルニッケ失語)などの種類がある.

4 失行

失行とは,患者の維持している運動機能に比して,目的に沿った行為ができないことをいう.

たとえば,歯ブラシやコップを持つことはできるが,歯磨きができない,といった道具使用の障害は,「観念失行」とよぶ.

また,実際に櫛を使って髪をとかすことはできるが櫛を持たずに髪をとかす真似はできない,といったことは,「観念運動失行」とよぶ.

5 失認

失認とは,感覚器官に異常がないにもかかわらず,正確に知覚できないことをいう.

たとえば,目の前に椅子があるとわかっていても,距離感がつかめずにうまく座れない,階段は見えるが段差がわからずに階段の前で立ち止まってしまう,名前や声を聞けばわかるのに顔を見ても誰かわからない「相貌失認」等がある.

6 実行機能障害(遂行機能障害)

① 目標・計画・実行機能の障害

実行機能(遂行機能)とは,目的をもった一連の活動を有効に行うのに必要な機能であり,人が社会的・自立的・創造的に活動を行うのに重要な機能である.

具体的には,①目標の設定,②計画立案,③目標に向かって計画を実際に行うこと,④効果的に行動を行うことから成る[3].この機能が障害さ

ることを「実行機能障害」とよぶ．

　実行機能障害は，前頭葉の損傷で多く認められるといわれており，行動を開始・維持・中断することが困難になる等がみられることもある．

②料理が困難になる

　日常生活の中で実行機能を発揮しているものの例として，「料理」がある．

　何を作るかを決め，どのように作るかを計画し，同時にいくつもの行為を行いながら実際に作る，という過程は，認知症になると困難になる．

　このため，「そういえば以前に比べて最近は台所に立たなくなっていた」といったエピソードが，認知症患者の家族からしばしば聞かれる．

認知症の行動・心理症状（BPSD）

　BPSDには，身体的攻撃性，焦燥，徘徊等，患者を観察することによって明らかにされる「行動症状」と，不安，抑うつ気分，幻覚，妄想等，患者や家族との面談によって明らかにされる「心理症状」とがある[4]．

　たとえば，入院当日，あるいは数日が経過した後，夕方頃になると「家に帰ります」と荷物をまとめたり，「早く帰って子どもの帰りを待たないと．タクシーを呼んでもらえますか？」と言ったりという，なんとなくそわそわした言動は，BPSDの症状の1つと考えられる．

　そのようなBPSDに対しては，患者に起きている症状をなくそうとしたり，事実と異なるからと否定したりしてはいけない．

　まず，「相手の立場になって考える」姿勢を基本に，①認知症の原疾患や重症度がどの程度か，②認知症患者を取り巻いている環境が本人にとってどうか，③これまでどのように生きてきて，どのような生活を送ってきた人か，を考える必要がある．

　BPSDへのケアは，このように考えることから始まるのである．

　BPSDは，基礎に中核症状があり，環境と相互に作用して，生活上で困難が生じている．認知症患者にみられる扱いのむずかしい症状であるが，多くの誘因が多重的に関連しているため，それらの要因をアセスメントしながら，看護・ケアで要因の1つひとつを取り除いていくことが重要となる（図5）．

検査

　認知症様の症状は，糖尿病などの内科疾患によっても生じる．このため，治療の可能性が高い二次性認知症を早期に発見する意味でも，認知症の診断には原因診断と正確な鑑別が重要であり，病歴，現病歴，身体所見，神経心理検査，血液検査，画像検査等で鑑別診断が行われる．

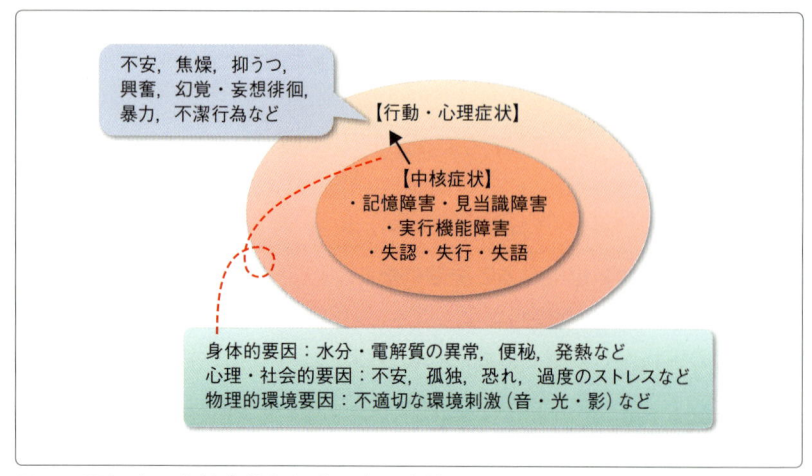

図5 認知症の中核症状と行動・心理症状

1 認知機能検査

認知機能検査には数種類あり，それぞれに特徴や長所・短所が異なるため，何を目的に使用するかを明確にして，使用する必要がある．

認知症のスクリーニング検査でよく行われるものには，改訂長谷川式簡易知能評価スケール（HDS-R）や，ミニメンタルステート検査（MMSE）がある（図6，図7）．

HDS-Rは，9項目の質問で構成されている．最高得点は30点で，20点以下で認知症の疑いありとなる．

一方，MMSEは，4つの動作性検査を含む11項目の質問で構成されている．教育歴を考慮して解釈することが必要で，最高得点は30点で，23点以下で認知症の疑いありとなる．

HDS-R
Hasegawa dementia rating scale-revised
改訂長谷川式簡易知能評価スケール

MMSE
mini-mental state examination
ミニメンタルステート検査

2 画像検査

CTやMRIは，脳の形態をとらえることを得意とした検査で，脳の萎縮の程度や，梗塞・出血の病変を確認できる．

一方，SPECTは脳血流を，PETは糖代謝を反映するため，脳の機能を画像で確認できる検査である．

たとえば，レビー小体型認知症は，後頭葉の血流低下が特徴的で，症状として現れる幻視との関連性があるといわれているため，画像検査の結果がアルツハイマー病との鑑別に用いられる場合もある．

経過・予後

アルツハイマー病等の変性性認知症は，原因疾患の進行に伴う脳そのものの変化に合わせて認知機能の低下があらわれる（図8）．このため，緩や

図6 HDS-R
加藤伸司ほか：改訂長谷川式簡易知能評価スケール（HDS-R）の作成．老年精神医学雑誌2（1）：1339，1991より引用

図7 MMSE
Folstein M F et al："Mini-mental state". A practical method for grading the cognitive state of patients for the clinician. J Psychiant Res12（3）：189-198，1975

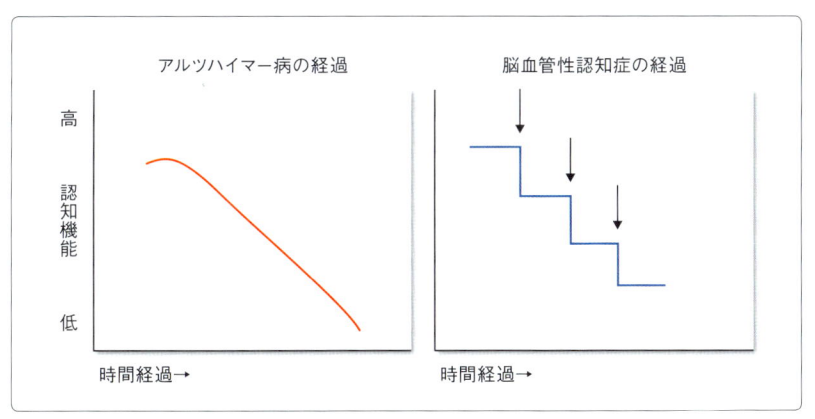

図8 認知症の経過に伴う認知機能の変化

かなカーブを描くように徐々に認知機能が低下し，最終的には死を迎える，という経過をたどる．
　一方，脳血管性認知症は，発作が起こるごとに認知機能が階段状に低下

していくという点が特徴であり，主な原因である生活習慣病を予防することで予防が可能な認知症である．

治療およびマネジメント

治療

認知症に対する治療は，薬物療法と非薬物療法とがある．

1 薬物療法

認知症の中核症状に対して，認知機能の改善や低下を遅らせることを目的に，コリンエステラーゼ阻害薬（ドネペジル塩酸塩など）や，グルタミン酸NMDA受容体拮抗薬（メマンチン）が使用される．

BPSDに対しては，場合によっては薬剤の力を借りることもあるが，まずは多角的な視点でのアセスメントに基づくケアによる対処が基本となる．

①脳血管性認知症の予防

脳血管障害が原因となって生じる血管性認知症に対する治療としては，何よりも予防が大切である．

脳梗塞は，そのタイプによって機序や危険因子が異なるため，適切な予防対策が必要となる．

アテローム血栓性脳梗塞の場合には抗血小板療法のほか，高血圧・糖尿病・脂質代謝異常症のコントロールが行われる．心原性脳塞栓症の場合にはワーファリンの使用のほか，患者の背景や危険因子に合わせた治療が，ラクナ梗塞の場合には降圧療法等が行われる．

2 非薬物療法

非薬物療法には，回想法やリアリティオリエンテーション（現実見当識訓練），音楽療法やアートセラピー等さまざまある．

それらを日常生活の中に取り入れ，ケアの1つとして行うことは十分可能である．

たとえば，食事の時間であることを患者に伝える際に，「食事です」という表現を「朝食です」「朝ごはんです」といった表現に変えるだけで，「朝」という時間を認識できるようにするためのケアとなる．

また，どのように生きてきたのかを認知症患者ご本人に情報収集を行う際にも，ご自分の歴史を語っていただくこと自体が「回想法」となる場合もある．

3 ケアマネジメント

①看護職の役割

患者・家族とともに，「こんな生活が送りたい」という目標を明確にし，

その目標を看護職・介護職，また，病院・施設・在宅等にかかわらず，認知症患者を取り巻く多職種で共有する．

その上で，目標に向けた支援について議論・調整を行う多職種によるカンファレンスが，オーダーメードの支援を創り出すことにつながる．

多職種からなるリハビリテーションチームのなかでも看護職は，病気と生活の両方を支援することができる職種という特徴から，そのマネジメントを行う中心的役割を担う立場にある．

②生活と医療の両面から見る

認知症があっても，健康の保持・増進のために，会話，食事，身づくろい，清潔，排泄などの日常生活動作，人づきあいや掃除，洗濯，裁縫のほか，囲碁や園芸などの趣味や社会生活活動への支援が重要となる．

並行して，認知症あるいは高齢であることに起因するリスク（転倒や転落による骨折・硬膜下血腫などの外傷，嚥下困難による誤嚥・窒息，薬剤の副作用，感染症への対応等）へのマネジメントも必要とされる．

アセスメント

認知症患者のアセスメントは，多角的なアセスメントから認知症患者を全人的に理解することが第一である．さらに，もっている力を明らかにして，その能力を発揮して生活が送れるように支援することも重要な目的である．

それには，失われていく力のみにとらわれることなく，広い意味で「できることはなにか」という視点を持つことが必要である[5]．

それによって，患者の楽しみや生きがい，役割を見つけられる可能性があり，生きることへの支援にもつながると考えられる．

認知症患者のアセスメントは，多角的な視点でとらえるという点では成人看護を基本としている．しかし，その「視点」それぞれに，「加齢に伴う変化」や「認知機能の低下に伴う変化」が加わり，さらには「環境」との関係性の中でどのように生活しているかという視点も加わるため，さらに鋭い観察力と，知識や想像力が求められる（図9）．

ADL（日常生活動作〈活動〉）については，①できていることは何か，②できないことは何か，③機能的にはできると考えられるのにできていないことは何か　という視点で観察を行うことで，見えていなかった「もっている力」に気づき，リハビリテーションに生かすことが重要である．

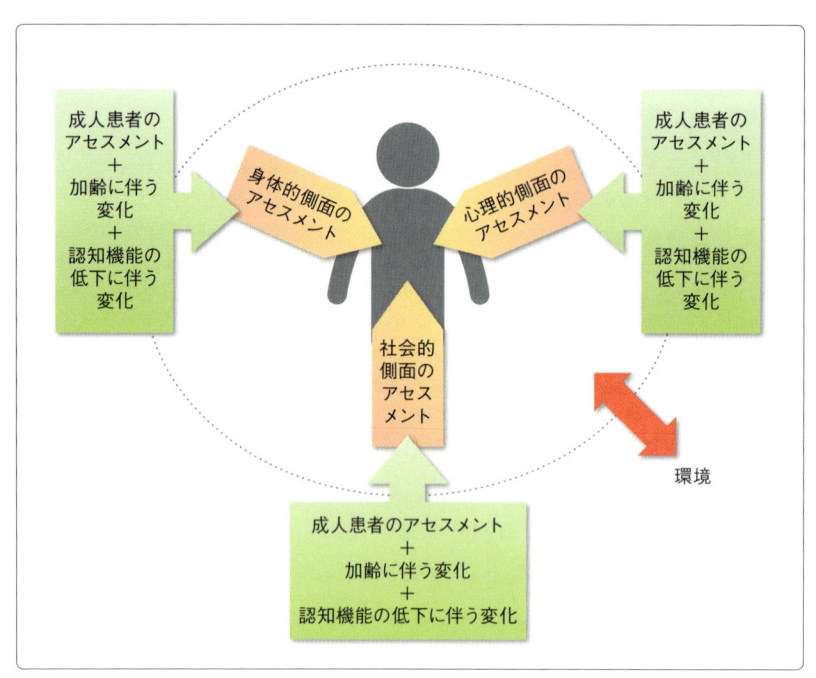

図9 認知症看護におけるアセスメント

看護ケアの焦点

ケア/管理	リハビリテーション前期	リハビリテーション後期
体調管理	・内服薬の管理や栄養・水分摂取のコントロール等，自分でできることとできないことをアセスメントする ・できることを継続することで生活習慣病悪化の予防を支援する	生活習慣病悪化の予防に関して，自分でできないことを誰がどのように支援するかを患者とともに考え退院後の生活を見据えたコーディネートをする
安全管理	認知症の中核症状と身体症状のアセスメントをふまえた転倒転落予防を行う	退院後の生活環境に合わせた転倒予防策を患者とともに考える
精神面のケア	・ささいなことでも話ができるような関係づくりを目指す ・患者の表出する思いを反復やうなずき等のコミュニケーション技術を使いながら支持的態度で受け止める	生活上の困難さを持ちながらも患者自身が「こうなりたい」という目標が見えるようなかかわりを心がけ，実際に可能となるように支援をする

認知症患者のリハビリテーション

　認知症へのアプローチには，認知障害の原因となる疾患を明らかにし，認知機能を向上させることや認知症の行動・心理症状の改善を目指す薬物療法を行う「医学的アプローチ」と，認知障害があってもその人らしく暮らせるように生活障害をよくしようとする「ケアのアプローチ」がある．
　リハビリテーションは，その中間的な視点であり，よいケアを基本に，

認知機能の向上や生活能力・QOLの向上を目指す[6].

急性期を脱し，回復期にある認知症患者への看護において，住み慣れた地域でその人らしく生きていくために，「回復」と「予防」をキーワードに，生活の質の向上に寄与するリハビリテーション看護の役割は非常に重要である．

認知症患者の生活に注目するリハビリテーション

認知症のリハビリテーションにおいて，そのリハビリテーションが有効かどうかは，どのような方法で行うかということよりも，どのように行うかということに影響される．

具体的には，「看護師中心」ではなく「患者中心」の視点で看護・ケアを行うということである．

「患者中心」というのは，単なる嗜好や好みということではなく，たとえば，これまで生きてきた中で，人間関係を構築するうえでどのようなことを重んじてきたのかということや，意思決定において重要とすることは何か，といったことである．

それらと認知症に関連する症状とをふまえ，認知症患者自身の「目標」を引き出すことがまず必要となる．

そのためには，情報収集・アセスメント・目標設定・問題の抽出・看護実践・評価，というプロセス全体を通じ，「私はあなたの味方です」，「私はあなたを支援するためにいるのです」というメッセージが伝わるような，認知症患者に真摯に向き合う看護師の「姿勢」が重要である．

文献
1) 日本神経学会監：認知症の定義，概要，経過，疫学．認知症疾患ガイドライン2010，p8，医学書院，2010
2) 前掲書1)，p26-27
3) 阪井一雄ほか：認知症の症徴学　中核症状．認知症テキストブック（日本認知症学会編），p64-70，中外医学社，2008
4) 得居みのり：認知症の病態・治療と看護．認知症高齢者の看護（中島紀恵子責任編集，太田喜久子ほか編），p.18-22，医歯薬出版，2007
5) 国際老年精神医学会：BPSDとは何か．BPSD痴呆の行動と心理症状（日本老年精神医学会監訳），p12-23，アルタ出版，2005
6) 吹田夕起子：認知症高齢者の看護援助．認知症高齢者の看護（中島紀恵子編），p61-62，医歯薬出版，2007
7) 山口晴保：認知症のリハビリテーションとケア．認知症テキストブック（日本認知症学会編），p181-199，中外医学社，2008
8) 高山成子編：認知症の人の生活行動を支える看護―エビデンスに基づいた看護プロトコル，p8，医歯薬出版，2014
9) 坂井建雄ほか監：記憶の種類と脳内ネットワーク．ぜんぶわかる脳の事典，p110，成美堂出版，2011
10) 加藤伸司ほか：改訂長谷川式簡易知能評価スケール（HDS-R）の作成．老年精神医学雑誌2：1339，1991

運動器疾患

大腿骨頸部骨折

藤森 雪美

病態

分類

　大腿骨頸部骨折は，大腿骨近位部骨折と称されることもあり，大腿骨頸部の内側骨折である関節包内骨折と，外側骨折である関節包外骨折に分類される．

　しかし，その呼称に混乱も多く，正確には関節面に近い側から，骨頭骨折，頸部骨折，頸基部骨折，転子部骨折，転子下骨折とに分類される（図1）．

　関節包内骨折である頸部骨折は血行不良から骨頭壊死を生じることも多く，関節包外骨折である転子部骨折に比べ構造的に骨癒合が得られにくく，偽関節になりやすい．

　大腿骨頸部骨折は，体重のかかっている荷重肢の骨折であり，受傷後は歩行困難となり，入院治療が必要となる．

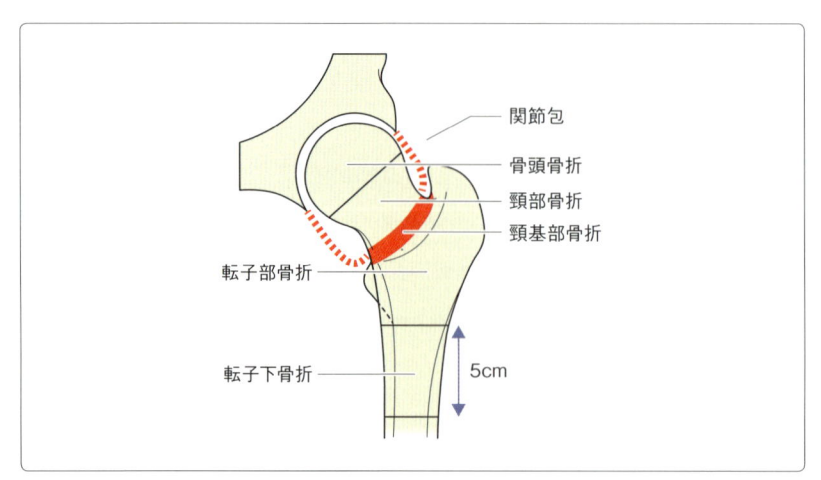

図1　大腿骨近位部骨折の分類

高齢者に好発する大腿骨頸部骨折

　超高齢社会への移行に伴い，高齢者の転倒による受傷が増加傾向にある．
　また，高齢者は，長期臥床による褥瘡や肺炎の併発，認知症の発症や増悪などのリスクが高く，早期離床のためにも手術治療が選択されることが多い．
　高齢者は，入院，手術や術後の疼痛などによるせん妄発症のリスクが高く，リハビリテーションを進めていくうえでせん妄へのケアも重要となってくる．

高齢者の特徴

　患者の多くが高齢者であるため，術前から高齢者の特徴をふまえたうえで全身状態の看護を行う必要がある（図2）．
　高齢者は，身体機能の最大能力と安静時の能力との差である予備力が低下している．このため，合併症を生じやすい．
　また，恒常性機能が低下しており環境の変化に弱いといえる．体温調整能力の低下や水・電解質バランスの異常による発熱，下痢・嘔吐などによる脱水，耐糖能の低下による低血糖に加え，血圧の変化にも注意が必要である．
　通常，受傷前より，複数の病気や訴えがあることが多く，同一の疾患であっても個人差が大きい．自覚症状も乏しいことから，看護師の日々の観察やアセスメントが重要である．

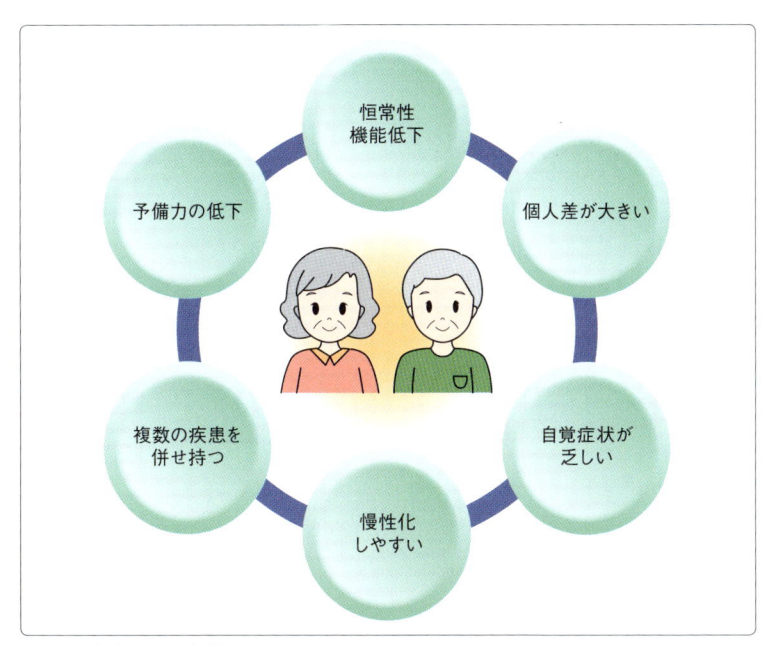

図2　高齢者の特徴

臨床像

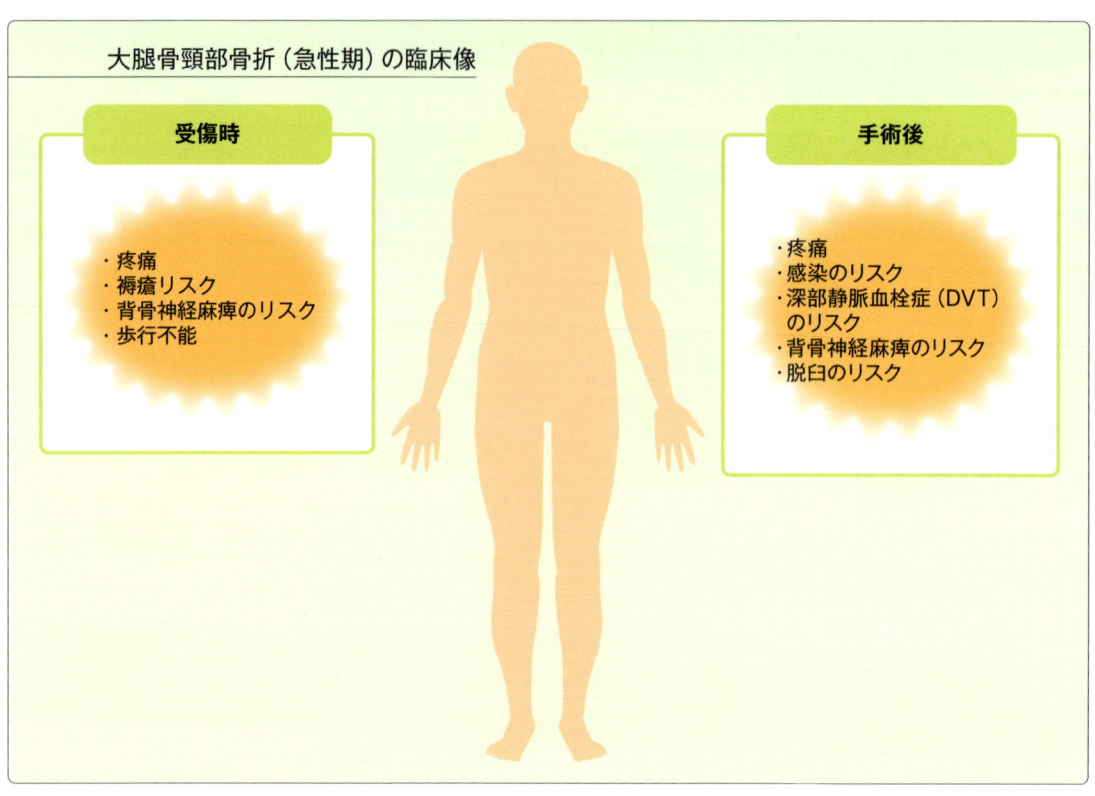

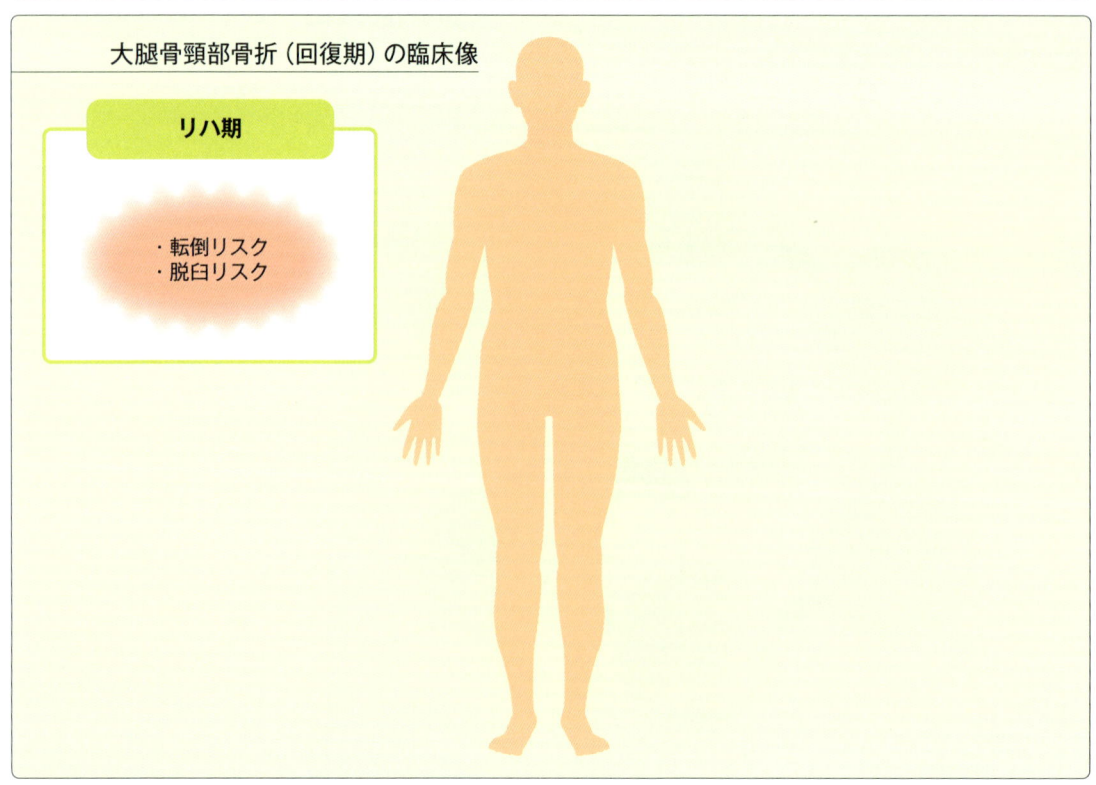

大腿骨頸部骨折（急性期）の臨床像

受傷時
- 疼痛
- 褥瘡リスク
- 背骨神経麻痺のリスク
- 歩行不能

手術後
- 疼痛
- 感染のリスク
- 深部静脈血栓症（DVT）のリスク
- 背骨神経麻痺のリスク
- 脱臼のリスク

大腿骨頸部骨折（回復期）の臨床像

リハ期
- 転倒リスク
- 脱臼リスク

入院（受傷時）

1 身体的症状

　受傷により，歩行が不能であり，疼痛から臥床しがちとなる．自力での体位変換が困難なことも多いため，褥瘡のリスクがある．
　また，下腿が外旋しやすく，腓骨神経麻痺にも注意が必要である．

2 精神的症状

　予期せぬ受傷により入院を余儀なくされるため，初めての入院や手術による不安がある．慣れない環境や不安は，せん妄を引き起こす要因である．

3 検査データ

　X線により骨折部位を特定し，手術方法を決定する．

手術後

1 身体的症状

　手術による疼痛があるほか，臥床による腰痛が出現することがある．
　体位変換を自力で行えない場合，褥瘡のリスクとなる．

2 精神的症状

　手術が終わったことで安心感がある．
　しかし，多くのドレーン類（点滴，酸素マスク，膀胱留置カテーテルなど）によるストレスが生まれる．また，ドレーン類の留置も，せん妄を引き起こす要因となる．

3 検査データ

　感染徴候や栄養状態，貧血の有無などを確認する．肝機能や腎機能，血液凝固能異常の有無などにより，対処法を決定する．

リハビリテーション期

1 身体的症状

　活動量が増すことにより，転倒のリスクが生じる．

2 精神的症状

　患者は無意識に，リハビリテーション室はリハビリテーションを行う場

所，病棟はゆっくり休むところ，と思っている人が多い．そのため，ADLの中に訓練動作を組み込んでいくことが必要である．

骨折による痛みの経験から，体動に消極的になることがあるため，疼痛に対する援助が必要である．

3 検査データ

可能であれば定期的にX線写真を撮影し，荷重量などの評価を行う．

治療やマネジメントの実際

手術方法

大腿骨頸部骨折は，高齢者に多い骨折であるため，長期臥床による合併症を防ぎ，早期に活動性を改善する目的で，可能であれば，ほとんどの場合，手術治療が選択される．

全身状態の把握と，患者・家族に説明と同意が得られたら，受傷後なるべく早期に手術をすることが推奨されている[1]．

大腿骨近位部骨折の手術方法の選択は，①大腿骨転子部骨折，②大腿骨頸部骨折Gardenstage Ⅰ・Ⅱ（安定型），③大腿骨頸部骨折Gardenstage Ⅲ・Ⅳ（不安定型）の3つに分けて考えるのが一般的である（図3）．

骨癒合率が高ければ骨接合術を選択し，骨頭壊死や偽関節（骨癒合が得られない）の確率が高ければ人工骨頭置換術，人工股関節置換術を選択する（図3）．

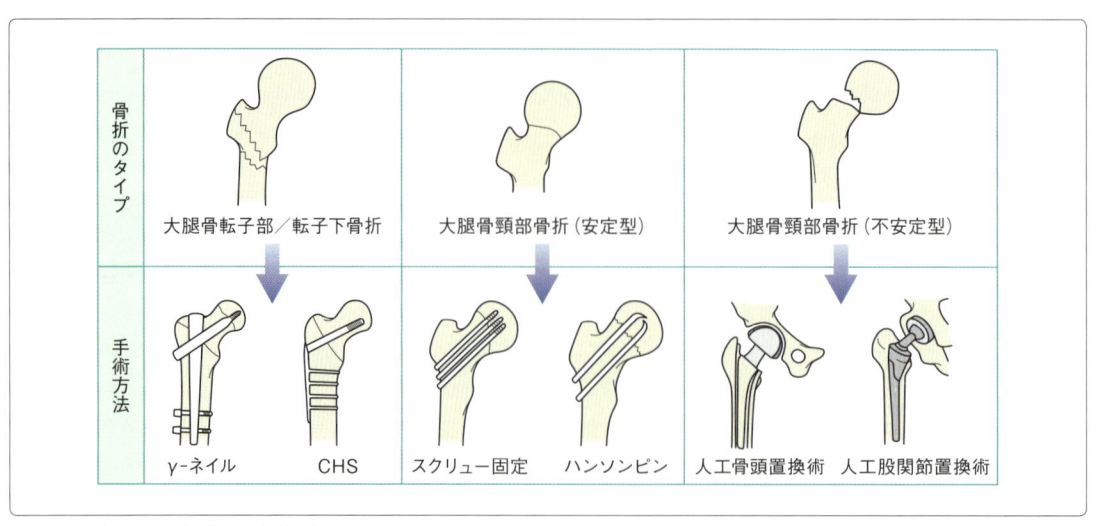

図3 骨折のタイプと手術方法
勝田紘史：大腿骨近位部骨折．リハビリナースのための超重要疾患マスターブック（目谷浩通ほか編），リハビリナース秋季増刊47：36, 2014より引用

① γ-nail（ガンマネイル）タイプやコンプレッション・ヒップ・スクリュー（CHS）タイプによる骨接合術
　→転子部骨折に適応される．
② スクリューなどによる骨接合術
　→転位（骨折のずれ）の少ない頸部骨折に適応される．
③ 人工骨頭置換術・人工股関節置換術
　→転位の大きい頸部骨折に適応される．

CHS
compression hip screw
コンプレッション・ヒップ・スクリュー

看護ケアの焦点

ケア/管理	手術後	リハビリテーション期
疼痛管理	・疼痛コントロールを図り早期離床を目指す ・疼痛は我慢しなくていいことを説明する	・術前と同等以上のADLを目指す ・定期的な鎮痛剤の内服
脱臼予防	術後体位変換は介助する	・脱臼肢位について指導する ・脱臼しない動作の練習・見守り
安全管理	・せん妄の予防 ・転倒・転落の予防 ・創部感染の予防 ・DVT／PTEの予防 ・腓骨神経麻痺の予防	・ADLのなかに歩行を取り入れる
退院指導	・介護保険申請の有無の確認 ・役割関係の把握	・家屋評価，訪問調査 ・感染や脱臼の指導

　大腿骨頸部骨折の術後は，下記のような看護問題が生じるため，看護師は，個々に目標を立て，ケアを行う必要がある．

1　看護問題1：手術による組織の破綻に関連した疼痛

　疼痛があると呼吸が浅く早くなり，酸素供給量の減少が引き起こされる．酸素供給量が減少することで創傷治癒が遅延する．
　また，疼痛がコントロールされれば早期離床が可能となるため，深部静脈血栓症や肺血栓塞栓症などのリスクを減らすことができる．

①看護目標
患者が疼痛を訴えることができる．
鎮痛薬使用などにて疼痛コントロールを図り，早期離床が可能となる．

②観察項目
- バイタルサイン
- 疼痛の有無（ペインスケールの値）・部位
- 体動，自力体位変換の有無
- 表情や言動
- 鎮痛薬使用状況
- 睡眠状況

③**看護ケア**
- 術前から疼痛は我慢せずにすぐにスタッフに伝えるよう説明する
- 術後疼痛時薬の使用
- 訴えの傾聴
- 自力体位変換が困難な場合は，2時間おきに体位変換を介助する
- 安楽な体位の調整

2 看護問題2：手術による組織の曝露，術後の免疫力の低下に関連した感染リスク状態

感染を引き起こすと発熱や疼痛により離床が困難な状態となる．早期に離床が行えないと合併症を引き起こすリスクが高くなる．

①**看護目標**
感染徴候がなく経過し，術後2週間程度でシャワー浴の許可が出る．
（現在では，創をカバーして3〜5日後にシャワー浴が許可される施設もある）

②**観察項目**
- 創部の発赤・熱感・腫脹の有無
- 浸出液の有無
- 創部痛の有無
- 持続的な発熱の有無
- 活動状況
- 検査データ

③**看護ケア**
- バイタルサインの測定
- 包交時には清潔操作で行う
- 毎日清潔の援助を実施する

3 看護問題3：麻酔による長時間の体動不能や手術・術後の臥床による血液循環の遅延に関連した深部静脈血栓症（DVT）／肺血栓塞栓症（PTE）のリスク

万が一，血栓症を併発すると生命の危機となるため予防が重要となる．

①**看護目標**
DVTの徴候がみられることなく，早期離床が行え，リハビリを進めることができる．

②**観察項目**
- 下肢の浮腫の有無
- 下肢末梢の色調変化の有無
- 静脈の怒張の有無
- 足背動脈の触知の有無
- ホーマンズ徴候の有無
- 酸素飽和度低下の有無

DVT
deep vein thrombosis
深部静脈血栓症

PTE
pulmonary thromboembolism
肺血栓塞栓症

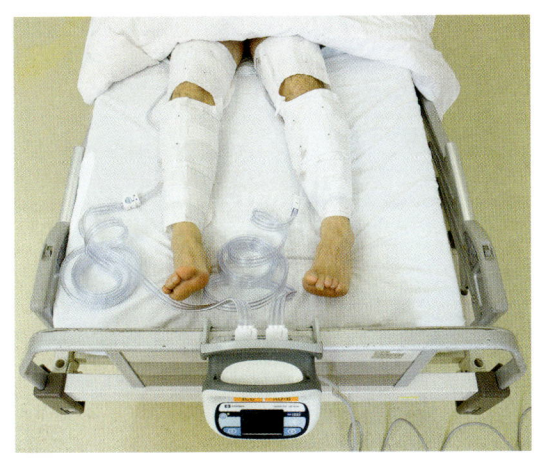

図4 間欠式空気下肢圧迫装置

- 呼吸困難の有無
- 胸痛の有無

③ **看護ケア**
- 圧迫療法(弾性ストッキング・弾性包帯・間欠式空気下肢圧迫装置,図4)
- 必要に応じて,抗凝固薬の使用
- 足関節の運動(自動・他動ともに)の促し

4 看護問題4：術後体動困難や麻酔による感覚機能の低下による腓骨小頭の圧迫に関連した腓骨神経麻痺のリスク

腓骨神経麻痺(図5)を生じると下垂足となり,麻痺の回復までのあいだ歩行に装具が必要となってくる.このため入院期間が延びる可能性が生じる.

① **看護目標**
腓骨神経麻痺の徴候がみられずに経過し,リハビリを進められる.

② **観察項目**
- 腓骨小頭の圧迫の有無
- 下腿外側のしびれの有無
- 足趾・足関節の自動運動の有無
- 足趾の背屈の有無
- 足部の知覚障害の有無
- 入院時との比較

③ **看護ケア**
- 良肢位の保持(下肢を挙上し中間位に保つ)
- 腓骨小頭に体位交換時の枕などが当たらないように工夫する.

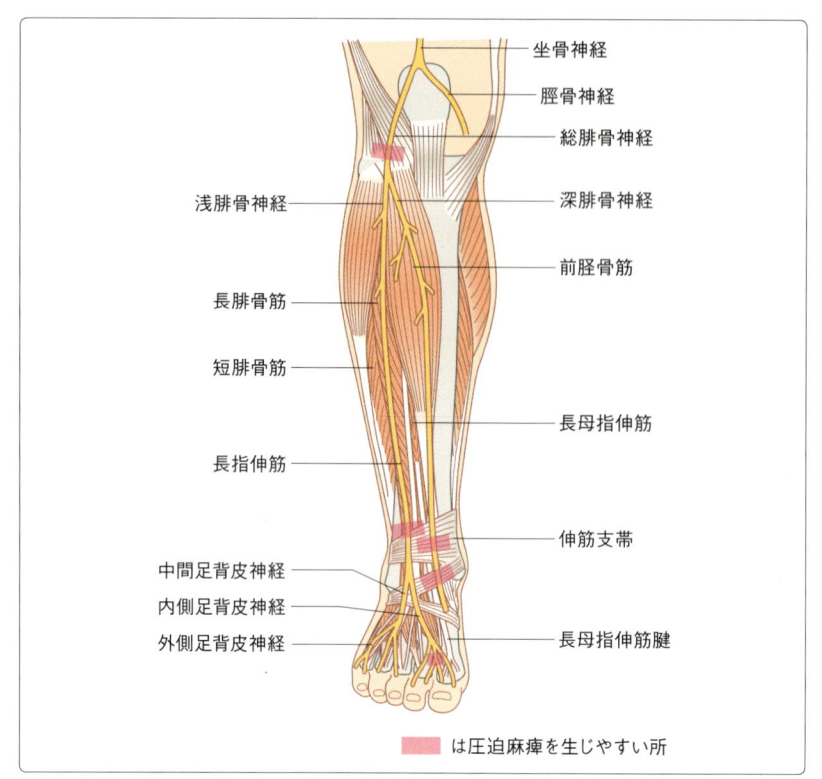

図5 腓骨神経と筋
仲田紀彦：腓骨神経麻痺．整形外科ビジュアルブック（落合慈之監），p390，学研メディカル秀潤社，2012より引用

5 看護問題5：手術による関節包の破壊や軟部組織の破壊に関連した脱臼のリスク

脱臼によって関節周囲組織に破綻をきたし，筋出力が低下したりする．関節の支持性が低下し，脱臼を繰り返す場合には，再度手術が必要となってくる．

①看護目標
脱臼肢位について理解し，脱臼肢位をとることなく日常生活を過ごすことができる．

②観察項目
- 疼痛の有無
- 脚長差の有無
- 脱臼肢位の有無

③看護ケア
- 術式による脱臼肢位の把握
- 術前に術後の体位変換のしかたを指導

　後方アプローチの場合：股関節の内転・内旋・屈曲
　前方アプローチの場合：股関節の内転・外旋・伸展…が一般的ではあるが，さまざまなアプローチ法があるため，術者に確認が必要である．

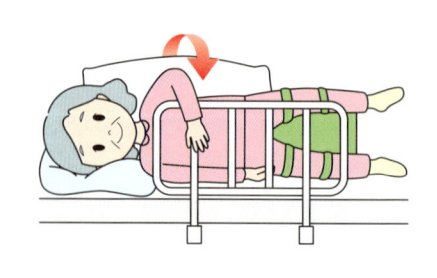

- 外転枕の使用
- 脱臼肢位にならないADLの指導（リハビリ部門と協力して）

6 看護問題6：術後疼痛や不安，安静指示による苦痛に関連したせん妄

せん妄をきたすと注意障害や記憶障害，見当識障害，知覚障害，思考障害，精神運動障害，情動障害，睡眠覚醒周期障害をきたす（表1）．ルート類の抜去や安静が守れないことにより適切な治療が受けられないリスクや転倒の危険性によりリハビリが進められないなどのリスクがある（表2）．

表1 せん妄によって引き起こされる障害

注意障害	●注意が散漫で，会話に集中できない，話題が変わっても前の話を続ける．
記憶障害	●昔のことは覚えているが，つい最近のことが思い出せない．
見当識障害	●日時や場所がわからなくなる，よく知っている人もわからなくなる．
知覚障害	●幻視（実際にはないものが見える） ●幻覚（実際にしない音が聞こえる） ●錯視（実在するものを異なって知覚する，例えば，天井のしみを虫と思い込む）
思考障害	●妄想（知覚障害の内容を現実と思い込み訂正できない，被害妄想など）
精神運動障害	●精神運動亢進（興奮，多動，多弁など） ●精神運動抑制（自発的な言動がない，刺激に反応しない）
情動障害	●不安，恐怖，抑うつ，怒り，多幸感，無欲など
睡眠覚醒周期障害	●不眠，断眠，昼夜逆転など

長谷川真澄：せん妄とは何か．高齢者のせん妄ケアQ＆A―急性期から施設・在宅ケアまで（亀井智子編），p8，中央法規，2013より引用

NSAIDs
nonsteroidal anti-inflammatory drugs
非ステロイド性抗炎症薬

表2 せん妄のリスク因子

準備因子	脳機能の低下しやすさ	●高齢 ●認知症 ●脳神経疾患の既往
身体因子	せん妄発症の病因となる疾患や薬物	●脳神経疾患（頭部外傷，脳出血，脳梗塞，脳腫瘍など） ●代謝障害（低血糖/高血糖，腎不全，肝不全，甲状腺機能低下/亢進，電解質異常，脱水，貧血など） ●循環障害（心不全，心筋梗塞，不整脈など） ●呼吸障害（肺不全，呼吸梗塞など） ●感染症（肺炎，尿路感染，敗血症など） ●アルコール離脱 ●薬物（抗コリン薬，抗パーキンソン病薬，抗うつ薬，ベンゾジアゼピン系薬，副腎皮質ステロイド，NSAIDs，H_2ブロッカー，β遮断薬，ジギタリス製剤など）
促進因子	せん妄発症を促進する環境や心理的要因	●環境の変化（環境の変化，ICU入室，施設入所など） ●感覚過剰/遮断（視覚/聴覚障害，モニターなどの騒音・照明など） ●不動・身体拘束（治療的安静指示，牽引，身体拘束具の使用など） ●疼痛・掻痒感などの不快症状 ●排泄に関する問題（頻尿，膀胱留置カテーテル，膀胱留置カテーテル，身体拘束具の使用など）

長谷川真澄：せん妄とは何か．高齢者のせん妄ケアQ＆A―急性期から施設・在宅ケアまで（亀井智子編），p5，中央法規，2013より一部改変

①**看護目標**
介入によりせん妄を起こすことなく入院生活が送れる．

②**観察項目**
- 年齢
- 既往歴
- せん妄の既往の有無
- 疼痛の有無
- 不安や緊張の有無
- チューブ類挿入の有無
- 睡眠状況
- バイタルサイン
- 検査データ
- 内服薬

③**看護ケア**
- 促進因子の除去や軽減など
- 環境調節
- せん妄判断ツールの活用(せん妄スクリーニング・ツール〈DST〉，日本語版ニーチャム混乱・錯乱スケール〈J-NCS〉，ICDSCなど)
- なるべく早期にチューブ類(点滴，膀胱留置カテーテル，酸素マスク，創部ドレーン)は抜去する
- 頻回に訪室し観察する(施設基準に沿って時間は異なる)

7 看護問題7：手術による筋力低下や耐久性の低下に関連した歩行障害

退院後の生活やQOLを考えた場合に，ある程度の距離を自立して歩くということが必要となってくる．

①**看護目標**
受傷前と同程度の距離の病棟内歩行が安全に行える(独歩か杖使用か歩行器やオパル使用かはその人の予備力により個人差がある)．

②**観察項目**
- 疼痛の有無
- 歩行バランス
- 歩幅は適切か
- 歩行時の視線位置
- 周囲に注意することができているか
- 歩行距離
- 持久力の有無

③**看護ケア**
- 病棟での歩行訓練(医師の指示がでてから)リハビリスタッフに方法や距離を確認

- 歩行能力に応じて訓練方法の変更
- 歩行器や杖などの調整
- 入院当初から自宅の環境が調整できるか家族に確認する
- 必要時MSWやリハビリスタッフに介入してもらえるよう調整する

8 看護問題8：家族介護者役割緊張状態・家族介護者役割緊張リスク状態

介護保険の取得方法や区分変更，必要なサービスについてなど入院中に知識を得ることで退院後の生活をイメージし，自宅環境などを整えてから退院することでQOL向上につながる．入院当初から介入することで早期退院につなげることができる．

① 看護目標
退院までのあいだに環境を調整し，介護指導を受け自信をもって自宅退院をすることができる．

② 観察項目
- 入院前の生活状況
- 家族状況・介護体制
- 住宅環境
- 介護保険の有無
- 身体障害者手帳の有無

③ 看護ケア
- 家屋調査表の記入を家族に依頼する（入院時）
- MSWと家族が話せるよう日程を調整する（入院時）
- 地域・社会資源との連携・調整をする（必要時）
- リハビリ科スタッフやMSWと家屋調査をする（必要時）
- 自宅に外泊できるよう調整する（自宅退院前）
- 転倒予防や脱臼肢位について指導する（図6）

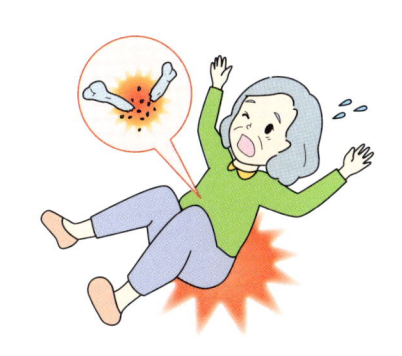

①起きあがり方

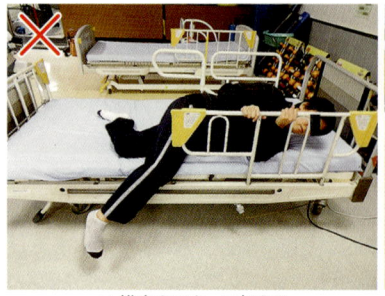

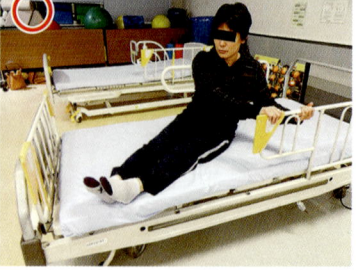

× 横向きになって起きる　　〇横向きにならず起きる

②靴の履き方

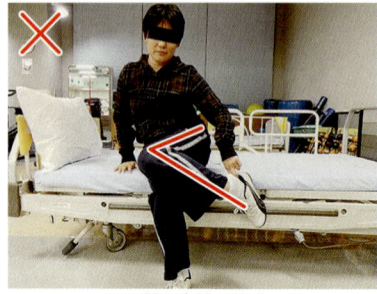

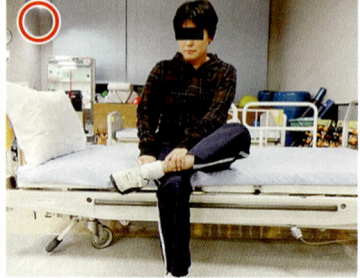

× 靴を内股で履く　　〇がに股で履く

③立ち上がり方

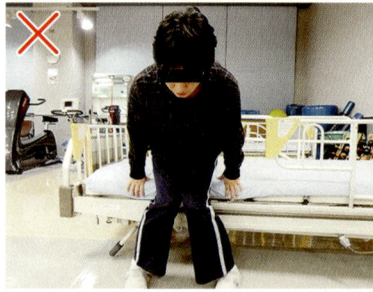

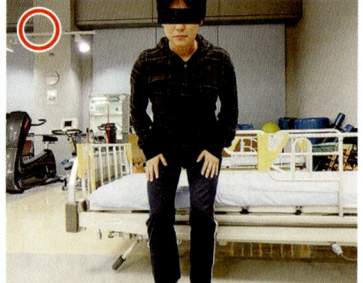

× 内股での立ち上がり　　〇膝を内に入れない立ち上がり

④その他の禁忌肢位

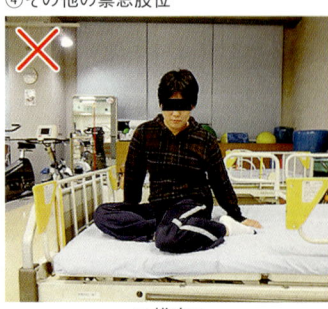

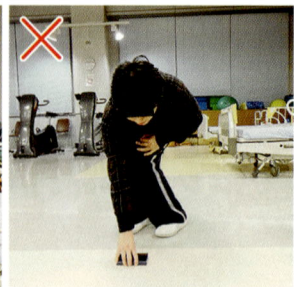

× 横座り　　× 床のものを両足でしゃがんで拾う　　× 足を組む

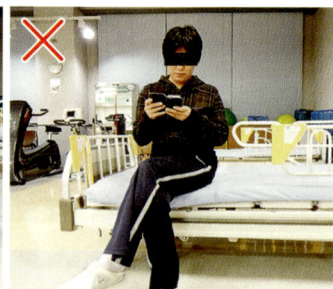

図6　脱臼の禁忌肢位―後方脱臼（左を手術側とする）

引用・参考文献
1) 勝田紘史ほか：大腿骨近位部骨折．リハビリナースのための超重要疾患マスターブック（目谷浩通ほか編），リハビリナース秋季増刊47：31-45，2014
2) 内村さとみ：大腿骨近位部骨折．整形外科看護19(5)：12-17，2014
3) 生田拓也ほか：大腿骨近位部（頸部/転子部）骨折．整形外科の疾患・手術・術前術後ケア（津村弘編），整形外科看護秋季増刊242：115-158，2014
4) 大舘千歳：大腿骨頸部骨折．写真でわかるリハビリテーション看護―看護に生かすリハビリテーションの知識と技法（林泰史監），p58-63，インターメディカ，2013
5) 安藤智洋：大腿骨近位部骨折とは．整形外科看護18(11)：10-77，2013
6) 渡部欣忍：大腿骨近位部骨折．整形外科看護17(5)：17-19，2012
7) 大舘千歳：手術前・後の看護．大腿骨頸部骨折後のリハビリテーション（林泰史編），p83-101，真興交易医書出版部，2009
8) 亀井智子編：高齢者のせん妄ケアＱ＆Ａ―急性期から施設・在宅ケアまで，中央法規，2013

第2章 回復期リハビリテーションでの疾患別マネジメントの実際

運動器疾患

脊髄損傷

中野 ひとみ
有松 美佐緒

病態

外傷性脊髄損傷は，脊髄あるいは馬尾など脊柱管内の神経組織に強い外力が加えられることにより発症する．

脊髄の損傷レベルによって頸髄損傷と胸腰髄損傷に分けられる．

頸髄損傷は，さらに骨傷がある「骨傷性頸髄損傷」と骨傷がない「非骨傷性頸髄損傷」とに分けられる．

胸腰髄損傷は，基本的に骨傷を伴う．

骨傷を伴う頸髄損傷

頸椎の前方脱臼や椎体骨折片などにより，脊髄が圧迫され障害される．

交通事故や高所からの転落など，強い外力が加わることによって生じることが多く，不安定な損傷で，早期の外科手術を要す．

非骨傷性頸髄損傷

前方脱臼や椎体骨折のない頸髄損傷のように骨傷が明らかでない場合は，保存的治療を原則としている．

非骨傷性頸髄損傷は，中高齢者に多く，頸椎過伸展外力により起こる．不全麻痺のうち，とくに中心性頸髄損傷が多くみられ，歩行可能だが上肢麻痺は強い．

胸腰髄損傷

破裂骨折や脱臼骨折などの骨傷を伴い，外力が大きいため完全麻痺になる頻度が高い．上肢の麻痺はない．

臨床像

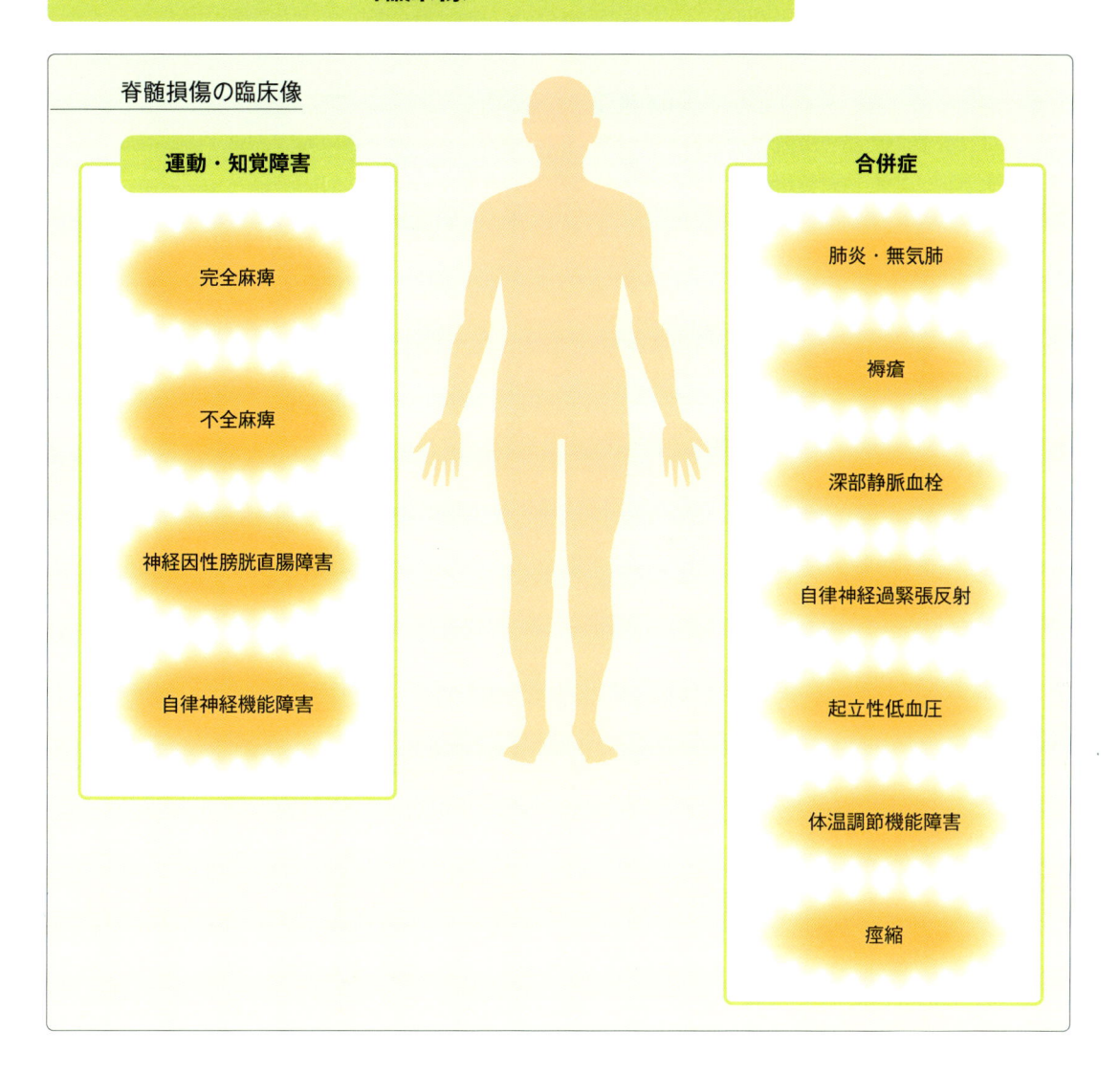

脊髄損傷の臨床像

運動・知覚障害
- 完全麻痺
- 不全麻痺
- 神経因性膀胱直腸障害
- 自律神経機能障害

合併症
- 肺炎・無気肺
- 褥瘡
- 深部静脈血栓
- 自律神経過緊張反射
- 起立性低血圧
- 体温調節機能障害
- 痙縮

　脊髄が損傷されると，運動や知覚機能障害が起こり，損傷の程度によって完全麻痺または不全麻痺となる．

　また，呼吸器合併症や褥瘡，神経因性膀胱直腸障害，自律神経障害（自律神経過緊張反射，起立性低血圧，体温調節障害）などさまざまな合併症を併発する危険性がある．

完全麻痺と不全麻痺

　完全麻痺は，「四肢体幹および肛門周囲も含め，損傷高位以下の運動・感覚が完全に脱失したもの」[1]と定義され，これ以外を不全麻痺と定義している．

不全麻痺には，①急性期脊髄損傷で，手足は全く動かないが，触覚・痛覚などが少しでも残存している場合，②四肢体幹は全く動かず感覚もないが，肛門周囲だけは感覚が残存している，③肛門括約筋の随意収縮がある場合などが含まれる[1]．

よくある不全麻痺のタイプとして，中心性頸髄損傷がある．

これは，脊髄中央部の灰白質が障害を受けるため，そのレベルの上肢の障害が大きい．中心性頸髄損傷では，脊髄外側の白質に存在する下肢に向かう神経伝達は，ある程度保たれるので，下肢に比べて上肢の麻痺が強くみられる．

治療およびマネジメント

検査・診断

1 麻痺の評価

頸髄損傷の評価法として，Frankel評価を改良した改良Frankel分類（表1）と，アメリカ脊髄損傷協会によるASIA分類（表2）などがある．

いずれも，神経学的重症度を評価するものである．改良Frankel分類は，1969年に報告されたフランケル分類のB〜Dをより細分化し，上肢機能を含め，より詳しい評価を可能としたものである．

一方，ASIA分類は，脊髄損傷による麻痺の程度をA（完全麻痺）〜E（正常）までの5段階で示している．

ASIA
American Spinal Injury Association
アメリカ脊髄損傷協会

2 麻痺の予後

受傷直後，「不全麻痺（Frankel B〜D）」であれば，ほとんどの症例がかなりの麻痺の回復を示す．とくに受傷後の1か月に著しい回復がみられる．

頸髄損傷の場合，受傷直後に下肢に少しでも動きがみられれば，将来的に半数以上が歩けるようになる．逆に完全麻痺であれば，ほとんどの症例が完全麻痺のままであり，歩ける可能性はきわめて低くなる[2]．歩行はできなくても，リハビリテーションしだいでADL（日常生活動作〈活動〉）の自立獲得が可能である．

ただ，リハビリテーションの効果は年齢に大きく左右され，高齢者になるほど，歩行やADLの回復は望みが薄くなる．

3 画像診断

①単純X線

骨折や脊椎配列異常の有無について診断する．とくに配列異常として，椎体の転位と方向，椎間関節位置関係の異常，棘突起間隔開大などの有無

表1 改良 Frankel 分類

A motor, sensory complete   完全麻痺

仙髄の知覚（肛門周辺）脱失と運動（肛門括約筋）完全麻痺

B motor complete, sensory only   運動完全（下肢自動運動なし），感覚不全

- B1 触覚残存（仙髄領域のみ）
- B2 触覚残存（仙髄だけでなく下肢にも残存）
- B3 痛覚残存（仙髄あるいは下肢）

C motor useless   運動不全で有用でない（歩行できない）

- C1 下肢筋力 1, 2（仰臥位で膝立てができない）
- C2 下肢筋力 3 程度（仰臥位で膝立てができる）

D motor useful   運動不全で有用である（歩行できる）

- D0 急性期歩行テスト不能例
  下肢筋力 4, 5 で歩行できそうだが，急性期のため正確な判定困難．
- D1 車椅子併用例
  屋内の平地であれば 10 m 以上歩ける（歩行器，装具，杖を使用してもよい）が，屋外・階段は困難で日常的には車椅子を併用する．
  ※10 m 以下の歩行であれば C2 と判定
- D2 杖独歩例あるいは中心性損傷例
  杖独歩例：杖，下肢装具など必要であるが屋外歩行も安定し車椅子不要．
  中心性損傷例：杖，下肢装具など不要で歩行は安定しているが，上肢機能が悪いため，入浴や衣服着脱などに部分介助を必要とする．
- D3 独歩自立例
  筋力低下，感覚低下はあるが独歩で上肢機能を含めて日常生活に介助不要．

E normal   正常

神経学的脱落所見なし．（自覚的しびれ感，反射亢進はあってよい）

―――――――――― 備考 ――――――――――

膀胱機能は包含せず．（通常 D 以上では自排尿である）
左右差のある場合には，左右各々を評価する．（左 B2，右 C1 など）
判定に迷う時は悪い方に入れる．
D0 群は実際は D1, D2, D3 のいずれかであるので，予測できれば D0（D1）と記載する．

益田宗彰：脊髄損傷の病態生理と急性期管理(保存療法を含む). 見てまなぶ整形外科看護スタンダードテキスト脊椎・上肢編(萩野浩編), 整形外科看護秋季増刊 185：66, 2010 より一部改変

表2 ASIA 分類

A	仙髄節 S-4〜S-5 に運動・知覚機能がまったくないもの
B	S-4〜S-5 を含む神経学的損傷レベルより下に何らかの知覚機能を残しているが，運動機能がないもの
C	神経学的損傷レベルより下位に何らかの運動機能は残っているものの，主要筋群の半分以上が筋力 3 未満であるもの
D	神経学的損傷レベルより下に何らかの運動機能を残しており，主要筋群の半分以上が筋力 3 以上のもの
E	運動・知覚機能ともに正常なもの

表3 膀胱形態の小川分類

Grade 0	円形ないし楕円形で膀胱壁は平滑
Grade I	円形または楕円形であるが膀胱壁の軽度の乱れを認めるもの
Grade II	軽度の仮性憩室を伴うもの
Grade III	高度の仮性憩室を伴ういわゆる松かさ様膀胱

日本排尿機能学会ほか編：脊髄損傷における排尿障害の診療ガイドライン，p11，リッチヒルメディカル，2011をもとに作成

に注意し，評価する．

② CT，3D-CT

いずれも骨性評価に適した診断法である．

とくに3D-CTは立体画像として観察可能であり，解剖学的位置関係を把握するために有用である．

椎間関節の亜脱臼や脱臼，関節ロッキングの状態，骨折片の脊柱管内突出状況など鮮明な画像情報が得られる．

③ MRI

損傷された脊髄は，比較的初期の段階からT2強調画像における髄内高信号変化で容易にとらえることができる．

T2強調画像での高信号変化は，受傷後数日で最も広がりをみせることが多い．

この高信号領域は受傷後1～数か月で脊髄が真に損傷を受けている部位に収斂していくが，この時期に出現するT1強調画像の低信号領域は，脊髄の非可逆的変化（脊髄壊死，軟化，空洞化など）をよく反映しており，この領域の大きさで脊髄損傷の真の重症度を判定する方がより正確である．

完全麻痺の場合は，脊髄横断面のほぼ全体をT1低信号領域が占めている（大軟化）．

④ 膀胱造影

膀胱変形と膀胱尿管逆流症（VUR）の有無と，その程度を把握する．

膀胱造影所見の分類としては，脊髄損傷における排尿障害の診断ガイドラインにおいて，小川分類を用いることが推奨される（表3）．

小川分類では，Grade II 以上の膀胱変形は損傷後2年以内に発生しており，3年目以降に悪化が生じることはまれであることが報告されている[3]．

3D-CT
three dimensional computed tomography
3次元CT画像

VUR
vesicoureteral reflux
膀胱尿管逆流症

治療

1 手術療法

骨傷のある場合は，合併症に注意しながら早期に整復・固定術を施行す

る．主に，後方固定術，前方・後方固定術が行われる．

術後，オルソカラーあるいはコルセット装着後は，可能な限り翌日よりリハビリテーションを開始し，早期離床を進める．

泌尿器科手術では，尿路管理の選択方法の1つとして膀胱瘻造設術や合併症である膀胱結石に対して，膀胱砕石術などが行われる．

そのほか，痙縮に対するITB療法などがある．

2 保存的療法

非骨傷性頸髄損傷は，原則として保存的治療となる．オルソカラーを装着後は，リハビリテーションを開始し早期離床を進める．

ITB療法
intrathecal baclofen therapy
痙攣縮のある患者に対してバクフェロンという薬剤を髄腔内に投与することにより，痙縮をやわらげる植え込み型ポンプシステムによるバクロフェン髄腔内持続投与

看護ケアの焦点

ケア/管理	リハビリテーション前期	リハビリテーション後期
呼吸管理	・呼吸状態，嚥下状態の観察 ・体位ドレナージ，吸引の実施 ・排痰介助（胸腹部圧迫），MAC（カフアシスト）を用いた器械的咳介助の実施 ・呼吸訓練（吹き戻し）の実施 ・口腔ケアの実施	・呼吸訓練（吹き戻し）の継続的実施 ・必要時，排痰介助（胸腹部圧迫）実施
皮膚管理	・褥瘡発生のリスク評価（発汗，失禁・失便による汚染，痙縮等） ・マットレスの選択 ・体位変換の援助による予防 ・スキンチェックによる早期発見	・体位変換の方法指導 ・車椅子乗車時の除圧指導 ・褥瘡好発部位のスキンチェックの方法と対処方法について指導
排泄管理 ①排尿管理	・尿道留置カテーテル抜去 ・清潔間欠導尿の実施 ・尿量・水分摂取量のチェック	・排尿管理方法の選択 　・自己導尿手技獲得への支援（指導・用具の工夫） 　・介助者に対する導尿指導 　・膀胱瘻管理方法の指導 ・損傷レベル応じた自助具の選択と服の改良
②排便管理	・排便習慣，方法の確立 ・ベッド上排便	・トイレでの排便訓練 ・損傷レベルに応じた自助具の選択と衣服の改良 ・自宅復帰後の生活をふまえた排便方法の確立
精神面のケア	・思いの傾聴 ・見守り，励まし ・ピアサポートによる心の支え	・ゴールを設定し，チームで連携した対応を実施 ・患者・家族への自立支援 ・社会復帰に向けての支援

脊髄損傷患者に起こりやすい合併症は，主に呼吸器合併症，褥瘡，深部静脈血栓症，神経因性膀胱直腸障害であり，随伴症状として，自律神経障害（自律神経過緊張反射・起立性低血圧・体温調節障害），痙縮等があげられる．

脊髄損傷患者の看護で重要なのは，起こりうる合併症を予防するため早期離床・早期リハビリテーションを行うことである．また，受傷直後から

運動器疾患　脊髄損傷　165

社会復帰に向けて，多職種がチームで連携し同じ方向性でかかわっていく必要がある．

呼吸器合併症予防

1 上位頸髄損傷の場合

上位頸髄損傷患者(C3以上の損傷)は，呼吸筋，横隔膜の麻痺により，人工呼吸器管理の適応となる場合が多い．

さらに，交感神経が遮断され副交感神経優位となっているため，気道内分泌物が増加し，肺炎や無気肺を起こしやすい状態である．

患者の呼吸状態をアセスメントし，痰の貯留部位を上にした体位ドレナージ，吸引による痰の排出を行う．また排痰介助(胸腹部を呼気に合わせて圧迫し，排痰を介助する)・MAC(図1)を用いた器械的咳介助を実施し痰の排出を行う．

2 下位頸髄損傷の場合

下位頸髄損傷患者(C4以下の損傷)では，横隔膜は機能しているが，腹筋や肋間筋の麻痺により呼出力が低下し，咳ができず自力での痰の喀出が困難となる．

体位変換，ハフィング(腹部を圧迫し排痰を促す)を行い，吹き戻し(図2)等を用いた呼吸訓練を継続して行う．

また，毎日の口腔ケアと，摂食時の嚥下状態をアセスメントし，個々に合わせた姿勢の保持と適切な食事形態を選択することにより，誤嚥性肺炎を予防する．

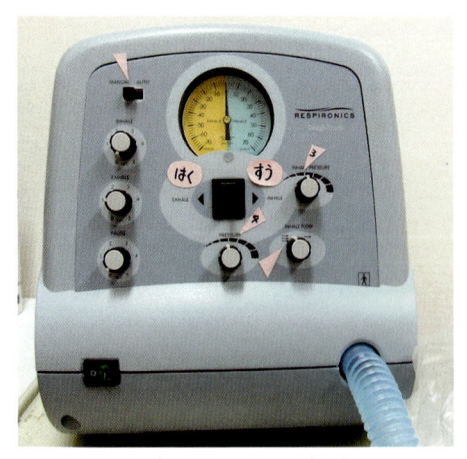

図1　MAC(カフアシスト)を用いた器械的咳介助器

MAC
mechanically assisted coughing
器械的咳介助

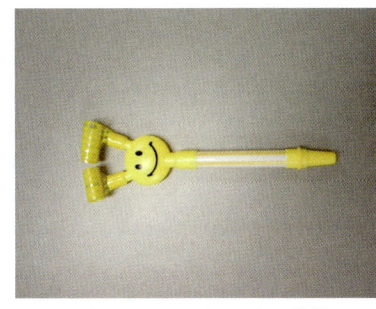

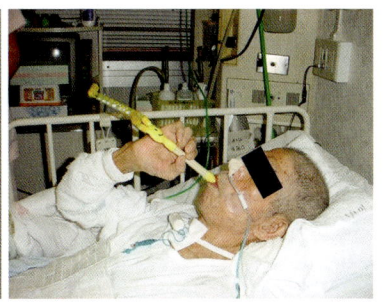

図2　吹き戻しによる呼吸訓練

褥瘡予防

　脊髄損傷者は，麻痺のため関節可動域に制限が生じるとともに，麻痺域の知覚障害，自律神経過反射による発汗，便や尿失禁による汚染，痙縮による摩擦やずれなど褥瘡の危険因子が多い．

　褥瘡を予防することは，早期リハビリテーションを実施するためにも非常に重要となる．

　回復期，慢性期にリハビリテーションが移行してくると，自力での体位変換や車椅子移乗が可能となる．同時に，車椅子の乗車時間が長くなることでさらに危険因子が増すため，患者指導が重要となってくる．

　褥瘡が発生することは，生活の質（QOL）を低下させるだけでなく，治療やリハビリテーションの妨げとなり，精神的苦痛を伴うこととなる．

　患者のQOLを低下させないようかかわる必要があり，そのために入院時から受け持ち看護師が体位変換の方法，褥瘡好発部位の確認方法，発赤を発見した際の早期対処方法についての指導を行う．

深部静脈血栓症

　下肢に腫脹が出現し，とくに発赤や熱感がみられる場合は，深部静脈血栓症（DVT）が疑われる．

　DVTの予防には，毎日同じ時間帯に，大腿部と下腿部の周径を測定し，値の変化を観察する．DVT発症後間もない時期のリハビリテーションは，肺塞栓症を起こす危険性があるため，下肢の関節可動域（ROM）訓練を実施する場合は，とくに注意を要する．

神経因性膀胱直腸障害

　脊髄損傷者は神経因性膀胱・直腸障害により，今まで正常に働いていた排泄機能が障害され，日常的に行っていた排尿や排便コントロールが上手く機能しなくなる．

1 排尿管理

　胸腰髄損傷患者は，自己導尿の手技確立に向けて，清潔間欠自己導尿訓練を実施する．

　ガイドラインでは，脊髄損傷患者の自己導尿について，残存上肢機能の基準を，①運動機能が完全麻痺の男性頸髄損傷患者では，改良Zancolli分類でC5B（肘の屈曲が十分にできる），②女性頸髄損傷患者では，C6B（手関節の背屈まで十分にできる）までなら，実施可能性があるとしている[4]．

　しかし，個人差を考慮して，多数の患者において実用的な自己導尿が可能なレベルはC6B以下であるという指摘も紹介している[4]．

　訓練は，坐位のバランスが確立する頃に開始し，個々に合わせた補助具や衣類の工夫を行い，自立に向けて指導する．

　C4以上の高位頸髄損傷患者や，女性の頸髄損傷患者などで自己導尿が不可能な患者には，早期に尿道留置カテーテルを抜去し，無菌間欠導尿を実施する．

　患者のQOLを考慮し，介助者による導尿への移行および，膀胱瘻管理選択の有無について検討する．

2 排便管理

①排便管理の目標

　個々のレベルに応じて，排便動作の確立を目指したリハビリテーションを実施する．

　排便コントロールの方法は，損傷高位や個々の状態によって異なる．

　目標として，①排便習慣を確立する，②便秘を予防する，③直腸の過伸展による自律神経過緊張反射を予防する，④失禁を予防する，⑤社会復帰の妨げにならない排便習慣を獲得する，があげられる．

②時期と自立度に合わせたリハビリテーション

　目標に向かって，患者個々の排便状態やリハビリテーションの進行状況，退院後の生活環境に合わせた管理を行っていく．

　急性期は，活動性の低下や食事量の低下，胃腸管の蠕動不全のため定期的に大腸刺激性下剤を内服し，床上での排泄を実施している．

　リハビリテーションが進みベッドから車椅子への移乗が可能になると，胸腰髄損傷患者や頸髄損傷の不全麻痺の患者は前受け・背もたれ付き洋式トイレ（図3）での排便訓練を行う．

　頸髄損傷患者で正面移乗が可能となれば，頸髄損傷患者用トイレ（高床式トイレ，図4）での排泄訓練を実施する．

　改良パンツ（図5），改良ズボン（図6）の着用や，坐薬挿入器（図7）など，個々のレベルに応じた用具を選択し，自立に向けてかかわっていく．

　便秘や失便，自律神経過緊張反射などの問題を生じたときや，排泄動作のリハビリテーションで問題が起こった場合は，改善策やケア内容を検討

し，患者に合った管理方法へ変更する．

3 自律神経過緊張反射

T5/6レベル以上の損傷により，交感神経系の上位からの抑制が欠如するため，刺激により過度に興奮し，末梢血管の収縮をきたすことにより，発作性の高血圧を生じる．

そのため，頭部や頸部の皮膚血管拡張，徐脈，血圧上昇，激しい頭痛，発汗，鳥肌，立毛，顔面紅潮などの症状が起こる．

膀胱の過伸展や便秘，直腸での便貯留や摘便操作，浣腸などの刺激などで生じることが多く，適切な排泄管理を行い，予防することが必要である．

4 起立性低血圧

T5/6レベル以上の場合，四肢の麻痺や交感神経中枢障害により起立性低血圧が出現する．

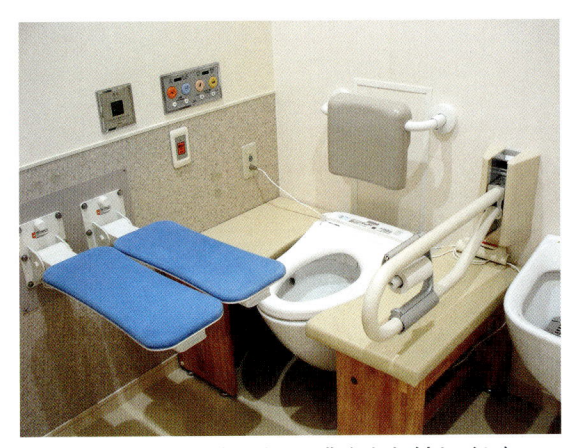

図3 洋式トイレ（前受け・背もたれ付トイレ）

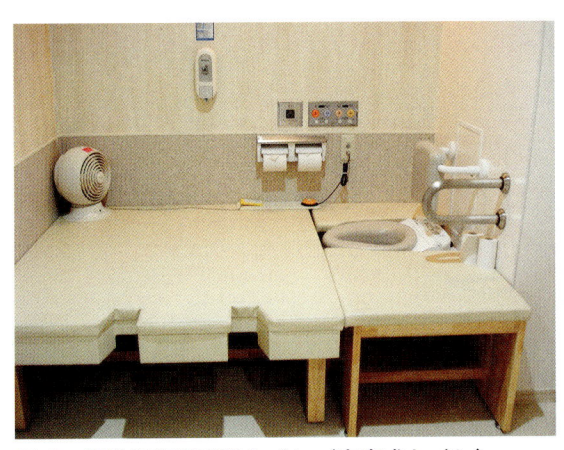

図4 頸髄損傷患者用トイレ（高床式トイレ）

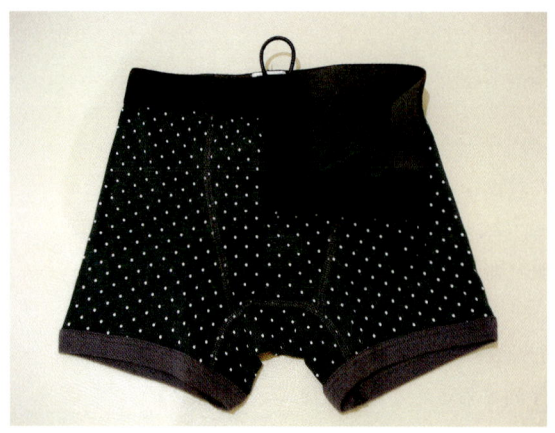

図5　改良パンツ
ボクサーパンツを使用．マジックテープで開閉しループを付ける

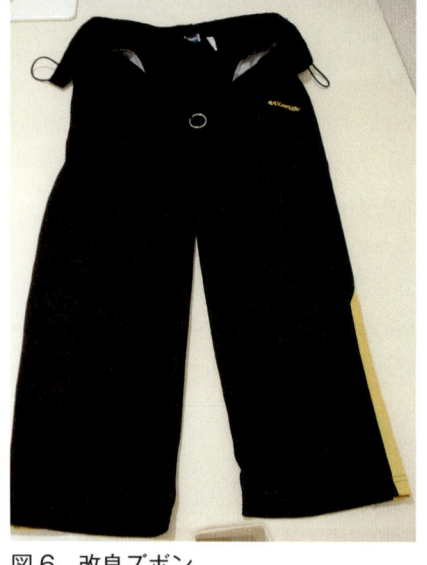

図6　改良ズボン
30 cmのファスナーを使用．マジックテープで開閉しループを付ける

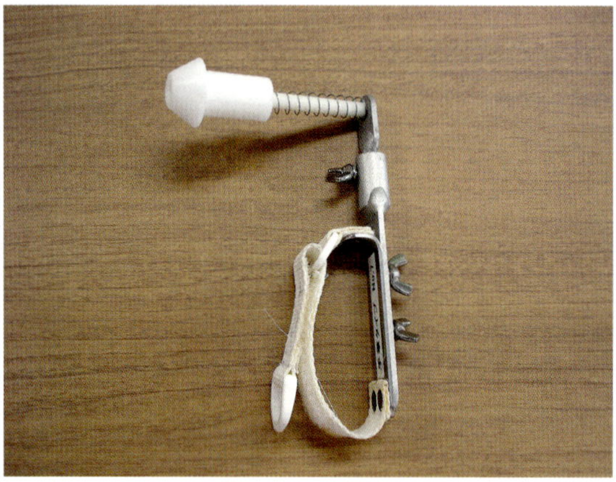

図7　坐薬挿入器（手掌タイプ）

　臥位から坐位，立位のように姿勢を変換する際に重力の影響により血液は腹部内臓および下肢の静脈系に貯留し，脳への血流量は減少する．これにより血圧が著しく低下し，めまいや失神などの症状を呈する．

　対処方法としては，受傷後早期からベッドのギャッジアップを行い，車椅子乗車を開始し，症状に対するアプローチを行う．

　症状がみられる場合は，腹帯による腹部圧迫や，弾性ストッキングの着用を行う．

　車椅子乗車中に症状が出現した場合は，車椅子を後方へ倒し，頭部を心臓より下げる援助を実施する（図8，図9）．

5　体温調節機能障害

　自律神経機能が障害され，体温の調節を行うことができない状態となっている．

　リハビリテーション中は，霧吹きで水をかけるなどして気化熱を発生さ

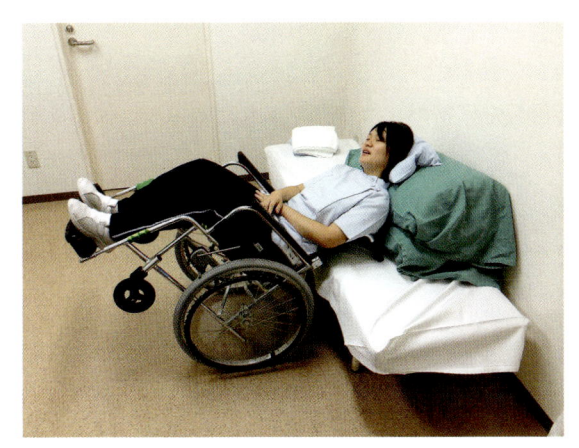

図8　起立性低血圧時の対処法①

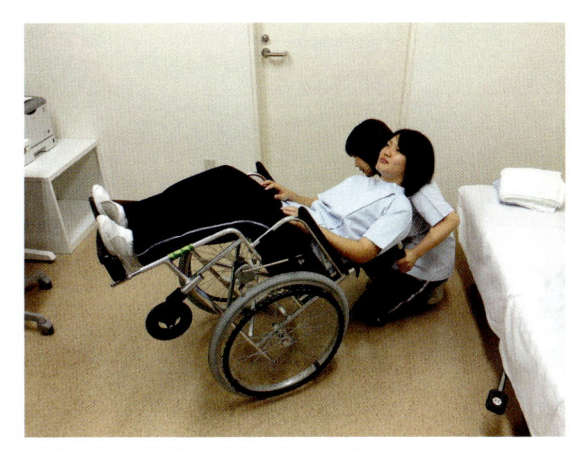

図9　起立性低血圧時の対処法②

せたり，空調の調整などによって，体温上昇を予防する．

体温が上昇した場合，解熱薬は無効であるため，早期に鼠径部など太い血管部のクーリングを行い，対応する．

6 痙縮

痙縮は，筋のコントロールが困難で，一部の筋に力が入りすぎる状態をいう．

痙縮は，完全麻痺より不全麻痺において，出現が早期で，強い傾向にある．痙縮の程度は，経時的に変化する．

麻痺領域からのさまざまな求心性刺激（寒さや痛み，圧迫などの外的刺激，尿の貯留，精神的ストレスなど）も，痙縮の程度が変化する要因となる．

看護のポイントとしては，侵害刺激を除去し，痙縮の軽減を図ること，転倒転落防止や外傷の予防があげられる．

痙縮は，起立や移乗動作に活用できる場合もある．また，痙縮が強くな

くても，胸の締め付けや呼吸苦に悩まされることもある．患者の状態をよく観察し，訴えを傾聴する．

最近では，ITB療法[5]（p165参照）を併用した痙縮のコントロールも行われており，患者のQOLを考えた援助を行う．

7 心理的サポート

リハビリテーションを進めていく過程において，患者にはさまざまな悩みや葛藤が生じる．看護師は，患者や家族の思いを傾聴し，受け止めながら状況を把握し，それぞれの時期に応じて見守りや励ましを行う．

また，リハビリテーション室で患者どうしが交流するなかで，お互いの悩みについて語り合い，共有するピアサポートが，心理的に大きな支えとなる．

ピアサポートは，同じ障害や悩みをもつほかの患者と接することで，おのずと自分の障害を悟ることにつながり，回復過程での自立支援を助けるため，積極的に活用する．

8 社会復帰にむけてのアプローチ

できる限り職場復帰や復学することが望ましいが，障害の程度によっては受傷前の状況への復帰がむずかしい場合がある．

社会復帰へのかかわりは，環境の調整を行うとともに，精神的援助や家族への積極的なアプローチが必要である．

また，医師，看護師，理学療法士，作業療法士，医療ソーシャルワーカーなどの多職種が，よりよい方向性を見出すためのケースカンファレンスを行い，患者の治療方針に基づきゴールを設定し，チームで連携した対応を行う必要がある．

引用・参考文献
1) 益田宗彰：脊髄損傷の病態生理と急性期管理（保存療法を含む）．見てまなぶ整形外科看護スタンダードテキスト脊椎・上肢編（萩野浩編）．整形外科看護秋季増刊185：63, メディカ出版, 2010
2) 前田健：脊髄損傷の病態生理．整形外科看護19(8)：78-79, 2014
3) 日本排尿機能学会日本脊髄障害医学会脊髄損傷における排尿障害の診療ガイドライン作成委員会：脊髄損傷における排尿障害の診療ガイドライン, p11, リッチヒルメディカル, 2011
4) 前掲3), p43
5) 芝啓一郎編：脊椎脊髄損傷アドバンス―総合せき損センターの診断と治療の最前線, p156, 南江堂, 2006

第2章 回復期リハビリテーションでの疾患別マネジメントの実際

運動器疾患

切断

子安 浩子
日下部 瞳

病態

切断の原因

切断の原因は，次の3つに大別される．
①**外傷**：挫滅，凍傷，熱傷，轢断
②**悪性腫瘍**：骨肉腫，骨腫，皮膚がん
③**末梢循環障害**：糖尿病性壊疽，閉塞性動脈硬化症（ASO），閉塞性血栓性血管炎（バージャー病）

疫学的な動向としては，外傷は横ばいで，悪性腫瘍による切断が1970年代をピークに減少している．それは，化学療法，放射線療法の進歩，人工骨置換術などの患肢温存療法が主流となってきているためである．

一方，末梢循環障害による切断は，1980年代より急激に増加している．この理由は，食生活の欧米化による疾病構造の変化，生活習慣病の増加，高齢化による血管の変性障害などが考えられる．

年齢による動向としては，若年層には外傷による切断が多く，中年・老年層には，腫瘍や末梢血管障害による切断の割合が多くなる．

ASO
arteriosclerosis obliterans
閉塞性動脈硬化症

臨床像

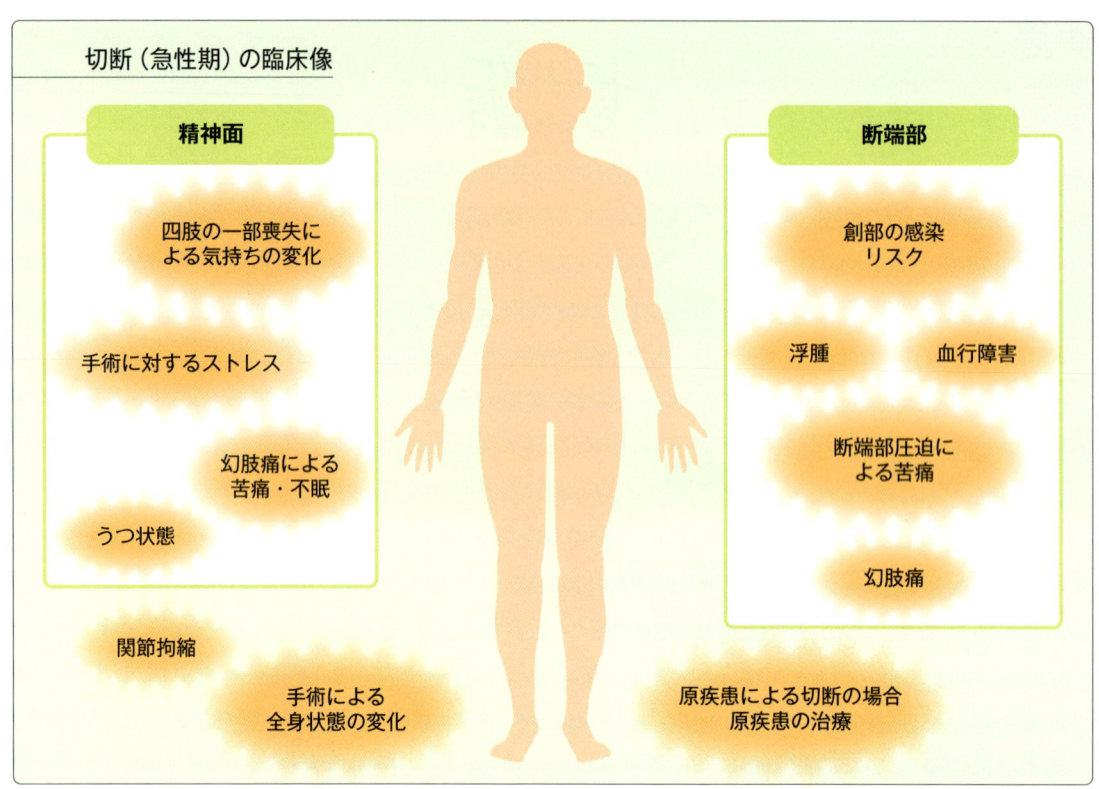

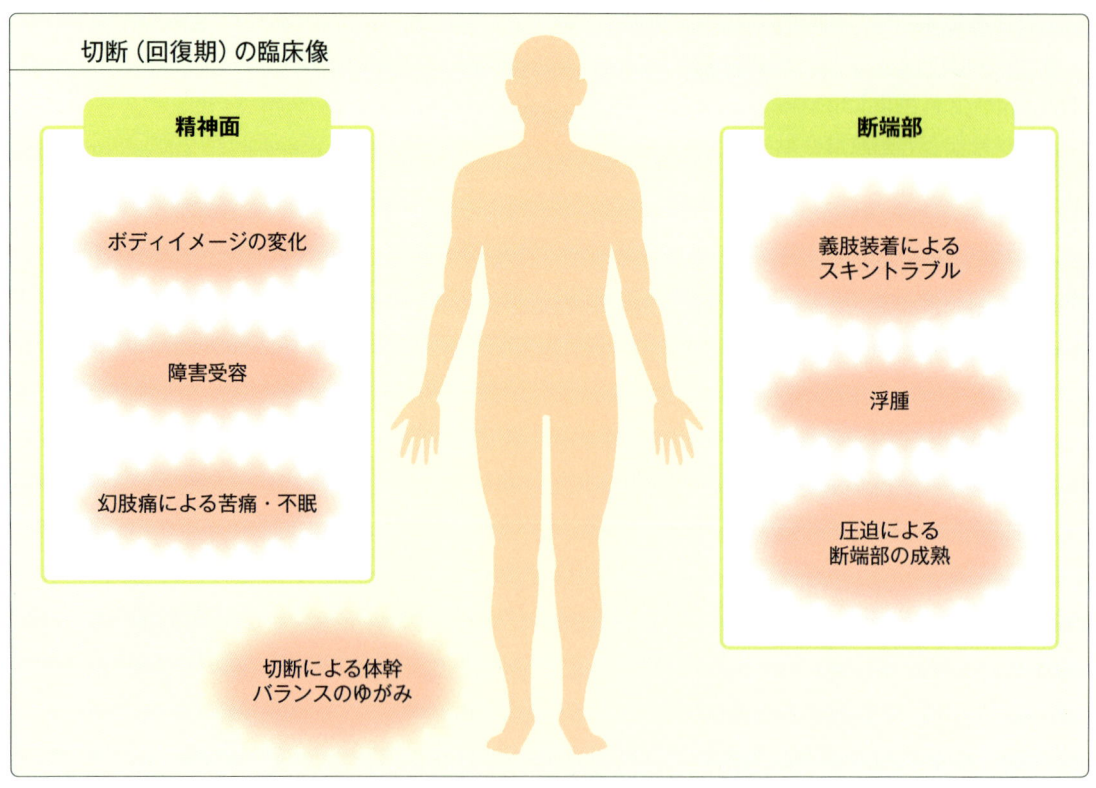

切断（急性期）の臨床像

精神面
- 四肢の一部喪失による気持ちの変化
- 手術に対するストレス
- 幻肢痛による苦痛・不眠
- うつ状態

- 関節拘縮
- 手術による全身状態の変化

断端部
- 創部の感染リスク
- 浮腫
- 血行障害
- 断端部圧迫による苦痛
- 幻肢痛

- 原疾患による切断の場合 原疾患の治療

切断（回復期）の臨床像

精神面
- ボディイメージの変化
- 障害受容
- 幻肢痛による苦痛・不眠

- 切断による体幹バランスのゆがみ

断端部
- 義肢装着によるスキントラブル
- 浮腫
- 圧迫による断端部の成熟

切断による影響は，切断が下肢か上肢か，両側か片側か，どの部位からの切断かで大きく違う．

1 上肢の切断

上肢は，肩関節につながる上腕部と，それに続く前腕部，主部および5本の指からなる．

上肢の関節の可動域は広く，動きが細やかで，食事や更衣など日常生活動作を遂行する上で欠かせない．このため，上肢の切断では，今まで行っていたものと同様の動作が困難となる．

2 下肢の切断

切断が下肢のどの部分からであろうと，下肢を喪失した直後は，直立姿勢が保持できず，歩行が困難になる．

3 外観の変化

四肢のごく一部であっても，切断により外観の変化をもたらす．これは自己概念の変化やボディイメージの変容につながる．

①切断肢の変化

切断では，皮膚をはじめとして，骨，血管，筋，神経線維などすべての組織が切り離され，痛みをはじめ，出血も生じる．

また，一時的に体内循環を悪化させるため，体液が切断肢に停滞し，浮腫が生じる．皮膚の喪失は，病原微生物侵入を容易にし，感染を起こしやすくなる．

②幻肢・幻肢痛

幻肢とは，切断した四肢の一部があるかのような感覚をいう．それに伴う不快な感覚や痛みを，幻肢痛という．

③脊柱の彎曲

切断によって，身体の重心に変化が生じる．とくに下肢の切断では，脊柱は彎曲したり，骨盤が傾斜することがある．早期に義足を装着することで，これを防ぐことができる．

④関節の拘縮

大腿切断では，筋がダメージを受けることで，股関節が外転・屈曲位を取りやすく，さらに拘縮しやすくなる．

上肢の切断の場合は，肩関節が外転・屈曲位を取りやすく，拘縮しやすい．

一度拘縮した関節は，修正がむずかしく，義足・義手の装着やリハビリテーションに支障を生じる．

⑤断端部のケア不足

断端部に適切なケアがなされないと，断端部は先太りした締まりのない形になり，義肢装着に適さない形態となる．

⑥義肢による皮膚の損傷

断端部のケア不足や，不適合な義肢の装着を続けていると，皮膚の損傷につながる．また義肢は，毎日長時間装着するので，小さな表皮剝離をきたし，感染をまねくこともある．

皮膚の異常が出現すると，義肢の装着時間を短縮させ，日常生活に支障をきたす．

治療およびマネジメントの実際・アセスメント

切断にいたる病状と検査

1 外傷

①原因

外傷は，切断肢の原因としてはいちばん多く，労働災害や交通事故が主となっている．

上肢切断では全体の80％が，下肢切断は40％が労務災害である．交通事故では，上肢切断より下肢切断が多く，10代後半から40代の若年層の男性が多い．

労務災害や交通事故では，当初救命処置が優先されると同時に，患者本人に確認がとれないままに切断という治療が選択されることもある．

②病状・援助

救命治療が安定した後に患者が四肢の欠損に対して認識することもあり，患者はボディイメージの変化に伴い心理的動揺が強く，無力感，脱力感，うつ状態，不眠といった症状や幻肢や幻肢痛等の幻覚体験を訴えることがある．

このような精神的反応を考慮し，看護師はその時期に合わせた心のケアが必要となる．

③検査

X線，骨格撮影，動脈造影，CTスキャン，MRIが用いられる．

2 血行障害

①原因疾患

動脈硬化や糖尿病，バージャー病などでは，末梢血管の循環障害から壊疽となり，その結果切断を選択しなくてはならないことがある．

近年の食生活の欧米化によって，血行障害から切断にいたる患者は増加している．なかでも50歳代が大半を占め，上肢切断よりも下肢切断が多い．このような疾患では，心筋梗塞やほかの心臓疾患等のリスクも高く，原因疾患の治療と並行しながら切断を決定する必要がある．

外傷に比べて切断を決定するまでに比較的に時間があるため，その後の

生活を考えて不安が強くなり，社会復帰に対して消極的になることも少なくない．

②動脈硬化による血行障害

心臓から全身に血液を送り込む役割を担う動脈の内壁が，肥厚し硬化した状態をいう．傷ついた血管内にコレストロールや脂肪が蓄積されて起こる．

下肢の動脈で動脈硬化をきたすと，血管内腔が狭くなり，下肢を流れる血流量が減り，疼痛や歩行障害（間欠跛行）を起こす．これを閉塞性動脈硬化（ASO）といい，下肢切断の原因となる．

③糖尿病による血行障害

血液内の血糖値は，本来インスリンなどのホルモンの働きで一定内の範囲に調節される．

しかしさまざまな理由でホルモンの分泌が減少するか，働きが悪くなるなどして糖尿病から下肢の動脈閉塞を起こすと，糖尿病性閉塞性動脈硬化症（DA）となる．

血行障害と感染症により壊疽を起こす場合，これを糖尿病性壊疽という．糖尿病性壊疽は，血行障害からくる虚血に感染が加わって起こり，壊疽が重症化すると下肢切断を避けられない．

DA
diabetic atherosclerosis
糖尿病性閉塞性動脈硬化症

④バージャー病による血行障害

閉塞性血栓血管炎ともよばれる．末梢動脈の内膜の炎症や内壁の肥厚をきたし，そこに血栓を生じて血流を閉塞し，末梢部の壊疽を起こす．

下肢動脈に好発し，末梢動脈の拍動が消失し，血管造影で診断できる．また，喫煙は血管収縮を招くため禁煙の厳守が必要．壊疽が進行した場合足趾や下肢の切断にいたる．

検査）循環障害の観察—外観，皮膚の色や状態，大腿動脈，膝窩動脈，後脛骨動脈，足背動脈の拍動を触診，ドップラー検査

⑤検査

心電図，動脈撮影，静脈造影，サーモグラフィ，経皮的酸素分圧，超音波検査，MRI，皮膚と筋肉のアイソトープクリアランス法などが用いられる．

3　腫瘍

①病状

切断の対象となる悪性腫瘍は，症例の半数が軟部組織や皮膚組織まで腫瘍に侵された骨腫瘍である．

骨腫瘍には，軟骨肉腫，線維肉腫，悪性巨細胞腫，傍骨性骨肉腫などがある．近年では患肢温存療法や化学療法の進歩により，切断は減少している．

悪性腫瘍は比較的若年層に多く，壊疽部より中枢に近い部位で切断する高位切断（下肢の場合は，股関節および大腿部での切断）が多いこと，そして再発の危険など予後不良の問題もある．

② **検査**

X線，シンチグラフィ，血管造影，CTスキャン，MRI，生検，腫瘍マーカーが用いられる．

切断の手術前の援助

1 手術に関する説明

血行障害や腫瘍などの切断術の場合は，手術の必要性，結果や弊害について十分に説明をする．

手術後の断端部に疼痛や幻肢痛などの感覚が出現することについても説明し，その際の治療方法についても紹介しておく．

看護師は，手術後の循環障害を予防するため，禁煙の徹底などの健康管理とともに，原因疾患の管理と手術に向けて健康状態の維持につとめ，患者による手術の自己決定を支援する．また，手術とともに術後の訓練も前向きに受け入れられるように精神的ケアを行う．

2 リハビリテーションに関する説明

切断後の訓練や義肢の作成，社会復帰に向けた援助などについては，看護師がセラピストと情報交換を行い，リハビリテーションチームで支えられるようあらかじめ調整しておく．

手術後のリハビリテーションは，体感バランスの予測や安全に移動する方法の練習，車椅子を使用する場合は操作の訓練，筋力増強訓練，可動域訓練など，訓練士とあらかじめ連携し行う．

手術後の援助

1 幻肢痛

切断後は，創状態の観察を十分に行い，断端部（創部）に荷重をかけないようにし，浮腫による創の治癒を遅らせることがないよう，弾性包帯で圧迫し，循環を促す．また，喫煙は循環不良を引き起こす要因であり，創部の回復を遅延させたり，創痛の増強にもつながるため，術後から退院後の生活においても禁煙を勧める．また，手術後には切断した切断肢がまだあるかのような錯覚に陥りやすく，その部位の疼痛を訴えることがある．

実際には存在しない腕や足は幻肢とよぶため，このような疼痛を幻肢痛という．

幻肢痛は，はじめは強い鎮痛薬を使用することもあるが，いずれ改善していくことを説明し，不安を軽減できるような働きかけと，生活リズムを整え不眠が解消できるように援助する．

2 断端部の感染防止と義肢装着の準備

　糖尿病患者では，創部の回復に時間を要したり，創部の感染によりさらに上部での切断のリスクもあるため，十分な観察と感染防止に努める．

　切断部の創が回復してくると，圧迫包帯を巻き切断部を円錐形に整えていく．これは義肢を装着する準備で，断端部の皮膚を強くし，義肢装着の摩擦や圧迫に耐えられるようにするためである．

　この際に皮膚損傷や感染を起こさないように，はじめは看護師がケアをし，いずれは患者自身がケアできるように指導していく．

　今後義肢を装着していく上で，断端部の皮膚の観察やケア，関節の拘縮予防は継続していかなくてはならないため，患者自身がその方法を習得することが望ましい．

リハビリテーション

1 拘縮の予防

　切断肢は外転・屈曲拘縮を起こしやすい．そうなると義肢装着時に困難を要するため，ふだんの生活から拘縮を予防することが必要である．

　ベッド上での安静時は，なるべく外転しないような姿勢を心がけ，枕や砂のうを利用して正中位に保持する．

　屈曲拘縮予防についても同様に，断端部を枕に載せるなどの方法があるが，疼痛を伴うこともあるため，姿勢配慮に関しては，患者を交えて看護師や訓練士と患者の意見を確認しながら検討するとよい．

　手術後は，できるだけ早期から切断肢の自動運動や関節可動域訓練を始め，関節拘縮を予防する．

2 浮腫の予防と「成熟」

　切断肢は，循環バランスが崩れ，浮腫を生じやすい．

　浮腫が生じると皮膚が脆弱になるため，すこしの外的刺激で裂傷を起こしやすい．また皮膚同士がくっつきやすく，重なった部分では浸軟を起こしやすく，表皮剥離が生じやすい．皮膚のバリア機能も低下しているため感染しやすく，創治癒を遅らせることにもつながる．そのため，断端部は術直後から圧迫し浮腫を予防する．

　浮腫が改善すると，筋肉や皮下組織が萎縮し，断端部が円錐型になる．これを「成熟」といい，2か月から1～2年かかるとされている．

　浮腫の軽減や成熟を促進するためには，弾力包帯を巻く．また，これに代わり，コンプレッションソックス，段階式着圧断端袋（スタンプシュリンカー，図1）を使用あるいは併用することもある．

　断端が成熟されないと，義肢装着に支障があるため，断端部のケアは継

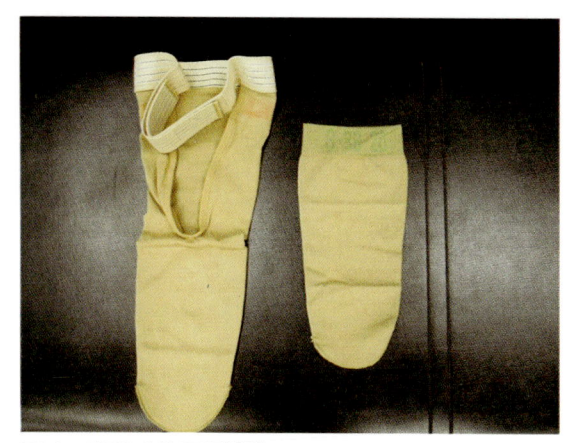

図1　段階式着圧断端袋

続的に行われなければならない．

ADL（日常生活動作〈活動〉）訓練と退院後生活の再構築

　切断後の訓練は，筋力訓練や可動域訓練のほかに義肢を使用しての機能訓練が行われる．

　切断部の創が回復し成熟化されると，義肢作成が行われる．義肢を使用してADL訓練や歩行訓練を行っていく．

　義肢の調整は，義肢装具士が中心となって行い，理学療法士や作業療法士は，通常の歩行や，階段などを利用した応用歩行訓練や食事や更衣，排泄，入浴動作訓練に携わる．上肢の義手では，その9割が装飾用の義手（図2）であり，残りの1割が能動用（図3），作業用義手である．その選択は，年齢やその後の就業の内容に応じて検討される．

　看護師は，病棟内で患者が行うADLの身近な援助者となり，訓練士と

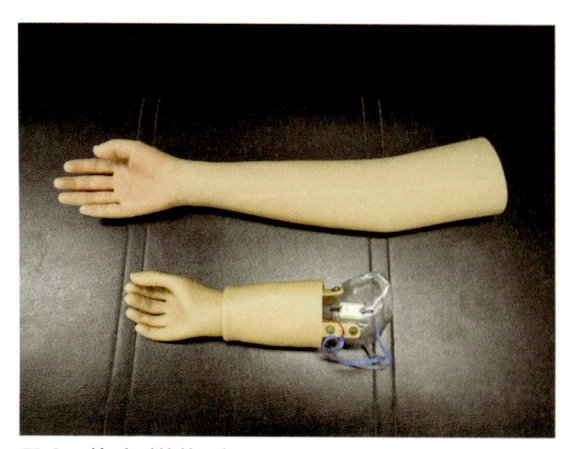

図2　義手（装飾用）

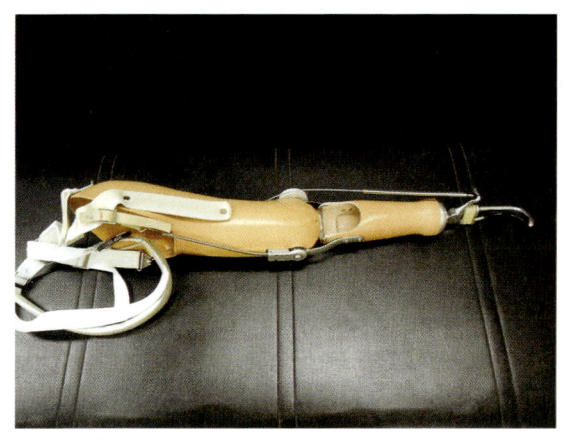

図3 義手（能動用）

連携しながら退院後の生活を患者とともに考えていく．さらにソーシャルワーカーが地域のサービスの紹介や連携を行い，患者の退院後の生活の再構築のための支援を行う．

看護ケアの焦点

ケア/管理	リハビリテーション前期	リハビリテーション後期
断端部ケア	・仮義肢の着用を目指す ・弾性包帯やシュリンカーでの圧迫 ・皮膚損傷予防のためのスキンケアと定期的な観察 ・ケアの方法を看護師が主体となり行う	・永久義肢装着でのADL自立を目指す ・ライナー装着による皮膚損傷予防のためのスキンケアと定期的な観察 ・患者の心理面の変化，切断肢に対する受け止めを確認し，自己管理に向けた支援を行う
体調管理	・原疾患の管理 ・合併症の悪化，発生の予防 ・幻肢痛による苦痛や不眠へのケア	・原疾患の自己管理の再評価と指導を行う ・合併症の早期発見のための管理方法を指導する ・体重増加を予防する栄養管理を指導する
安全管理	・転倒・転落の予防 ・車椅子操作，松葉杖歩行の評価 ・仮義肢を装着した状態での病棟内のADL評価	・歩行時間，距離の拡大による転倒予防 ・退院後実際に生活する場での義肢を装着してのADLを体験する
精神面のケア	・ボディイメージの変容に対するケア ・幻肢痛に対するケア ・共感，傾聴する姿勢でかかわる ・将来の話は避ける	・障害受容の過程の評価，その段階に見合う対応をする ・精神面の状況に合わせて自己管理を導入する ・患者がいつでも思いを表出できるような関係づくり ・患者の言動や様子などは多職種で共有しておく

リハビリテーション前期

　四肢の一部を損失するという身体の変化は，今後の生活を築く上でも大きな影響がある．

　外観的変化はもちろん，日常生活で今まで不自由なく行っていた行動に

対し影響を与える．とくに上肢損失では，両上肢動作や細かい動作が困難となり，下肢損失では直接歩行に影響を及ぼすことになる．

断端部の創治療が終了し，そのほかの合併症の経過も良好であれば，患者は生活の再構築のために，義肢作成や訓練が必要となる．

適切なリハビリテーション施設への転院など，集中的な訓練も必要となる．

1 断端部のケア

断端部の創状態が良好となり健康状態も安定したこの時期は，引き続き断端部の形成状態や皮膚状態の観察が必要である．

また，断端部の表在感覚や，浮腫の状態，幻肢痛の有無と程度，それに対する対処方法の確認（薬の使用方法など）をしておく．

断端部の成熟促進を目標としたこの時期は，断端部の浮腫の軽減や皮膚の損傷予防を行い，断端部を円錐形に整えていく必要がある．

弾性包帯やコンプレッションソックスなどでの引き締めを継続しているため，その摩擦による損傷の観察や皮膚の感染防止に努めなくてはならない．

看護師は，その観察を患者とともに行い，弾力包帯やシュリンカの取り扱いや保清の方法を，患者自身が行えるように指導していく．

断端部の成熟が進むと，仮義肢の作成と積極的訓練が開始される．

2 体調管理

①原因に沿った全体像の把握

切断にいたる原因は，先に述べたように大きく外傷，血行障害，腫瘍などがある．

外傷の場合でも，切断肢となった部位以外にも骨折や内臓損傷，頭部損傷などの合併症も考えられる．また，糖尿病の管理ができていないとほかの合併症の重症化から訓練ができなくなったり，更なる切断のリスクが高くなる．

閉塞性動脈硬化でも同様に，心筋梗塞や脳梗塞などのリスクがある．腫瘍でも再発のリスクがあり，それぞれの原因疾患の状態の把握と悪化させない健康管理が重要である．

看護師は，患者の切断肢以外の全体像も把握し，患者とともに予防的ケアの必要性を指導していく役割がある．

②幻肢痛への理解と配慮

訓練開始時期には幻肢痛を訴える患者も多く，はじめは麻薬を使用する場合もある．

患者自身は，切断されて失われた幻肢が痛いはずはないとわかっていると話すなど，頭では切断の事実を理解している．しかし現実的には，痛くて日常生活も訓練もできなくなり，不安から不眠や無気力に陥る場合もある．

看護師は，患者の幻肢痛を理解し，前向きな活動ができるように支援す

る．また，患者の意思や状況を医師に伝え，適切な薬剤管理ができるようにする．

3 安全管理

患者は，切断を行ったことによって姿勢を保つことが難しくなっていることを自覚しづらく，どのような姿勢や動きをするとバランスを崩しやすいかがわからないため，少しのことで転倒するリスクがある．

看護師は，車椅子の操作やトランスファーの方法など，訓練士と相談して患者に合った方法を選択し，指導していく．また，転倒による骨折などのリスクもあるため，危険な状況をあらかじめ十分に説明しておく．

4 精神面のケア

患者は，切断の必要が決定された時から，不安に陥り苦悩している．

外傷の場合は，目が覚めて意識を取り戻したと同時に，すでに切断が行われていることもある．

もちろん生命を最優先に考え選択された処置ではあるが，患者はボディイメージの変容に戸惑い，認めたくないという心理状態にある．

看護師は，患者をできるだけ1人にせず，苦悩を表出できるような環境を設定する．不眠や不安の状態によっては医師に相談し，睡眠薬や抗うつ薬などの投与も検討する．

訓練開始時はこうした心身の不安定な患者に対して，看護師が積極的に将来の話をすることは避け，気持ちを傾聴する姿勢が必要である．

幻肢痛に対しても，患者自身が理解し，何とか鎮痛薬を減量したいと考えていることも，看護師は理解し共感を示す対応する．患者はリハビリテーションが開始されると，患者自身で目標設定が行いやすく，退院後の生活のイメージも描きやすくなる．また，障害受容の過程も進んでいくことで，現状を肯定的に捉えることができてくる．経過のなかで幻肢痛の症状は収まる傾向が多く，治療薬も減量に向かう患者が多い．

リハビリテーション後期

患者は断端部の成熟が進むと，仮義肢から本格的に義肢を装着するための調整が始まる．

今後自分の上肢・下肢として活用し，充実した人生を送っていけるように，本人の切断肢の状況，ライフスタイルにあった義肢を義肢装具士，理学療法士，作業療法士とともに検討していく．

看護の方向性の主な柱としては，断端部のケア，体調管理，安全の確保，障害受容の支援である．

1 断端部のケア

①皮膚の観察とケア

仮義肢から永久義肢へと移行するこの時期は，訓練時間はもちろん，病棟での生活時間においても義肢を装着し歩くなどの，ADLを行う時間が圧倒的に増える．

懸垂力を高め，緩衝材として皮膚の保護のために装着するライナーの多くはシリコン製である（図4）．外的刺激から皮膚を守る一方で通気性が悪いため，断端部が常に湿潤環境となり，感染につながりやすい．長時間の使用による締めつけ感も生じやすい．合併症として代表的な皮膚疾患としては，接触性皮膚炎，毛のう炎，白癬，摩擦性皮膚炎などである．

義肢を外したあとの皮膚に発赤や，表皮剝離がないか，湿潤状況を観察し，適切なケアを行う必要がある．

②セルフケアの支援

患者は退院後，断端部のケアを自ら，もしくは家族が担う必要があるため，新しい健康管理の1つとして，断端熟成の促進と維持が自ら行えるように教育的なかかわりがこの時期は中心となってくる．

患者への断端部の自己管理導入は，患者が自身の断端部を見ることや触れることができ，関心を示すような言動や行動が見られ始めた時期が適切である．

患者によっては，障害受容やボディイメージの変化から，断端部を自分の体の一部と受け入れることができずにいる場合が多い．

日常の患者とのやり取りの中から，義肢の装着に対してや断端部に対してどのように受け止めているかについて確認し，自己管理が可能か評価を行うことが必要である．

2 体調管理

糖尿病や末梢循環障害，悪性腫瘍による切断の場合は，原疾患のコント

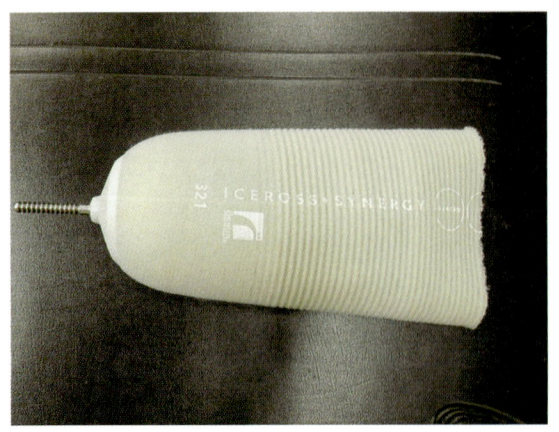

図4　シリコン製ライナー

ロールのための体調管理が必須である．内服薬や栄養管理など，退院後は自分で管理をしていくことをふまえ，今までの方法の再確認と，新たに今後必要になる健康管理について方法を指導する．

①体重変化への注意

　退院後の生活は，病院のように運動ができる整った環境がないこと，義足や義手により術前のようなスムーズな動きが取りにくいことから，外出や家事などの活動が制限されやすく運動不足になりやすいため，体重が増加する患者が多い．体重変化は義肢が不適合となるため，断端部の皮膚に負担がかかりやすくなる．退院後も適度な運動，バランスを考えた食事をとる必要がある．

　長時間の義肢の装着が，断端部の皮膚損傷，義足の場合は腰痛など生じやすくなるため，活動と休息のバランスを整えることが必要である．

②退院後のケアについての連携

　看護師は退院後に患者がかかる病院や，受ける福祉サービスの担当者へも，患者の健康管理面の情報提供を行い，入院中，患者に行ったケアが継続して行われるように連携をとる．

　断端部のケアと同様，患者への体調管理については，患者が自分の体に関心を持ち，健康への意識の高まりを評価し，導入する必要がある．

3 安全管理

①義足をつけた歩行と転倒

　この時期の患者は，車椅子での移動から，義足をつけて杖歩行をしたり，歩行器歩行を行ったりと移動は歩行が中心となる．

　上肢切断の場合は，義手を装着して更衣や食事などの日常生活動作を病棟でも行うようになる．

　義足については，長時間の装着が可能となり，歩行での移動が可能となったことから，患者も歩行に意欲的となり，行動範囲と歩行距離の拡大につながる．

　長距離歩行による疲労や，義足の足の運びに気を取られ，バランスを崩して転倒する可能性があるため，患者が慣れるまでは見守りが必要となる．

　退院時期近くになると，訓練では応用歩行（階段昇降，屋外歩行，段差，坂道など）獲得も進んでいき，病棟での患者の行動も切断前と同じくらいの行動範囲になる可能性もある．

　バランスを崩した際の転倒が多いため，人の往来が多いところでの歩行や杖を使わずに歩いている場合は，転倒の可能性があることを説明する．

②義手をつけた動作

　義手の場合は，装着したままで着替えや調理を行うなかで，義手にかかる負担は大きい．義手の性能によるが，多くが補助手であり感覚の鈍さもある．そのため，たとえば鍋を持ったつもりでも，きちんと持てておらず落としてしまうなど，家事動作の際などに熱傷のリスクが高い．

治療やマネジメントの実際

検査

1 血液動脈血ガス分析

動脈血ガス分析により，酸素化能の把握や重症度を把握することができる．

とくに，酸塩基平衡，低酸素血症，高二酸化炭素血症の有無を確認する．バイタルサインや酸素投与量，人工呼吸器の設定も合わせて確認する．

また，酸素化能の解釈を慎重に行う．その際はP/F比を用いることが多い．

2 採血

血液・生化学検査では，炎症反応，栄養状態，臓器障害程度，貧血などの有無を確認する．

肺炎は，気道感染を契機として急性呼吸不全を発症する例も少なくない．抗菌薬の投与状況と合わせて確認を行う．感染コントロールされていない場合は，リハビリテーションの介入を慎重に検討する必要性がある．

3 胸部X線写真

診断目的ではなく，無気肺などがある場合の介入効果を評価する目的で指標とする．胸郭の広がりや部位などは，胸部X線写真や胸部CT像から判断する．

急性期からの離脱後では，各種ドレーン等が多く挿入されている場合もあるので，自己抜去などのリハビリテーション時のリスク回避として，留置，挿入部位確認を行うことも重要となる．

治療

ARDSは，浸出期，増殖期，線維化期に分かれる．

浸出期は，3〜7日間，低酸素血症と呼吸仕事量が増大するため，人工呼吸器を使用する．

増殖期は，浸出期の終盤で2〜3週間続く．この時期になると人工呼吸器から離脱が可能となる．

中には，線維化期に入るものもある．その場合は，人工呼吸器に依存し離脱が困難となる場合がある．

1 輸液管理

炎症所見によって，抗菌薬の使用が行われる．また，ARDSから改善した場合は，輸液量をしぼった管理を行う．

2 人工呼吸管理

浸出期を過ぎ，人工呼吸器を離脱する場合，1回換気量の維持とプラトー圧の制限，酸素化状態，換気状況の有無を目安に管理をする（**表3**）．

人工呼吸器を装着し，自発呼吸トライアルのための離脱訓練を実施している患者に，呼吸筋疲労が発生する場合がある．

呼吸筋疲労は，疲労からの回復に最低でも24時間以上かかるといわれている．そのため，患者の疲労度を考慮しながらリハビリテーションを行う必要がある．

3 ICU無力症（ICUAW）予防

ICUなどで治療を受けていた患者の多くは，治療期間が長く，安静臥床状態を余儀なくされているケースが多い．

関節拘縮，筋肉量，筋力，骨密度が低下し，起立耐性の低下とバランス機能の低下などのあらゆる弊害が生じているケースがあり，ICU無力症（ICUAW）とよばれる．

ICUAWは，7日間以上人工呼吸器管理されているケースや，敗血症や多臓器不全などの患者において高率で発症するといわれている．

そのため，人工呼吸器離脱困難や死亡率の増加，回復後の機能障害などの予後に大きく影響している．

ICU退室後に歩行やADLの自立の目処がたたず，数か月にわたってリハビリテーションが必要となる症例では，ICUAWを考える必要がある．

そのため，人工呼吸器を装着していても，指示した動作をすることが可能な場合は，随意運動の有無を確認する．

また，他動的には，とくに人工呼吸器側の肩関節や，関節可動域制限，後頭部筋群短縮などを確認し，愛護的に実施していく．

ICUAW
intensive care unit-acquired weakness
ICU無力症．ICU関連筋力低下ともいう．

4 体位管理

呼吸器合併症に対して，看護師の行う体位変換は，効果があるとされて

表3 人工呼吸管理時の目安

人工呼吸器関連肺障害による肺保護戦略	1回換気量 6〜8 mL/kg プラトー圧制限　30 cmH$_2$O
酸素化状態	PaO$_2$ 55〜60 mmHg SaO$_2$ 88〜95%
換気状態	pH＞7.2〜7.25 以上

SaO$_2$
oxygen saturation
酸素飽和度

いる.
①腹臥位療法と酸素化の改善
　1970年代にさまざまな呼吸器疾患に対して，体位変換の有用性が報告されており，腹臥位療法は，呼吸器合併症の改善の1手段として用いられている．
　しかし近年，血液分布研究などから，重力により血流が移動するわけではないことや，うつ伏せにしても血流が背側にとどまるなど血流分布や肺血流量に与える影響は数％といわれている．
　腹臥位療法が酸素化の改善に効果を上げるのは，腹臥位をとるによって，背側にある横隔膜が自己の体重圧によって腹部臓器から受ける圧迫が解除されるため，背側が開放され，胸郭が拡張しやすくことによる．
　その結果，虚脱していた肺胞への空気流入によって酸素化が改善すると考えられるようになった.
②前傾側臥位の有用性
　腹臥位は，両側肺の酸素化を同時に改善できるために有用だが，最低でも2名以上の人員が必要となる．
　ライン類が多い患者であっても，看護師が1人で行えるのが，前傾側臥位である．
　前傾側臥位は，片側肺の酸素化を改善させるといわれ，腹臥位の代用として行われている．一般的な方法となっている．

理学療法と早期離床

　ARDSの患者の多くは，酸素療法を受け，さらには人工呼吸器管理となる場合がある．
　その際，重要となるのが，理学療法と早期離床の2つである．
　ここで行われる理学療法は，呼吸理学療法であり，下側肺障害や片側性肺障害などの急性呼吸不全に伴う肺病変の改善や，治療中に発症する無気肺などの呼吸器合併症の予防と治療目的として行われる．
　主に，体位管理，気道クリアランス手技を中心として，その特異的効果によっては，酸素療法や人工呼吸のサポートを目指す．また早期離床は，モブライゼーション (early mobilization) ともいわれ，治療に伴う安静臥床によって発症する廃用症候群の予防と活動性の向上，ADLの早期獲得を目的として行う．
　その際は，全身状態が安定し始めた時点で，四肢運動，坐位，立位，歩行と進めていく．
　急性呼吸不全は，全身状態が不安定であり，適応と目的を明らかにしない安易な離床の実施は，患者の状態を悪化させかねない．そのため，適応や禁忌を理解した上で実施する必要がある (表4)．
　急性呼吸障害の評価は，表5のように行う．

表4 急性期呼吸理学療法の適応と禁忌

呼吸理学療法適応
1 区域性または肺葉性の急性無気肺
2 大量の気道内分泌物の貯留
3 片肺性肺病変
4 長期臥床状態

絶対禁忌	相対禁忌
1 胸腔ドレーンの挿入されていない気胸 2 喀血を伴う肺内出血 3 コントロール不良の重症心不全 4 ショック 5 肺血栓塞栓症 6 治療が行われていない喘息重積発作等	1 不安定な循環動態 2 鎮痛不十分な多発肋骨骨折,肺挫傷,フレイルチェスト 3 肺瘻を伴った膿胸 4 脳外科術後,頭部外傷後の頭蓋内圧亢進 5 頸髄損傷後の損傷部位の非固定状態等

高橋仁美ほか:急性期呼吸理学療法のリスク管理.臨床アプローチ 急性期呼吸理学療法(高橋仁美ほか編),p14,メジカルビュー社,2010より一部改変

表5 急性呼吸障害の評価の流れ

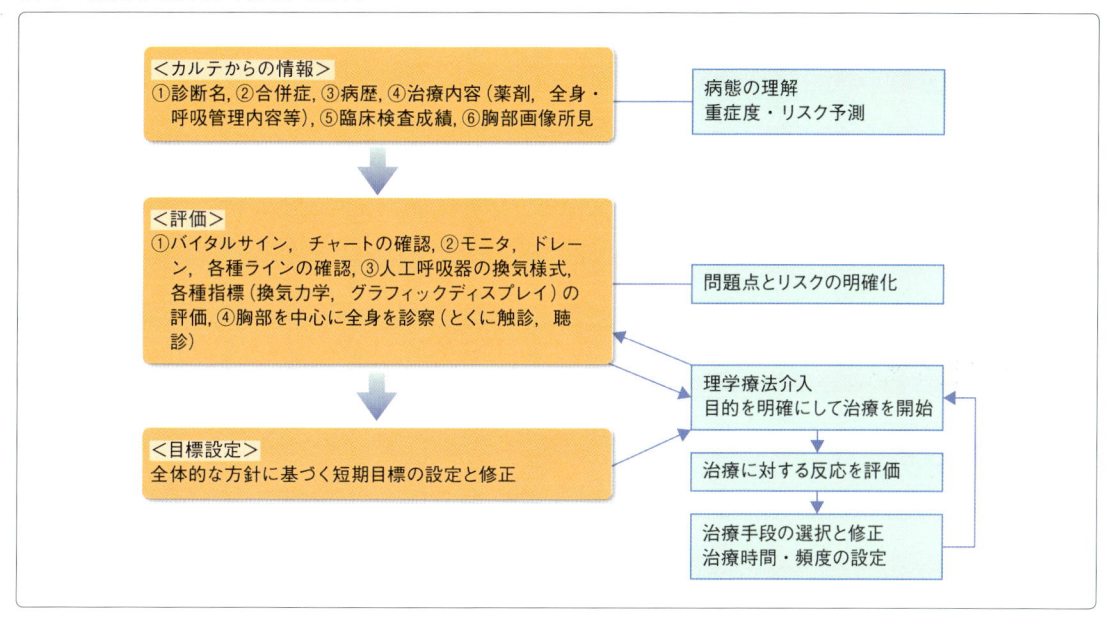

```
<カルテからの情報>                          病態の理解
①診断名,②合併症,③病歴,④治療内容(薬剤,全身・  重症度・リスク予測
 呼吸管理内容等),⑤臨床検査成績,⑥胸部画像所見
            ↓
<評価>
①バイタルサイン,チャートの確認,②モニタ,ドレー  問題点とリスクの明確化
 ン,各種ラインの確認,③人工呼吸器の換気様式,
 各種指標(換気力学,グラフィックディスプレイ)の
 評価,④胸部を中心に全身を診察(とくに触診,聴
 診)
            ↓                            理学療法介入
<目標設定>                                  目的を明確にして治療を開始
全体的な方針に基づく短期目標の設定と修正
                                         治療に対する反応を評価

                                         治療手段の選択と修正
                                         治療時間・頻度の設定
```

看護ケアの焦点

ケア/管理	前期	後期
呼吸管理	人工呼吸器管理	長期人工呼吸器管理離脱困難
輸液管理	疾患に伴う抗菌薬治療	輸液をしぼった管理
ICUAW予防	随意運動の確認,肩関節を中心とした運動,関節可動域制限,後頭部筋群拘縮確認	積極的他動自動運動の実施
呼吸器合併症予防	・前傾側臥位の実施 ・モビライゼーション ・ハムストリングス強化	・ベッド端坐位からの足踏み運動 ・立位,車椅子乗車などの実施
リハビリテーション開始時期のケア	・疼痛出現時中止 ・バイタルサイン不安定時中止	・除痛 ・モチベーション評価

リハビリテーションの開始時期

1 下腿粗大筋力の評価

　リハビリテーションを開始する際は，重症の場合であってもできるだけ早期から開始する必要がある．これは，身体変化のなかには，24時間以内に出現するものがあるためである．

　離床目標を立てる際には，ベッド上でも可能な下腿粗大筋力の評価を使用する．

　これは，ベッド上で仰臥位をとり，膝を立てた状態でお尻を持ち上げられるか，膝を伸ばした状態で片足を持ち上げられるかの2つを参考に評価することで，計画を立案することができる．

2 予防的体位管理

　下側肺領域の虚脱や無気肺を予防するために，予防的体位管理を行うことも重要である．これには，前傾側臥位やベッドアップのファウラー位を行う．

　前傾側臥位は，下側肺領域への一定した荷重の分散により換気を確保し，唾液による垂れ込み誤嚥を予防することができる．

　ファウラー位は，人工呼吸器関連肺炎予防に有用と言われているため，患者の状態に合わせて取り入れる．

3 早期離床

　長期にわたる臥床は全身に与える弊害が大きいため，早期離床や運動療法を行う必要性がある．

　しかし，多くのルート類のある患者の離床は制限される場合がある．とくに人工呼吸器を装着している場合は難しいが，少しでも長時間実施できるよう毎日取り組むことが重要となる．

　離床までいかなくとも，ベッド上での肩関節や頸部中心の関節拘縮予防や下肢伸展運動などを実施することから，離床に繋げていくことが可能である．その結果，機能予後の改善にも繋がる．

　さらには，人工呼吸器で換気補助を行い，立位，坐位，車椅子乗車，足踏みトレーニングに結びつけていく．

4 自覚症状による疲労度の把握

　患者の疲労を考慮し，自覚症状を把握することは，重要項目となる．その場合，血液中の酸素飽和度を表すSpO_2や，視診による呼吸パターンの変化，呼吸数などを把握する．

　SpO_2が低値であっても自覚症状に乏しい場合や，SpO_2が高値であっても頻呼吸や努力性呼吸を呈する場合があるため，注意が必要である．

SpO_2
pulse oximeter oxygen saturation
経皮的動脈血酸素飽和度．パルスオキシメータを用いて計測する．

表6 修正ボルグスケール

0	何も感じない
0.5	非常に弱い
1	かなり弱い
2	弱い
3	ちょうどいい
4	ややきつい
5	きつい
6	
7	かなりきつい
8	
9	
10	非常にきつい

　自覚症状では，息切れ，疲労感，疼痛，眩暈，悪心などの変化をとらえることが重要で，通常，修正ボルグスケールで把握する．

　息切れや疲労感は，修正ボルグスケール（**表6**）で4点までは自制内として許容とするが，7点に達したらすぐに，リハビリテーションを終了する．

疼痛マネジメント

　痛みがあると，患者は不穏，不安になることから，痛みの出現は，リハビリテーションを中止する基準ともなる．

　痛みによって機能的残気量が低下すると，喀痰喀出が不十分となり，無気肺を引き起こす．患者が疼痛を自覚している場合は，積極的に除痛を図る必要がある．

離床実践の問題点とその原因

　早期離床を行うにあたり，直面するさまざまな問題があり，その原因を解決できる場合もある．

　たとえば，離床がなかなか進まない場合は，スタッフ間に離床に対する認識不足があったり，患者が離床の失敗を恐れる場合は，単に知識が不足していたりすることもある．また，スタッフが多忙のため手が足りないようなときは，互いの業務を調整するなどの工夫が求められる．

　問題点を取り除くことによって，時間がかかっても離床は進めていくことができる．

表7 NCCNガイドラインによる倦怠感と7つの寄与因子

①睡眠障害
②精神的苦痛
③疼痛
④貧血
⑤栄養障害
⑥活動レベルの低下
⑦心，肺，腎，肝，感染症，甲状腺機能低下などのほか疾患

Natioual comprehensive cancer Network：NCCN clinical practice guidelines in oncology. Cancer-Related Fatigue, version 1, 2013を参考に翻訳して作成

モチベーションのアセスメント

早期離床には，患者自身による能動的な動作が必要となるため，離床に対する患者のモチベーションの維持が不可欠である．

患者のモチベーションは，疲労感や倦怠感によって低下することから，体調への配慮が重要となる．

疲労感や倦怠感を呈する代表的な病態には，低栄養や貧血がある．

低栄養は，TP：6 g/dL，Alb：3.0 g/dL，Hb：8.0 g/dLを指標として評価することができる．

また，倦怠感のアセスメントには，米国NCCNガイドラインによる倦怠感と7つの寄与因子を理解しておくことも重要となる（**表7**）．

NCCN
National Comprehensive Cancer Network
世界の25の主要がんセンターのNPO（同盟）団体

引用・参考文献
1) 厚生省特定疾患「呼吸不全」調査研究班：呼吸不全の病態生理．呼吸不全―診断と治療のためのガイドライン，メディカルレビュー社，p10-13，1996
2) Ware. LB et al：The acute respiratory distress syndrome. N Engl J Med, 342(18)：1334-1349, 2000
3) ARDS Definition Task Force, Ranieri VM et al：Acute respiratory distress syndrome：the Berlin Definition. JAMA 307(23)：2526-2533, 2012
4) 神津玲ほか：呼吸理学療法実践のための評価概論．コメディカルのための呼吸理学療法最新マニュアル，呼吸器ケア夏季増刊27：84，2005
5) 曷川元編：実践！早期離床完全マニュアル―新しい呼吸ケアの考え方，日本離床研究会，2007
6) 及川真人：呼吸不全における早期リハビリテーション．重症集中ケア11(6)：37-45，日総研，2013
7) 阿部哲也：重症集中ケアの疑問と根拠50．重症集中ケア7(7)，2008

第2章 回復期リハビリテーションでの疾患別マネジメントの実際

呼吸器疾患

慢性呼吸器疾患

三田村 英美

病態

定義

慢性閉塞性肺疾患(COPD)は，慢性気管支炎や肺気腫を総称した肺の炎症性疾患である．慢性呼吸不全につながる代表的な慢性呼吸器疾患である．

COPDでは，徐々に労作時呼吸困難を生じるほか，慢性の咳や痰をきたす．

呼吸不全は，呼吸機能障害のために，室内気吸入時のPaO_2が60 mmHg以下となり，それによって生体が正常機能を維持できない状態をいい，原疾患としては，COPDと肺結核後遺症が多くを占めている．

慢性呼吸不全は，1か月以上呼吸不全が続いた状態をいう．

COPD
chronic obstructive pulmonary disease
慢性閉塞性肺疾患

原因

COPDは，主としてタバコ煙などの有害物質に長期間吸入もしくは曝露することで生じる．進行性の肺の炎症により，気流閉塞を呈し，呼吸困難にいたる．

世界的には約2億人の患者数のうち，年間300万人が死亡していると推定されており，日本でも，COPDが原因での死亡は増加していることから，タバコ対策に力が入れられている．

COPDには，肺気腫などのように肺胞が破壊される肺気腫優位型と，慢性気管支炎のように，気道炎症が強い気道病変優位型がある．

経過

　COPDでは，呼吸困難や咳，喀痰などの症状が日常の生理的変動を超えて急激に悪化する急性増悪がある．

　原因としては，呼吸器感染症が40～50％[1]，ウイルス感染症23～56％[2]などがある．肺胞に炎症が起きると，酸素化が損なわれ，低酸素血症をきたす．

　COPDの急性増悪では，呼吸不全による死亡にいたることがある．

　また，COPDの急性増悪を繰り返す患者では，死亡率が増加するという報告がある．

　それによると，増悪のない患者に比べて増悪が1回でもあると5年生存率が低下し，3回以上では5年生存率は30％前後まで低下する[3]．

　したがって，患者の生命予後を改善するために急性増悪を予防しなければならない．

臨床像

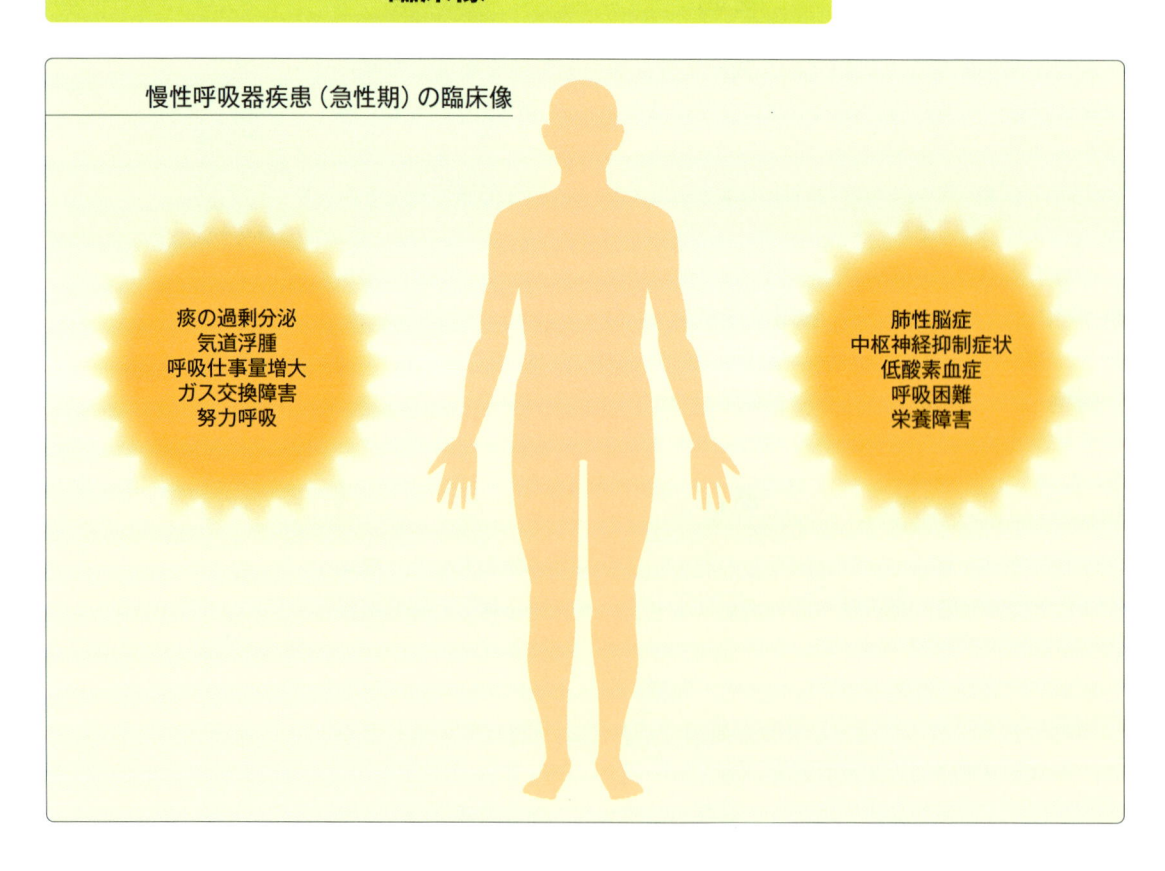

慢性呼吸器疾患（急性期）の臨床像

- 痰の過剰分泌
- 気道浮腫
- 呼吸仕事量増大
- ガス交換障害
- 努力呼吸

- 肺性脳症
- 中枢神経抑制症状
- 低酸素血症
- 呼吸困難
- 栄養障害

慢性呼吸器疾患（回復期）の臨床像

- NPPV離脱困難
- 肺過膨張 呼気延長呼吸
- ALD低下

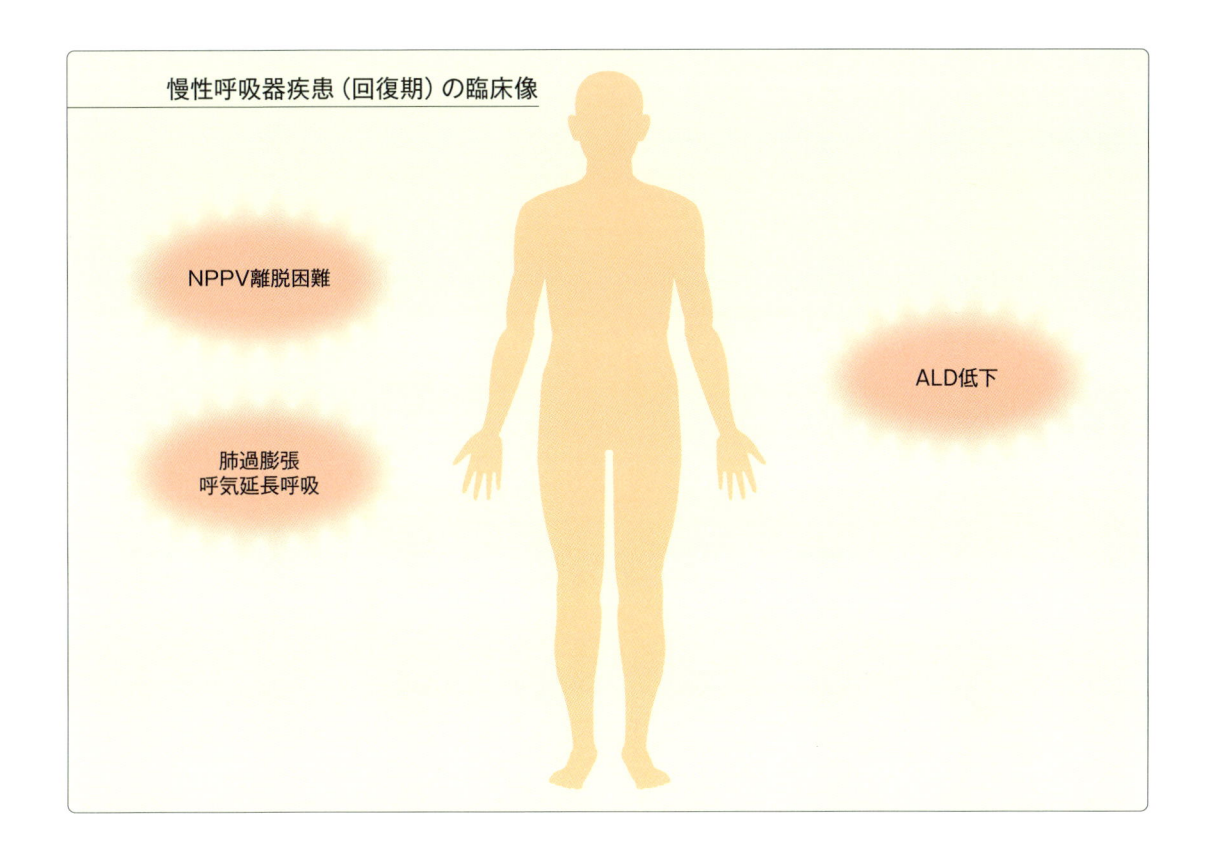

呼吸筋の機能障害

呼気吸気気道抵抗比は，健常肺で約1：1だが，COPDでは，胸いっぱいに息を吸い込んだ深吸気位付近で約2：1となり，低肺容量時には10：1に上昇する[4]．

その結果，肺は，膨らみきった風船のような過膨張をきたし，過膨張が悪化すると，横隔膜が平坦化し，下記のような経過で呼吸筋の機能障害が起きる．

肺胞，末梢気道の周囲組織の破壊
　→呼気時に末梢気道が閉塞，狭窄，呼気気道抵抗の増大
　→肺の過膨張
　→呼吸筋の機能障害

autoPEEPと気道抵抗

COPDでは，気道抵抗の増加によって，内因性PEEP（autoPEEP）が生じ，呼吸仕事量が増大して呼吸筋疲労が発生しやすくなる．

autoPEEPとは，呼気終末肺胞内圧とPEEPの圧の差で，呼気を吐ききることができずに肺胞内に空気が残って陽圧になることをいい，患者が自発呼吸をしようとすると，このautoPEEPに打ち勝つ吸気圧を発生させな

autoPEEP
intrinsic positive end-expiratory pressure
内因性呼気終末陽圧

ければならず，呼吸仕事量も増大する．
　呼吸困難のために頻呼吸となれば，呼気時間が短くなり，肺の過膨張はさらに悪化する．
　努力性呼吸を行っても，気道を外方から圧迫する方向に力が働くので，気道抵抗が上昇し，呼気流量を増加させることができない．

COPDの重症度分類

　COPDの重症度分類は，呼吸困難の増加，喀痰量の増加，喀痰の膿性化を指標とし，これによって抗菌薬の使用を判断する[5]（表1）．

治療やマネジメントの実際

検査

COPDでは，下記の検査を行い，治療方針や入院を決定し，他疾患の合併を鑑別する．
① SpO_2
②動脈血ガス分析
③胸部X線写真
④血液検査
⑤必要に応じて胸部CT，感染症検査，心臓超音波検査，血清BNP測定，凝固能検査

治療

1 ABCアプローチ（薬物療法）

COPDの急性増悪時の薬物療法は，ABCアプローチを基本として行う．
A：抗菌薬（antibacteral drugs）
B：気管支拡張薬（branchodilators）
C：ステロイド（corticosteroids）

表1　COPDの重症度分類

軽症	呼吸困難の悪化，喀痰量の増加，喀痰の膿性化のうち1つと5日以内の上気道感染，ほかに原因のない発熱，喘鳴の増加，咳の増加，呼吸数あるいは，心拍数の20％以上の増加のうち1つ以上みられる
中等度	呼吸困難の悪化，喀痰量の増加，喀痰の膿性化のうち2つ以上がみられる
重症	呼吸困難の悪化，喀痰量の増加，喀痰の膿性化のすべてがみられる

日本呼吸器学会COPDガイドライン第3版作成委員会編：増悪期の管理．COPD診断と治療のためのガイドライン，第3版，p127，メディカルレビュー社，2013をもとに作成

2 酸素療法

酸素投与の目安は，$PaO_2 \geqq 60$ mmHg，$SpO_2 \geqq 90\%$ である．微量酸素流量計を用いて厳密に酸素流量を管理し，低濃度酸素療法を行う．

3 人工呼吸器

CDPOでは，慢性的な酸素飽和度の低下と栄養障害があり，呼吸筋力が低下していることが多い．

安易に人工呼吸器療法を行うと呼吸筋力低下や呼吸筋萎縮が助長され，離脱困難となるため，極力人工呼吸器使用は行わない．

そのために，人工呼吸器使用基準は，一般的な使用開始基準よりも厳しく設定されている．

①酸素投与や薬物療法の効果がなく，$PaO_2 < 50$ mmHgの場合
②$PaCO_2 > 70 \sim 80$ mmHg，意識障害や換気障害が認められた場合
③pH<7.20，呼吸回数>40回/分の場合
④意識レベルの低下によって嚥下反射，咳反射の消失が認められる場合，
人工呼吸器を選択する際は非侵襲的陽圧換気（NPPV）を第1選択とする．

NPPV
noninvasive positive pressure ventilation
非侵襲的陽圧換気

呼吸療法

呼吸療法の目的は，肺の過膨張の悪循環を断つことにある．

非侵襲型陽圧換気（NPPV）を用いて，自発呼吸による仕事量を人口呼吸器が補助することにより，患者の呼吸数を減少させることができ，気管挿管の回避につながる．

これには，人工呼吸器からautoPEEPの80％程度のPEEPを加える．

autoPEEPは，呼気時間が短くなることで吸気時間が延長し吸気トリガーが遅れ，人工呼吸器との同調性が悪化するのを防ぐために生じている．

呼吸療法は，息苦しさから，つい吸気に偏りがちな患者に，しっかり息を吐くことを意識させるために行う．

一般的にCOPDの呼吸訓練には，口すぼめ呼吸と，横隔膜呼吸がある．

1 口すぼめ呼吸

口すぼめ呼吸とは，口をすぼめて「f」あるいは「s」という音をさせながら息を吐き，吸気と呼気の比を1：2〜5，呼吸回数10〜15回/分程度の目標でゆっくり吐かせる方法である．

唇のすぼめ方で呼気の速度をコントロールすることができ，呼気速度を調整できれば動作と呼吸が合わせやすくなる．これによって，動作時の呼吸困難を軽減することが可能となる．

口すぼめ呼吸を行う際は，腹部周囲筋の過度な緊張はないかを触診し，連続性副雑音が認められた場合は，口をすぼめる程度を調整して連続性副

表2 横隔膜呼吸の熟達度

グレード	横隔膜と斜角筋の収縮パターン
V	横隔膜のみ収縮
Ⅳ	横隔膜が収縮して吸気の終わりに斜角筋が収縮
Ⅲ	斜角筋と横隔膜が同時に収縮
Ⅱ	斜角筋が収縮して横隔膜が収縮
Ⅰ	斜角筋のみ収縮

千住秀明:呼吸理学療法の評価.改訂呼吸リハビリテーション入門―理学療法士の立場から.第4版,p30,神陵文庫,2004より引用

雑音の減弱をはかり,聴診しながら口すぼめ程度を選択する.

2 横隔膜呼吸

横隔膜呼吸は,口すぼめ呼吸と併用して実施する.

ファウラー位で患者の手を上腹部と上胸部に当て,その上に指導者の手を当てて,腹部が軽く持ちあがるまで吸気を鼻から吸う.

口からの呼気より開始し,必要に応じて呼気時に軽く腹部を圧迫して呼気を援助する.吸気時腹部に置いた手を持ち上げるように行う.

千住[6]による呼吸パターンの熟達度を評価するために,腹部と斜角筋を触診し判断する(表2).

3 リラクセーション

呼吸補助筋を使用した浅く早い呼吸がある時は,呼吸補助筋を含む全身の筋肉活動を抑制し,不必要な酸素消費を減少するために,リラクセーションを行う.

最も簡単なのは,マッサージやストレッチで,肩を挙上したのちの脱力や,胸郭の左右のストレッチ,両手を頭の後ろにあてて胸郭を広げるなどは,呼吸体操としても効果がある.

体位は,半坐位,前傾坐位などの前傾姿勢が楽に行え,横隔膜の収縮効率を改善し,換気効率を改善する.

呼吸介助法は,呼吸困難感が強い場合に適応となる.手掌全体で,胸郭に柔らかく接触し,呼気時に胸郭運動に一致した方向で圧迫を加え,吸気時に圧迫を取り除くことにより胸郭の弾性力で吸気を行うもの.

理学療法

理学療法士による排痰手技により,主として気道分泌物の排泄を行う.

とくに,慢性呼吸器疾患の安定期などで患者の協力が得られる場合は,咳嗽などの自助的な手技や,器具使用の指導を行いながら介助排痰を行う.

意識障害などがあり,患者の協力が得られない場合は,体位ドレナージや用手呼吸介助を組み合わせて排痰を行う.

看護ケアの焦点

ケア/管理	リハビリテーション前期	リハビリテーション後期
人工呼吸器管理	NPPV 管理	NPPV 離脱
呼吸訓練	・口すぼめ呼吸 ・横隔膜呼吸 ・リラクセーション	・ベッドアップ座位の維持 ・腹式呼吸
排痰コントロール	喀出困難時は吸引，前傾側臥位，坐位，ファウラー位	・排痰体位実施 ・用手呼吸介助
パニックコントロール	口すぼめ呼吸	体動時の口すぼめ呼吸の励行
疲労度評価	運動前後評価	疲労度評価による運動拡大

口すぼめ呼吸によるパニック対策

呼吸困難に陥った患者は，しばしばパニック状態になる．多くが吸気努力を一生懸命に行うことで，交感神経が緊張状態となり，脳幹の呼吸中枢を興奮させ，ますます呼吸が速くなるという悪循環を招いている．

これに対しては，呼気努力を長くして交感神経系を鎮静化できるため，口すぼめ呼吸で呼気を長めにしっかりと吐く呼吸を指導する．

体動時にも，パニック状態となることがあるので，口すぼめ呼吸を指導することが重要となる．

呼吸困難の評価

呼吸困難は，患者の主観的な訴えであるため，修正ボルグスケール (p195) を使用し，客観的に評価する．

修正ボルグスケールは，安静時のみでなく，運動前後での評価にも用いることができる．

スケールの使用を患者に指導すると，不安解消のツールとして役立ち，リハビリテーションを拡大していくことができる．

体位管理

看護師は，安楽な体位を保持するために，機能的残気量（安静時の呼吸終末時点で肺内に残っている空気の量）を維持できる体位をとるように介入する．

呼吸予備力のない患者に離床を促すと，換気量が確保できず，酸素化能を維持できない．このため，呼吸回数を増やすなどの代償が必要となり，容易に呼吸筋疲労が起こる．

離床に向けた呼吸状態の安定を目指すには，半坐位などで腹式呼吸を促しながら呼吸状態をアセスメントし，徐々にベッドアップを行っていく．

また，臥床は，横隔膜への腹部臓器の圧迫により換気効率を悪化させ機能的残気量を低下させる．できる限りベッドアップを行うことで，横隔膜への腹部臓器からの圧迫を開放し，腹式呼吸を行えるように指導していくことが大切である．

リハビリテーションの励行

重症度のステージがあがっていくと，患者が呼吸リハビリテーションや運度療法などを受け入れなくなることがある．

そのため，看護師は，患者の息切れ状態や筋力低下，ADLを加味したリハビリテーションを計画し，実施していく必要がある．

中等度の場合は，歩行や下肢筋力トレーニングが，エビデンスレベルの高い有効な方法である．継続的に行えるよう支援していく必要がある．

重症の場合は，筋力低下の廃用症候群の進行がみられる症例が多く，洗面などのADLでも息切れが強くなる症例もある．

酸素吸入や息切れコントロール方法と，座って行える下肢筋力トレーニングやCOPD体操をドロップアウトせず継続できるような支持的な指導が重要となる．

体重減少による低栄養状態にある患者や，摂取カロリーの低下している患者に対しては，栄養療法と運動療法の併用が効果を上げる．高カロリーで摂取量の小さい食品や，複数回に分けて分食による摂取を考慮しながら行う．

引用・参考文献
1) Fagon JY et al：Characterization of distal bronchial microflora during acute exacerbation of chronic bronchitis. Use of the protected specimen brush technique in 54 mechanically ventilated patients, Am Rev Respir Dis142：1004-1008, 1990
2) Seemungal T et al：Respiratory viruses, symptoms, and inflammatory markers in acute exacerbations and stable chronic obstructive pulmonary disease. Am J Respir Crit Care Med164(9)：1618-1623, 2001
3) Soler-Cataluña JJ et al：Severe acute exacerbations and mortality in patients with chronic obstructive pulmonary disease. Thorax60(11)：925-931, 2005
4) Lin D et al：ventilator management strategies for COPD patients ventilator management strategies for critical care, Hill NS et al. p353-392, Marcel Dekker, 2001
5) 日本呼吸器学会COPDガイドライン第3版作成委員会編：増悪期の管理．COPD診断と治療のためのガイドライン．第3版, p127, メディカルレビュー社, 2013
6) 千住秀明：改訂呼吸リハビリテーション入門．第4版, p30, 神陵文庫, 2004
7) 神津玲ほか：呼吸理学療法実践のための評価概論．コメディカルのための呼吸理学療法最新マニュアル, 呼吸器ケア夏季増刊27：84, 2005
8) 曷川元編：実践！早期離床完全マニュアル—新しい呼吸ケアの考え方．日本離床研究会, 2007
9) 及川真人：呼吸不全における早期リハビリテーション．重症集中ケア11(6)：37-45, 日総研, 2013
10) 髙橋哲也：重症集中ケアの疑問と根拠．重症集中ケア7(7)：74-75, 2008
11) 藤田次郎ほか監：慢性疾患の急性増悪とその対応—決して安心できない！(Nursing Mook74), 学研メディカル秀潤社, 2012
12) 小川浩正：JRS病態評価法の変遷．日本呼吸医学会誌3(3)：337-343, 2014

第2章 回復期リハビリテーションでの疾患別マネジメントの実際

心疾患

心不全

齊藤 圭子

病態

定義

心不全とは，①心臓の収縮能力や拡張能力が低下するなどにより，②心臓の内圧が上昇，心拍出量が低下し，③その結果，臓器うっ血や呼吸困難，運動能力の低下をきたす症候群である[1]．

症状・原因

心不全の症状としては，呼吸困難，息切れ，動悸のほか，浮腫，体重増加など水貯留の症状が多い（図1）．

主な原因は，①虚血性心疾患，心筋梗塞，②高血圧，③頻脈性不整脈，④拡張型心筋症，⑤弁膜症，先天性心疾患などが挙げられる．

増悪因子としては，①内服中断，②通院中断，③塩分・水分過多，④過労，⑤感染症合併（とくに呼吸器），⑥血圧上昇，⑦虚血の悪化，⑧不整脈の悪化などが挙げられる．

心不全の疫学

心疾患のなかで心不全の占める割合は35％と最も多い（図2）[2]．

慢性心不全の疫学研究として，日本では2000〜3000例規模の第二次東北慢性心不全登録研究（CHART）やJCARE-CARD（Japanese cardiac registry of heart failure in cardiolorgy）が報告されている．平均年齢70歳前後と高齢であり，心不全患者の1年死亡率は7〜9％，1年入院率は15％前後である．また，心不全の基礎疾患は，虚血性心疾患が全体のおおよそ1/3を占め，高血圧性心臓病12〜25％，弁膜症は全体の約1/4であっ

CHART
Chronic Heart Failure Analysis and Registry in the Tohoku District
第二次東北慢性心不全登録研究

JCARE-CARD
Japanese Cardiac Registry of Heart Failure in Cardiology
わが国の慢性心不全登録観察研究．慢性心不全患者の実態を明らかにするために多施設共同で取り組まれている前向き登録観察研究

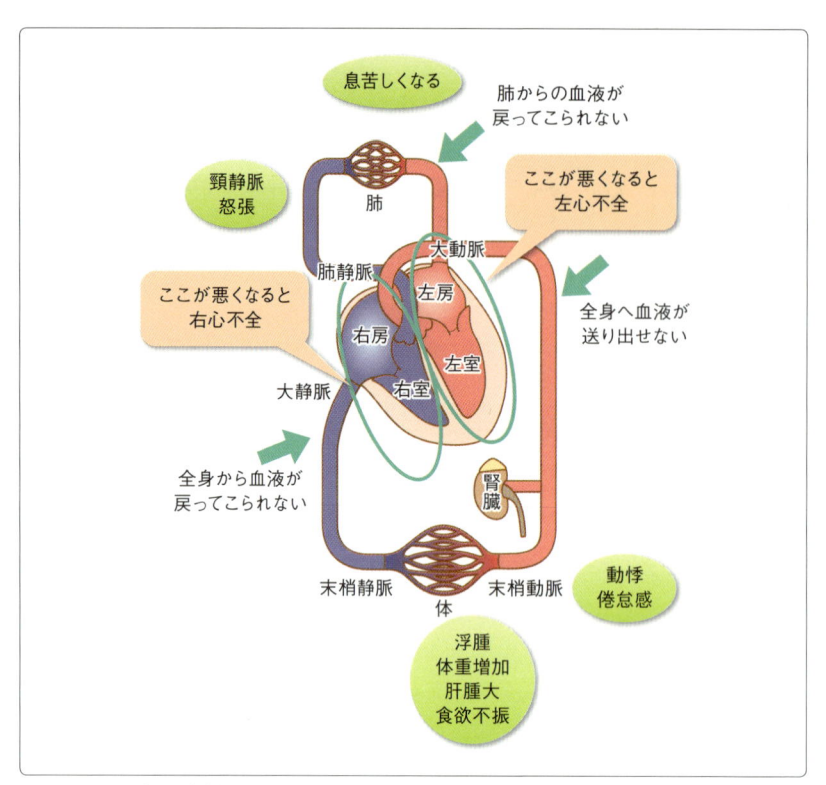

図1　心不全の症状
市田聡：血液循環の基本．ハート先生の心不全講座，第2版，p3．医学同人社，2010を参考に作成

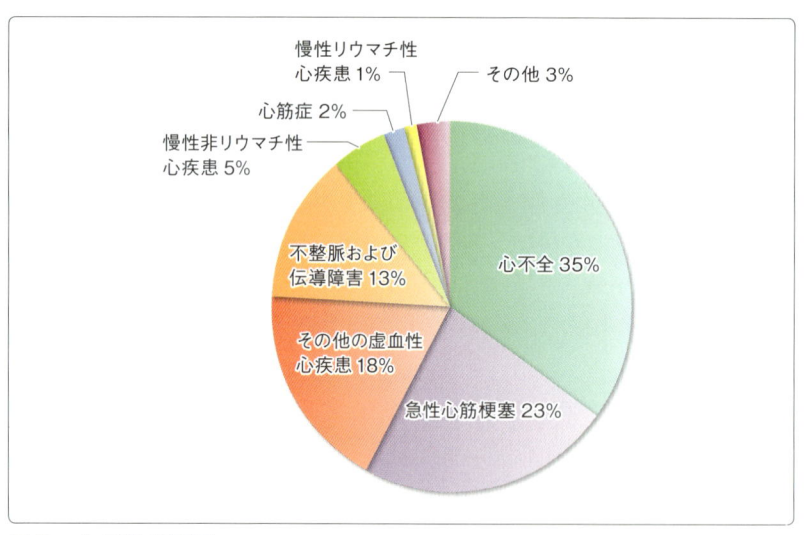

図2　心疾患の死因
厚生労働省：人口動態統計，平成22年度版をもとに作成

表2 JCARE-CARD 患者背景

平均年齢（歳）	71±13
男性（％）	60
基礎疾患（％）	
虚血性心疾患	32
弁膜症	28
高血圧	25
拡張型心筋症	18
合併症（％）	
高血圧	53
糖尿病	30
慢性腎臓病	71
貧血	21
心房細動	35

眞茅みゆき：慢性心不全における疾病管理．心不全ケア教本（眞茅みゆきほか編），p262，メディカル・サイエンス・インターナショナル，2012をもとに作成

た．合併症としては，慢性心不全患者の約半数に高血圧，4割に心房細動を，2〜3割に糖尿病を認めた（**表2**）．

とくに，高齢患者では，複数の合併症を有し，複雑な病態を呈する場合も多い[3]．

臨床像

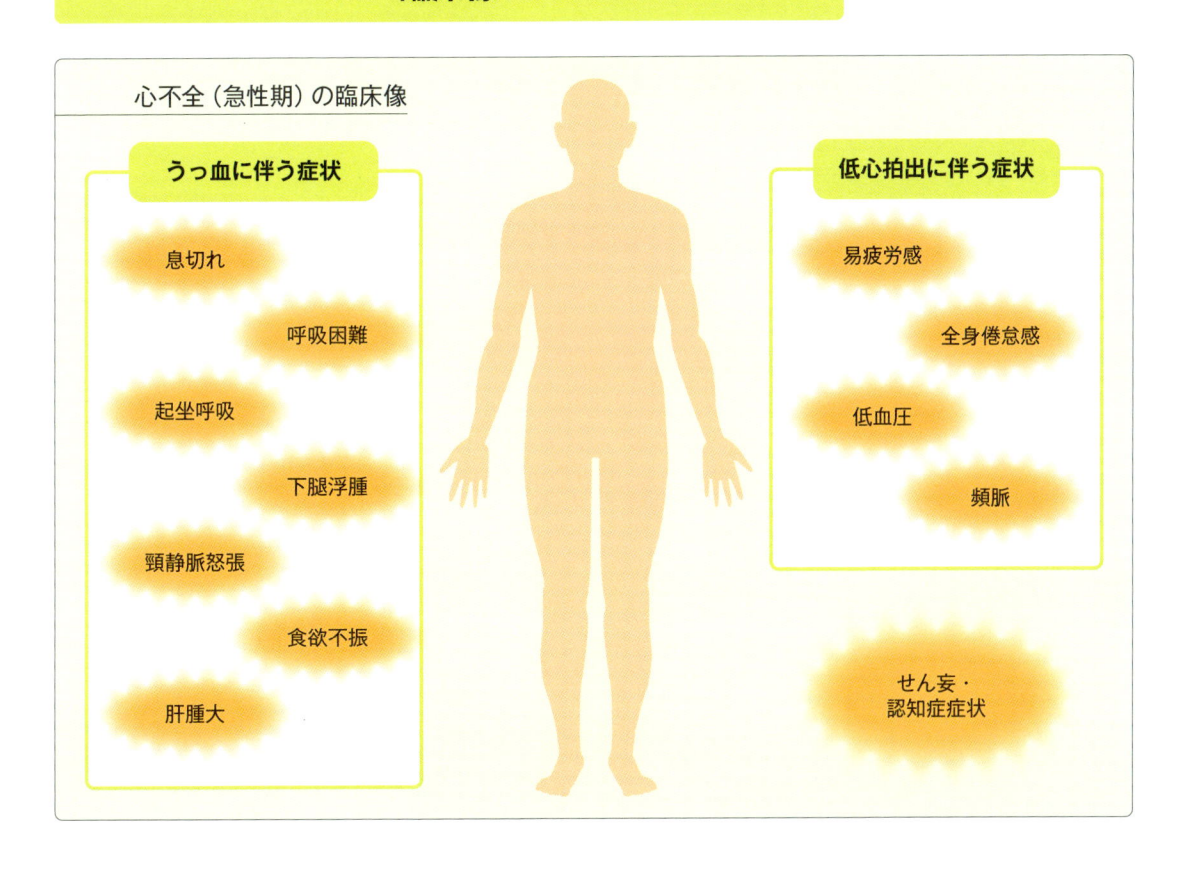

心不全（急性期）の臨床像

うっ血に伴う症状
- 息切れ
- 呼吸困難
- 起坐呼吸
- 下腿浮腫
- 頸静脈怒張
- 食欲不振
- 肝腫大

低心拍出に伴う症状
- 易疲労感
- 全身倦怠感
- 低血圧
- 頻脈
- せん妄・認知症症状

心不全（回復期）の臨床像

急性期から残存する症状
- 労作時息切れ
- 易疲労感
- 全身倦怠感
- 食欲不振

悪化症状
- 体重増加
- 呼吸苦
- 頻脈
- 浮腫増強

- せん妄・認知症症状
- 術後ベッド上安静に伴う脱調節状態（デコンディショニング）

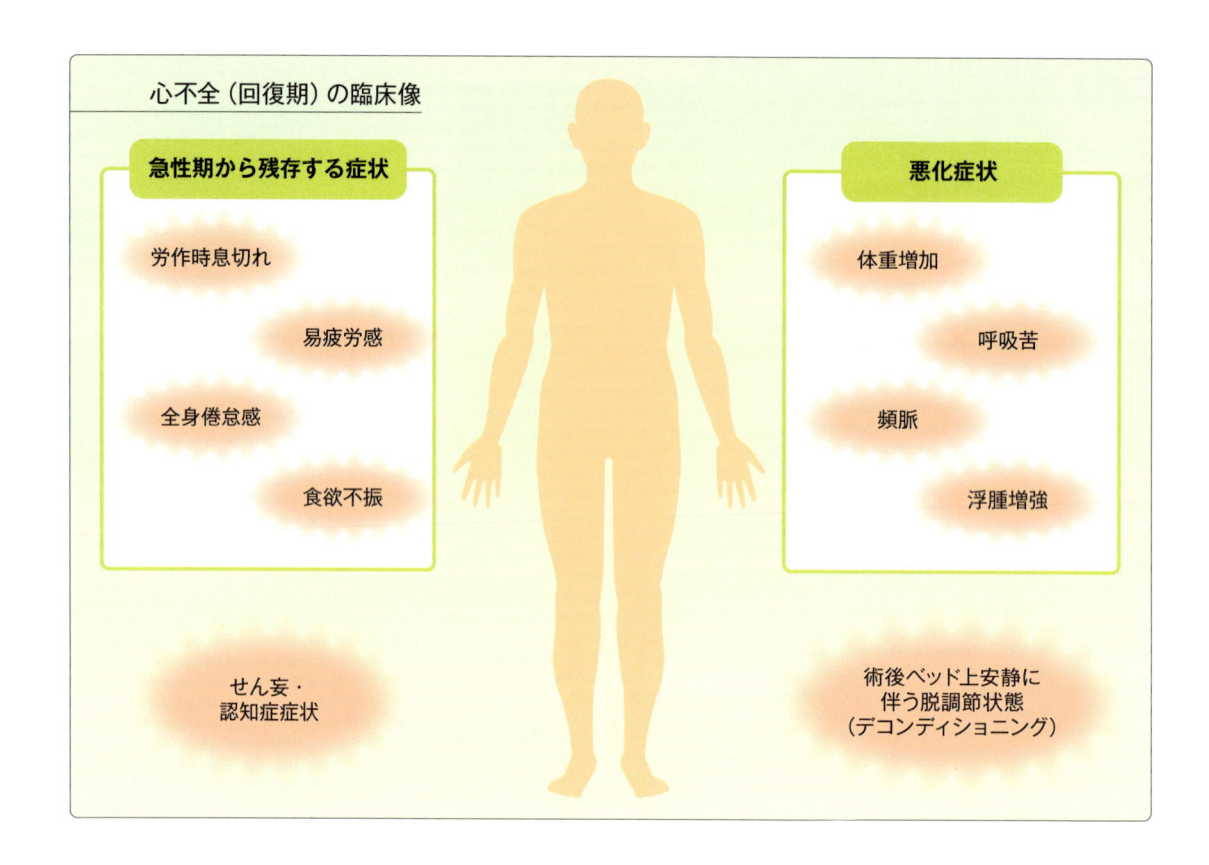

心不全ステージ分類，重症度分類

1 AHA/ACC心不全ステージ分類

　心臓は，ポンプ機能が低下すると，代償機転を働かせて心拍出量を保とうとするが，慢性心不全では長期的に進行性に心機能が低下していく．

　その病期をA〜Dまでの4段階で示したものが米国心臓協会/米国心臓病学会（AHA/ACC）心不全ステージ分類である（図3）．

　ステージA，Bは心不全予備軍であり，心不全症状はない．この段階からの早期治療介入が求められる[3]．

　慢性心不全治療ガイドラインでは，ステージごとにさまざまな治療が推奨されている（図4）[4]．

2 NYHA分類

　NYHA分類は，Ⅰ〜Ⅳまでの4段階に分類される．

　NYHA Ⅰ度はほとんど症状がなく，Ⅳ度は安静時でも症状を認める．治療過程のなかで症状が改善すると，NYHA Ⅲ度からⅠ度となることもある．

　一般的にⅠ，Ⅱ度は，Ⅲ，Ⅳ度に比べ予後はよい（表3）．

AHA
American Heart Associathion
米国心臓協会

ACC
American College of Cardiology
米国心臓病学会

NYHA
New York Heart Association
ニューヨーク心臓協会

ステージA	ステージB	ステージC	ステージD
危険因子を有するが，心機能障害がない	無症状の左室収縮機能不全	症候性心不全	治療抵抗性心不全
高血圧 糖尿病 肥満 メタボリック症候群など	陳旧性心筋梗塞 左室肥大 駆出率の低下など	既存の心疾患があり，息切れ，疲労感，運動耐容能低下を伴うもの	最大限の治療にもかかわらず，安静時に著明な症状を有するもの

図3 AHA/ACC心不全ステージ分類と治療

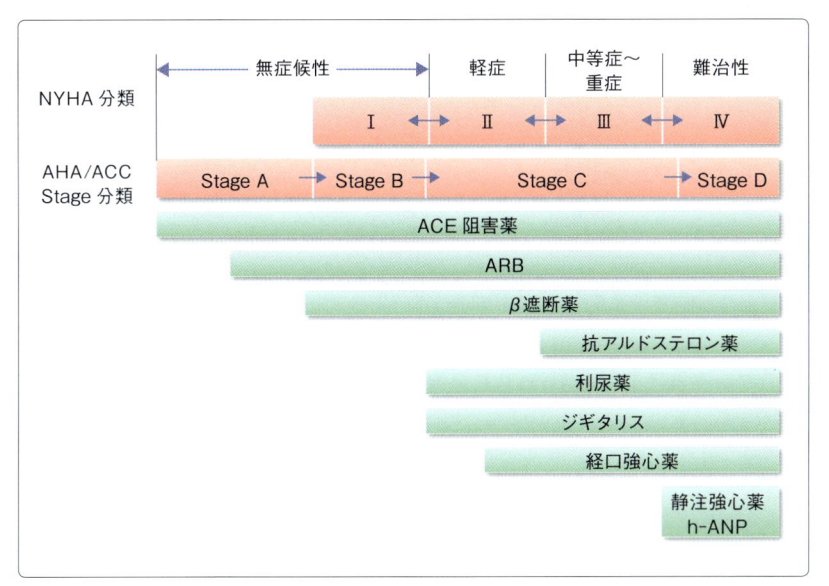

図4 心不全の重症度からみた薬物治療指針
一般社団法人日本循環器学会：循環器の診療と治療に関するガイドライン（2009年度合同研究班報告）―慢性心不全治療ガイドライン（2010年改訂版）．
http://www.j-circ.or.jp/guideline/pdf/JCS2010_matsuzaki_h.pdf（2014年10月閲覧）

ACE
angiotensin-converting enzyme inhibitor
アンジオテンシン変換酵素

ARB
angiotensin receptor blocker
アンジオテンシンⅡ受容体拮抗薬

h-ANP
human atrial natriuretic peptide
ヒト心房性ナトリウム利尿ペプチド

心臓リハビリテーション

1 心臓リハビリテーションとは

　心臓リハビリテーションは，医学的な評価，運動処方，冠危険因子の是正，教育およびカウンセリングからなる包括的なプログラムであり，心血管疾患の早期離床，回復のみならず，予防に向けても重要な役割を担っている．

　心臓リハビリテーションにより，個々の患者の心疾患に基づく身体的・精神的影響をなるべく軽減し，突然死や再梗塞のリスクを是正し，症状を調整し，動脈硬化の過程を抑制あるいは逆転させ，心理社会的ならびに職業的な状況を改善することを目的として行われている[5]．

表3 NYHA分類

Ⅰ度		心疾患はあるが身体活動に制限はない．日常的な身体活動では著しい疲労，動悸，呼吸困難，狭心痛を生じない．
Ⅱ度		軽度の身体活動の制限がある．安静時には無症状．日常的な身体活動で疲労，動悸，呼吸困難あるいは狭心痛を生じる．
Ⅲ度		高度な身体活動の制限がある．安静時には無症状．日常的な身体活動以下の労作で疲労，動悸，呼吸困難あるいは狭心痛を生じる．
Ⅳ度		心疾患のため，いかなる身体活動も制限される．心不全症状や狭心痛が安静時にも存在する．わずかな労作でこれらの症状は増悪する．

2 心臓リハビリテーション時期区分定義

心臓リハビリテーションの時間区分では，一般的に第Ⅰ相から第Ⅲ相までで示されている．

発症（手術）当日からICU・CCUまでの「急性期リハ」（第Ⅰ相），一般循環器病棟での入院中に行われる「前期回復期心臓リハビリテーション」，および外来，通院リハとして行われる「後期回復期心臓リハビリテーション」（前期・後期回復期合わせて第Ⅱ相），社会復帰後に生涯を通じて行われる「維持期心臓リハビリテーション」（第Ⅲ相）の3つの相がある（図5）．

患者のそれぞれの段階に応じて心臓リハビリテーションを進めていく必要がある[6]．

治療やマネジメントの実際，アセスメント

心臓リハビリテーションの意義

1 早期の合併症予防

心臓リハビリテーションは，心臓疾患罹患後の患者の再発予防と，QOL向上に向けて実施される包括的プログラムである．

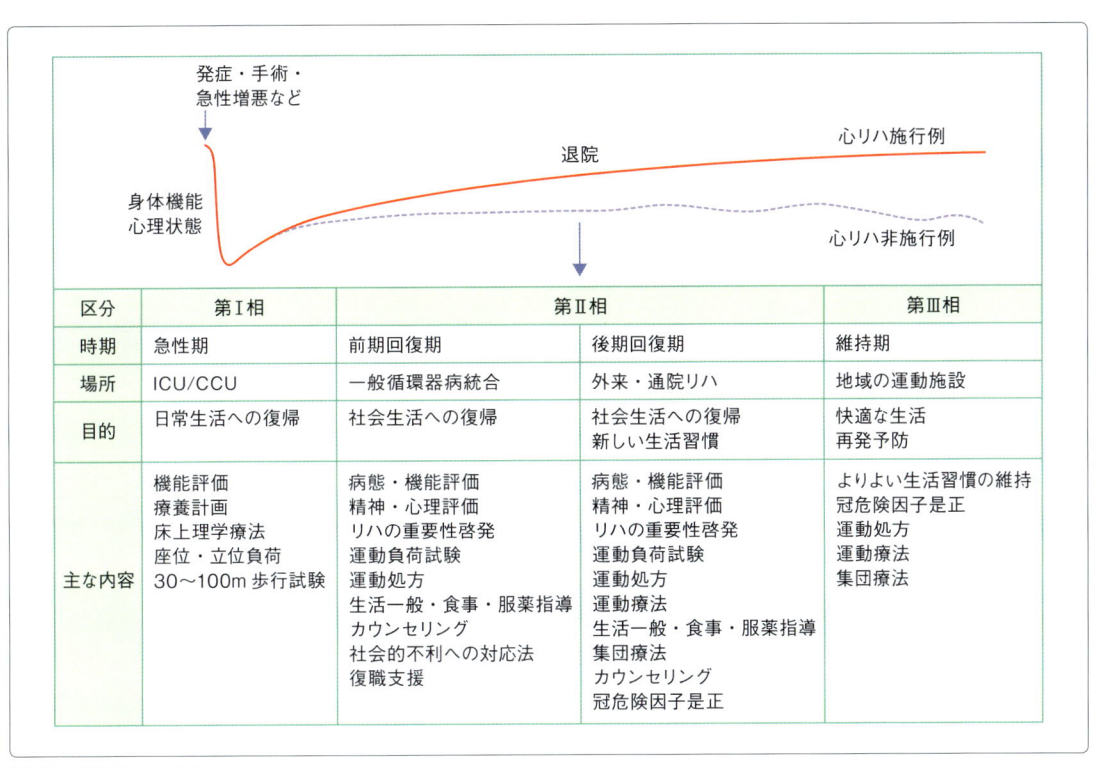

区分	第Ⅰ相	第Ⅱ相		第Ⅲ相
時期	急性期	前期回復期	後期回復期	維持期
場所	ICU/CCU	一般循環器病統合	外来・通院リハ	地域の運動施設
目的	日常生活への復帰	社会生活への復帰	社会生活への復帰 新しい生活習慣	快適な生活 再発予防
主な内容	機能評価 療養計画 床上理学療法 座位・立位負荷 30～100m 歩行試験	病態・機能評価 精神・心理評価 リハの重要性啓発 運動負荷試験 運動処方 生活一般・食事・服薬指導 カウンセリング 社会的不利への対応法 復職支援	病態・機能評価 精神・心理評価 リハの重要性啓発 運動負荷試験 運動処方 運動療法 生活一般・食事・服薬指導 集団療法 カウンセリング 冠危険因子是正	よりよい生活習慣の維持 冠危険因子是正 運動処方 運動療法 集団療法

図5 時期区分定義
伊東春樹：回復期管理 リハビリテーション．最新医学別冊 新しい診断と治療のABC 4 急性心筋梗塞改訂第2版（高野照夫編），p282，最新医学社，2011より引用

しかし急性病態に陥った患者がすぐに再発予防に向けた行動をできるものではない．

まずは安全に発症前の日常生活に戻れることが目標となり，そのために疾患による合併症を最小限にとどめ，早期より入院中心臓リハビリテーションを実施し，患者の心身の状態を回復させることが課題となる[7]．

2 重症度と運動耐容能に合わせる

心不全は，症状の重症度と患者の運動耐容能に合わせて心臓リハビリテーションを進めることが重要である．

心不全は原因が多様であり，クリニカルパス（以下パス）の導入は困難と考えられていた．

当院では，心不全を客観的評価できる血漿BNPと体重を指標に，H16年より入院加療を要する急性心不全に対し重症度を考慮した心不全パスを導入し，3度の改訂を行っている．

心不全患者が入院すると，心不全パスが導入される．

心不全パスは病態の段階に応じ，3つのPhaseで構成されている．

Phase1は心不全の重症度に応じて，重症・中等症・軽症の3つに分けられる．病態が落ち着くと，心不全の原因精査のためのPhase2へ移行し，その後Phase3へと移行する．

BNP
brain natriuretic peptide
脳性ナトリウム利尿ペプチド．心臓の負荷に応じて心臓から血液中に分泌される利尿作用のあるホルモンで，心臓の重症度や予後の指標となる．年齢と共に値は上昇するが，一般的には，正常値は18.5 pg/mL以下．

Phase3 も患者の状態に応じ3種類に分けられている．
以下に実際のパスを提示する（**図6-①～④**）．

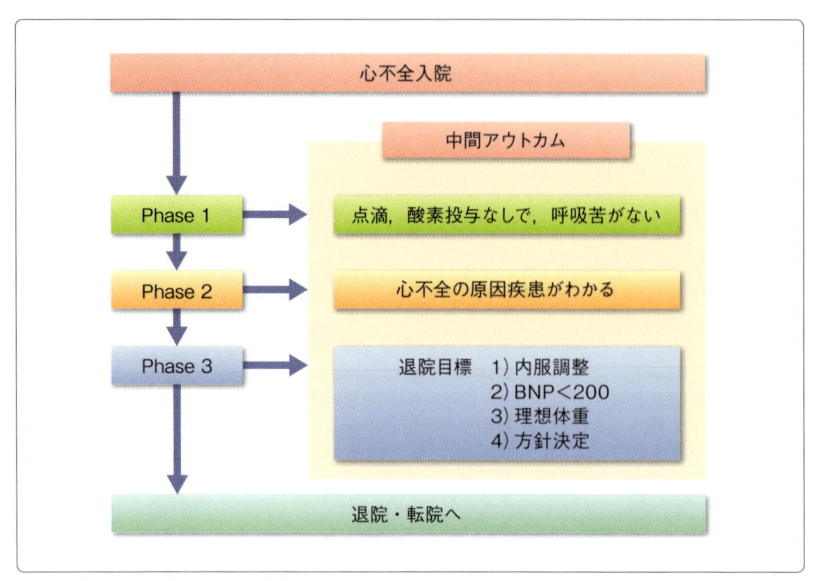

図6-① 心不全パスの流れ

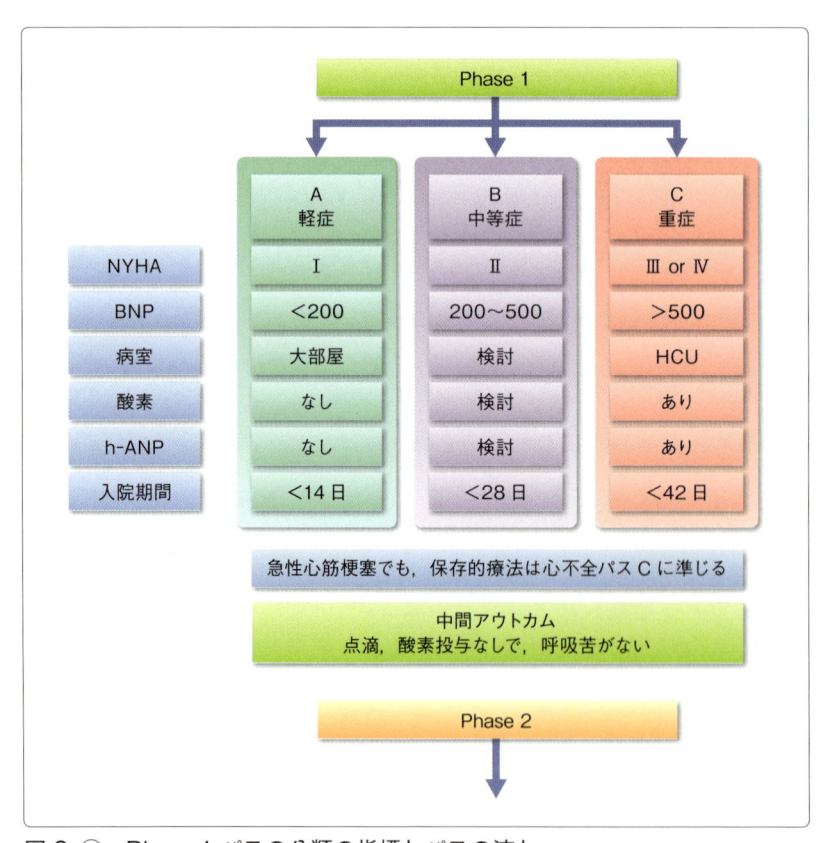

図6-② Phase1パスの分類の指標とパスの流れ
※h-ANP：カルペリチド（ハンプ®） ヒト心房性ナトリウム利尿ペプチドの薬理作用をもった心不全治療薬

HCU
high care unit
高度治療室

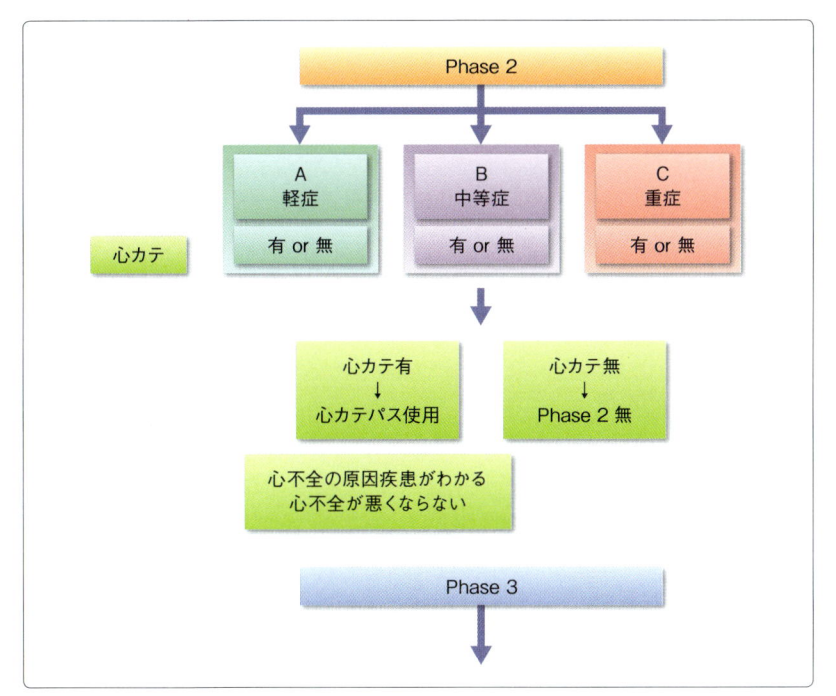

図6-③ Phase2 パスの流れ
※心カテ：心臓カテーテル検査　足の付け根や腕の血管から管（カテーテル）を入れ，心臓の筋肉を養っている冠動脈の中に造影剤を流し，冠動脈に狭い所がないかや，心房や心室内の血圧を直接測定し，心臓の機能を評価．心不全の原因をくわしく調べる場合に実施する．

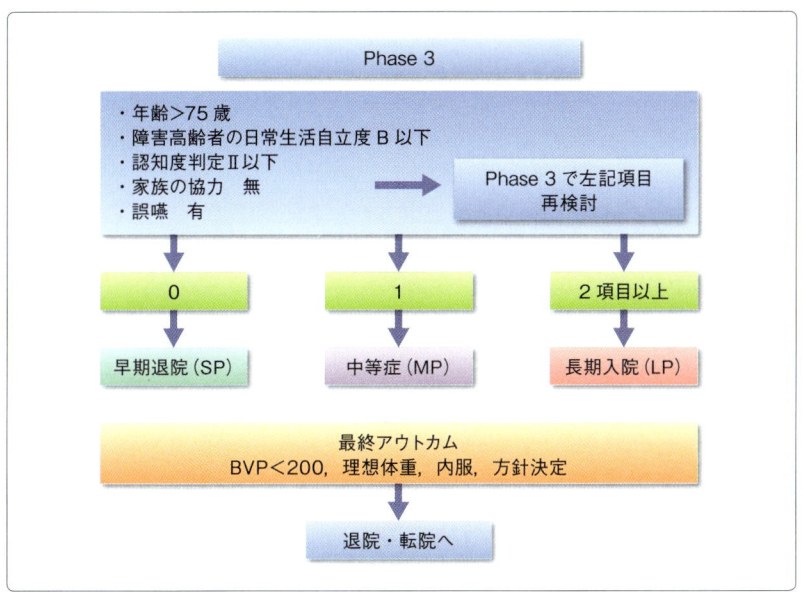

図6-④ Phase3 パスの流れ
※障害高齢者の日常生活自立度B：屋内での生活はなんらかの介助を要し，日中もベッド上での生活が主体であるが，坐位を保つ
※認知度判定：認知症高齢者の日常生活自立度
ランクⅠ：なんらかの認知症を有するが日常生活は家庭内および社会的にほぼ自立している状態
ランクⅡ：日常生活に支障をきたすような症状・行動や意思疎通の困難さが多少見られても，誰かが注意していれば自立できる．
ランクⅢ：日常生活に支障をきたすような症状・行動や意思疎通の困難さが見られ，介護を必要とする．

心疾患　心不全　213

心臓リハビリテーションの実際

心不全は，病状の重症度と患者の運動耐容能に合わせて心臓リハビリテーションを進める必要がある．

当院のパス分析から，入院時歩行能力と認知症の程度により，心臓リハビリテーションコースが4つに大きく分類されることがわかった．

歩行能力の有無で分類し，さらに認知度判定で正常〜ⅡとⅢ以上に分類．次にその人の状態に合わせてリハビリ内容が検討されている（**図7**）．

看護ケアの焦点

心不全の経過

心不全はすべての心疾患の終末的な病態で，その生命予後はきわめて悪く，**図8**のように，5つの時期に分かれた経過をたどる．

①心不全の初期症状が出現，心不全治療を開始する時期
②初期薬物治療とそれに続く機械的補助循環や心移植により，期間はさまざまであるが小康状態が継続する時期
③さまざまな程度に身体機能が低下する時期；緊急措置に反応しうるが，断続的に心不全は増悪
④ステージD心不全，難治性の症状を伴い，身体機能が制限される時期
⑤終末期

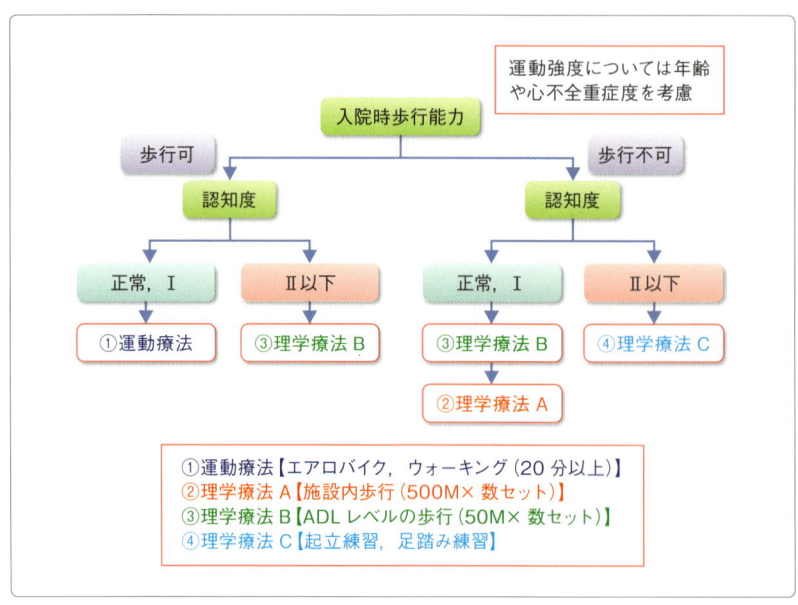

図7 当院の心臓リハビリテーションのコース分け
（熊本機能病院総合リハビリテーション部）

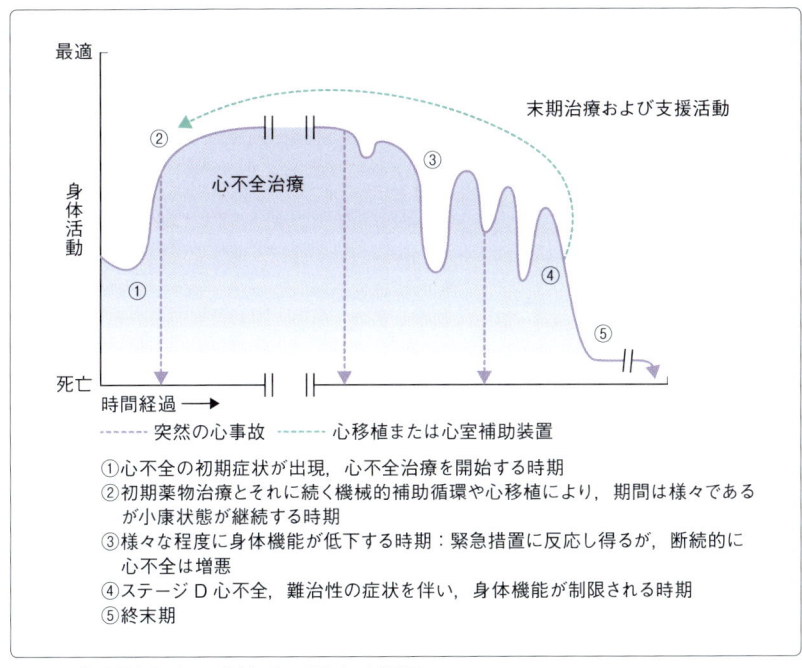

図8 包括的な心不全治療に関する概要
一般社団法人日本循環器学会:循環器病の診断と治療に関するガイドライン(2008-2009年度合同研究班報告)―循環器疾患における末期医療に関する提言.2009
http://www.j-circ.or.jp/guideline/pdf/JCS2010_nonogi_h.pdf(2014年10月閲覧)

① 心不全の初期症状が出現,心不全治療を開始する時期
② 初期薬物治療とそれに続く機械的補助循環や心移植により,期間は様々であるが小康状態が継続する時期
③ 様々な程度に身体機能が低下する時期:緊急措置に反応し得るが,断続的に心不全は増悪
④ ステージD心不全,難治性の症状を伴い,身体機能が制限される時期
⑤ 終末期

　心不全は,その経過中に増悪による入退院と回復を繰り返しながら,そのたびに徐々に身体活動能力は低下していく.しかし心不全は目に見える障害ではないことから,周囲の人には理解されにくい疾患である.
　そのため看護師は,心不全患者の再入院を防ぎ,心機能の低下を少しでも予防できるよう働きかける必要がある.
　また,急性増悪により身体活動能力が大きく低下し入院するが,退院時にはある程度身体活動能力が回復するため,患者本人も病識が薄れてしまう場合もあることに注意が必要となる[8].

看護ケアの実際

ケア/管理	リハビリテーション前期	リハビリテーション後期
心不全症状のケア	・循環・呼吸機能の維持 ・症状に合わせてADLの介助を行う	・心臓リハビリテーションで徐々にADLの拡大を図る ・患者のセルフモニタリングにつなげる
体調管理	・合併症の悪化，発症予防 ・症状による苦痛の緩和 ・術後ベッド上安静に伴うデコンディショニングの把握	・毎日体重測定を行い目標体重を設定し，自己管理の指導を行う ・家族を含めた服薬・栄養管理の指導を行う
安全管理	・転倒・転落の予防 ・せん妄・認知症症状の把握 ・点滴や酸素・心電図モニターなどのチューブ類の管理	・ADL拡大による転倒の予防 ・退院後の生活の身体活動量評価を行い，新負荷軽減への指導を行う
精神面のケア	・患者の喪失体験や適応のプロセスを知り，適切なかかわりをもつ ・うつ症状出現の観察 ・家族を含めたサポート	・精神面の状況に合わせて自己管理を導入する ・多職種間で情報の共有を図り，退院へ向けた（家族を含めた）サポート

1 心不全パスに沿った看護ケア

当院では，先に述べた心不全パス（図6）を使用し，Phase1〜3に分けて患者ケアを実施している（図9）．

Phase1は急性期であり，循環・呼吸機能の維持を中心に，心身の安定状態の回復を目ざした看護が行われる．

看護活動としては，心不全に伴う緊急処置として，肺うっ血を軽減し，呼吸困難を緩和することが必要である．

Phase2は心不全の原因精査の時期であり，治療に伴う合併症の予防，治療に伴う侵襲から早期に回復することを目標に看護を行う必要がある．

Phase3は，患者が疾患を理解して，その人らしくQOLを高める生活を送りながら，退院後の自己管理が行えることを目標にかかわっていく必要がある．

生活指導・患者教育

1 退院後のセルフケアを支援

患者が退院後自己管理できるように，入院中から指導を行っていく必要がある．

当院ではパンフレットを用い，受け持ち看護師を中心として患者指導を行っている．

またパスでも患者指導のタスクを入れ，指導の徹底を図っている（図10）．

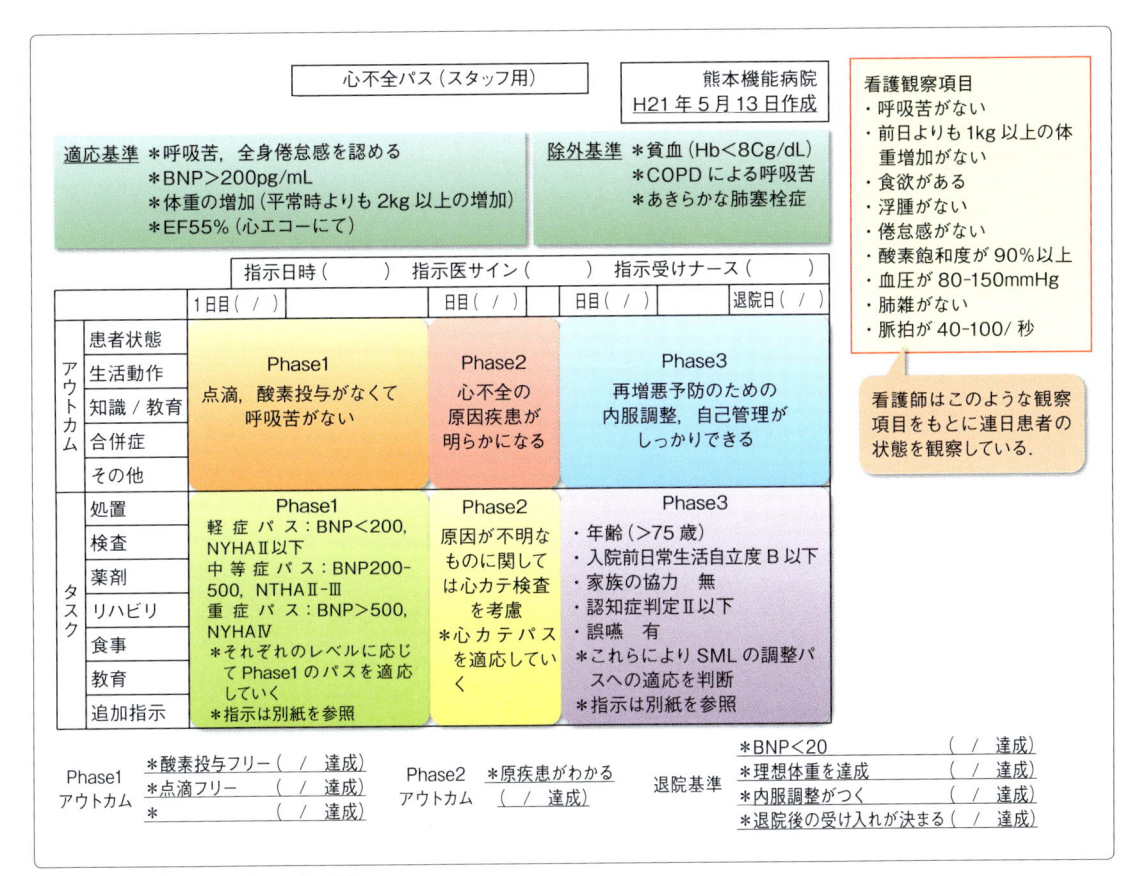

図9 心不全パスのオーバービュー

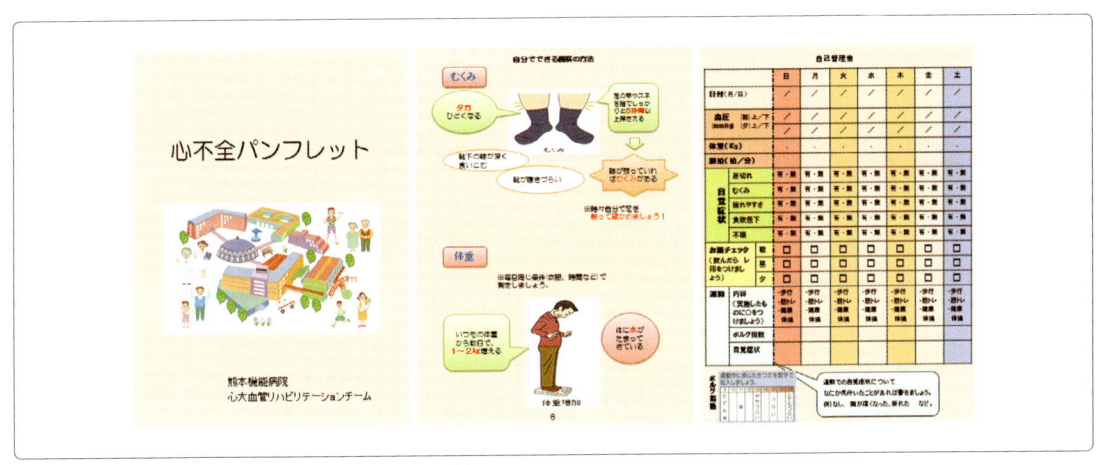

図10 心不全パンフレット（熊本機能病院）

　患者とともに生活を振り返ることで，心不全の原因をともに考え，患者が自分に出現する心不全症状に気づくことが大切である．
　そのためにも，毎日の体重測定や浮腫の観察方法などを指導し，患者がセルフモニタリングできるようかかわっていく必要がある．

心疾患　心不全　217

2 再入院予防

　当院の分析結果でも，心不全患者の再入院率は28.5％と高値であったことから，今後も再入院予防に向けた患者指導が重要となる．

　看護師は患者のいちばん身近な存在であり，チーム医療においても中心となり，他職種と患者の情報を共有し，患者のQOLを高めて行く必要があると考える．

　また，今後は在宅看護とも連携し，患者・家族を含めたケアの充実を図っていく必要がある．

引用・参考文献
1) 原田栄作：食塩と心不全．血圧 14(10)：52，2007
2) 厚生労働省：人口動態統計．平成22度版，2010
3) 眞茅みゆきほか：日本および海外における心不全の現状．心不全ケア教本（眞茅みゆきほか編），p12-14，メディカルサイエンスインターナショナル，2012
3) 岡田彩子：心不全のディジーズマネジメント．看護技術 54(12)：16，2008
4) 日本循環器学会ほか：循環器病の診断と治療に関するガイドライン（2009年度合同研究班報告）慢性心不全治療ガイドライン（2011年改訂版），2011
   http://www.j-circ.or.jp/guideline/pdf/JCS2011_izumi_h.pdf　より2014年10月1日検索
5) 伊東春樹：回復期管理リハビリテーション．最新医学別冊　新しい診断と治療のABC 4急性心筋梗塞．改訂第2版，p278-286，最新医学社，2011
6) 吉田俊子：そもそも心リハって何？．心リハ一問一答，循環器ナーシング 4(11)：16，2014
7) 角口亜希子：入院中の心リハはどのように進める？：急性心筋梗塞と心不全の場合心リハ一問一答，循環器ナーシング 4(11)：27，2014
8) 日本循環器学会ほか：循環器病の診断と治療に関するガイドライン（2008-2009年度合同研究班報告），循環器疾患における末期医療に関する提言，2009
   http://www.j-circ.or.jp/guideline/pdf/JCS2010_nonogi_h.pdf　より2014年10月1日検索

第2章 回復期リハビリテーションでの疾患別マネジメントの実際

心疾患

心臓・大血管術後

齊藤 圭子

病態

冠動脈バイパス手術

多枝病変や左主幹部を含む重症例に対しては，予防的な観点から内科的治療よりも，冠動脈バイパス手術（CABG）が選択される[1]．

手術の適応は以下のとおりである[2]．

① 左冠動脈主幹病変における50％以上の狭窄例

② ・高度な3枝病変
　　・病変部の長さが1cm以上など
　　経皮的冠動脈形成術（PTCA）施行困難例

③ 冠動脈末梢枝の血液の流れが良好（径＞1.5mm）であるもの（狭窄・不整なし）

④ 左心機能が次の状態であるもの
　　・駆出率（EF）20％以上
　　・左室拡張末期圧（LVEDP）20mmHg以下

バイパスに用いる血管と設置部位を，それぞれ図1，図2に示した．

弁膜置換術

心臓には4つの弁があり，それぞれの病態により手術の適応か否かが判断される（図3）．僧帽弁では，体外循環のもと，心停止下で僧帽弁を切除し，人工弁を植えこむ（図4）．人工弁には生体弁と機械弁とがある（図5）．

CABG
coronary artery bypass grafiting
冠動脈バイパス手術

PTCA
percutaneous transluminal coronary angioplasty
経皮的冠動脈形成術

EF
ejection fraction
駆出率

LVEDP
left ventricular end-diastolic pressure
左室拡張末期圧

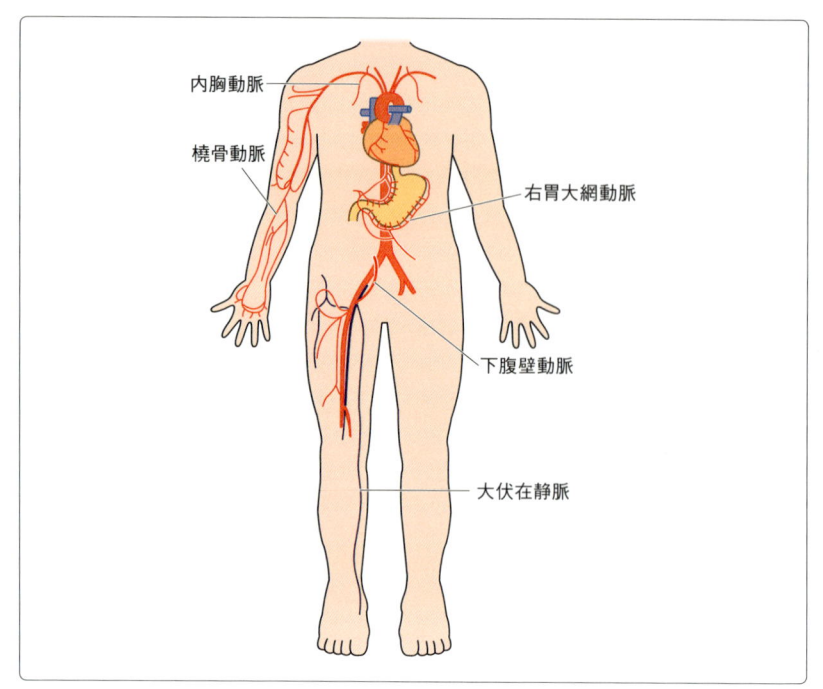

図1　バイパスに用いる血管
渡辺重行：虚血性心疾患．病気がみえるVol.2循環器，第3版（医療情報科学研究所編），p83，メディックメディア，2010をもとに作成

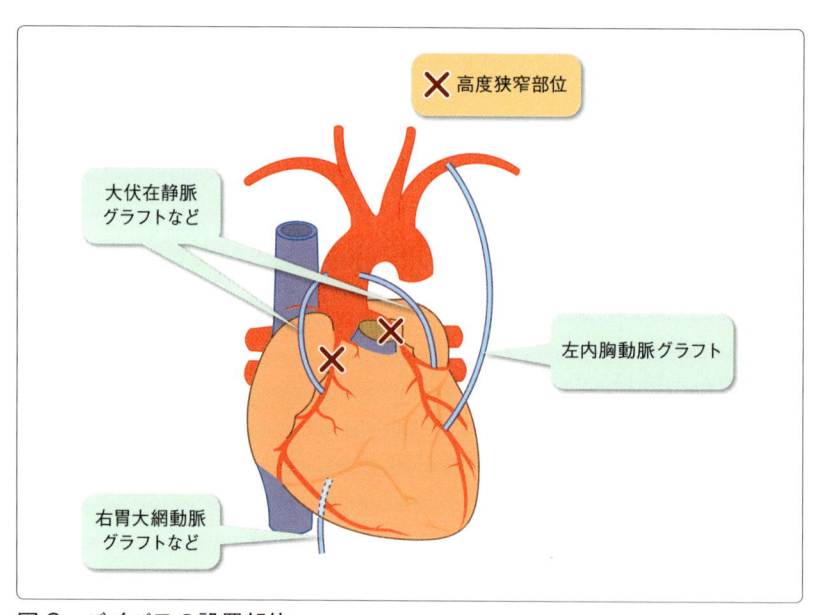

図2　バイパスの設置部位
渡辺重行：虚血性心疾患．病気がみえるVol.2循環器，第3版（医療情報科学研究所編），p83，メディックメディア，2010をもとに作成

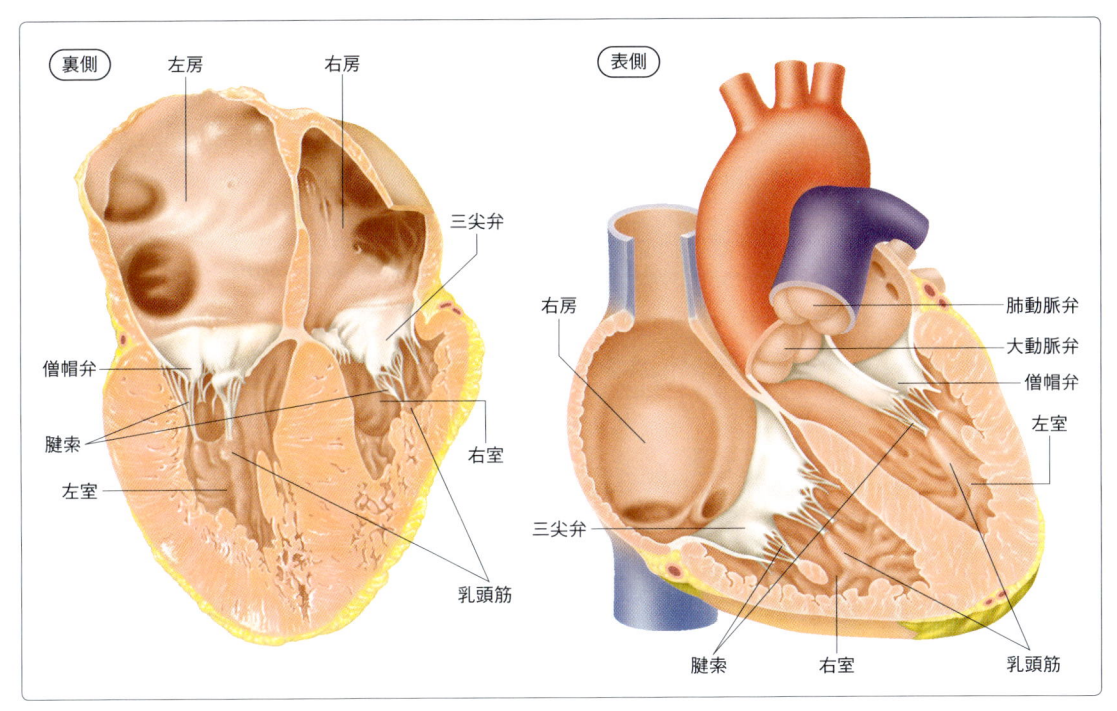

図3 弁の位置

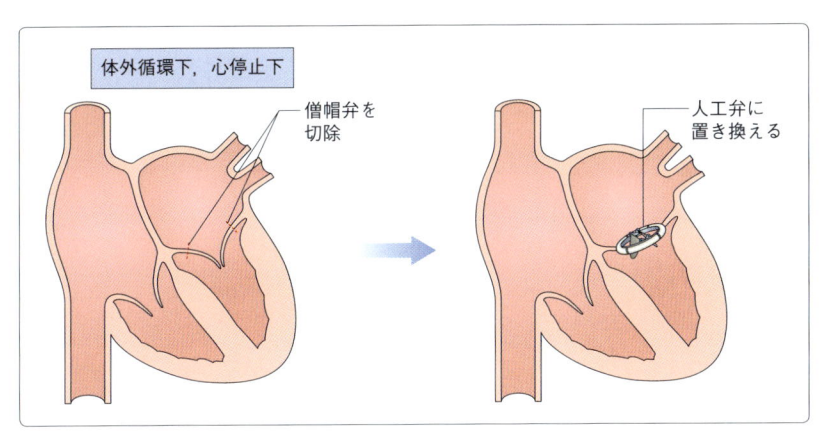

図4 弁膜置換術

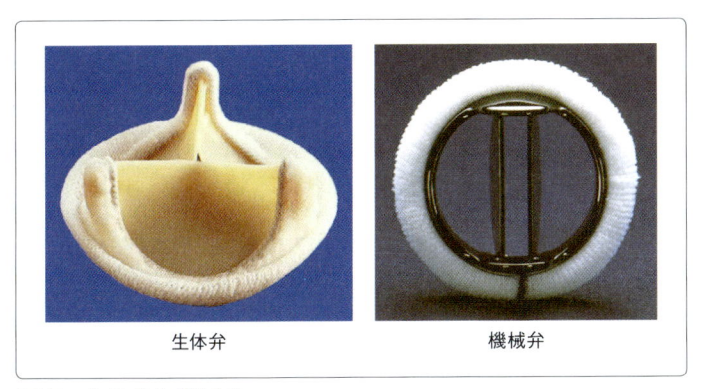

図5 生体弁と機械弁

大動脈解離と大動脈瘤

1 大動脈解離

　大動脈解離とは，大動脈の内膜に亀裂が生じ，そこから血液が中膜の層間に侵入したもので，胸部大動脈に好発する．

　分類としてⅠ～Ⅲ型に分ける DeBakey 分類と Stanford 分類がある（**図6**）．

　Stanford 分類では，解離が上行大動脈に進展しているものをA型，進展していないものをB型と分類している．A型の予後はB型より不良である．A型では早期手術が望ましい．

2 大動脈瘤

　動脈壁の病変によって動脈が異常に拡張し，腫瘤状となったものをいう．

　原因は先天性，外傷性，梅毒性，動脈硬化性，感染性などがあげられるが，動脈硬化性が最も多い．

　未治療の大動脈瘤は，瘤形に関係なく破裂の危険性がある（**図7**）．大きいものほど破裂しやすく，5 cm 以上が手術適応となる．

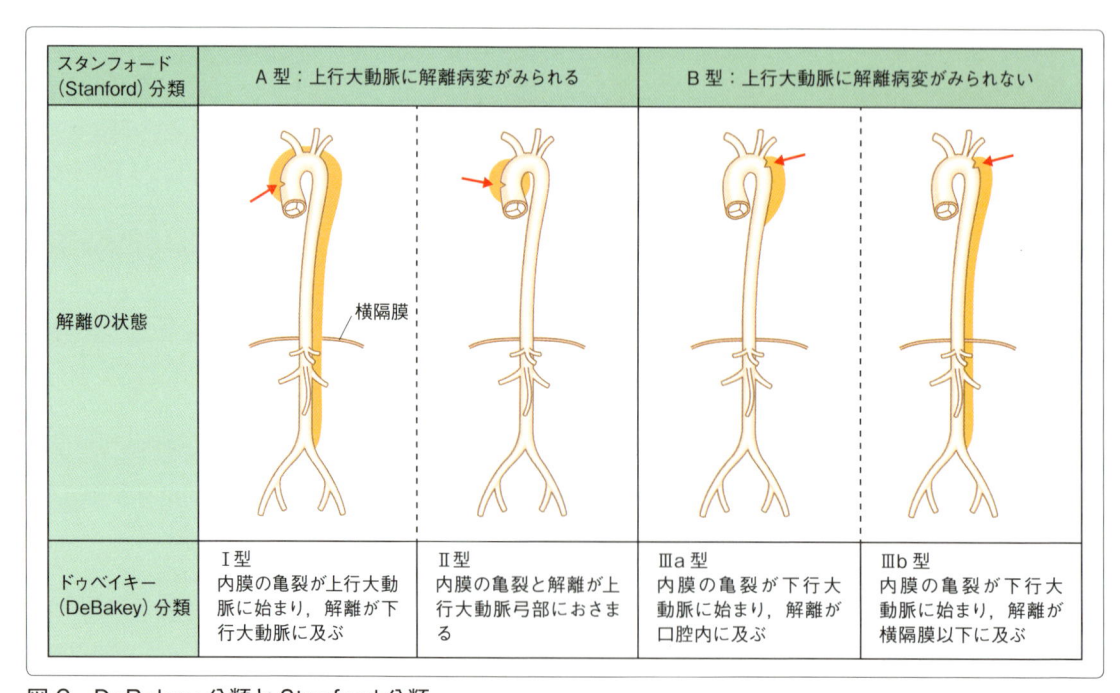

スタンフォード(Stanford)分類	A型：上行大動脈に解離病変がみられる		B型：上行大動脈に解離病変がみられない	
解離の状態		横隔膜		
ドゥベイキー(DeBakey)分類	Ⅰ型 内膜の亀裂が上行大動脈に始まり，解離が下行大動脈に及ぶ	Ⅱ型 内膜の亀裂と解離が上行大動脈弓部におさまる	Ⅲa型 内膜の亀裂が下行大動脈に始まり，解離が口腔内に及ぶ	Ⅲb型 内膜の亀裂が下行大動脈に始まり，解離が横隔膜以下に及ぶ

図6　DeBakey 分類と Stanford 分類

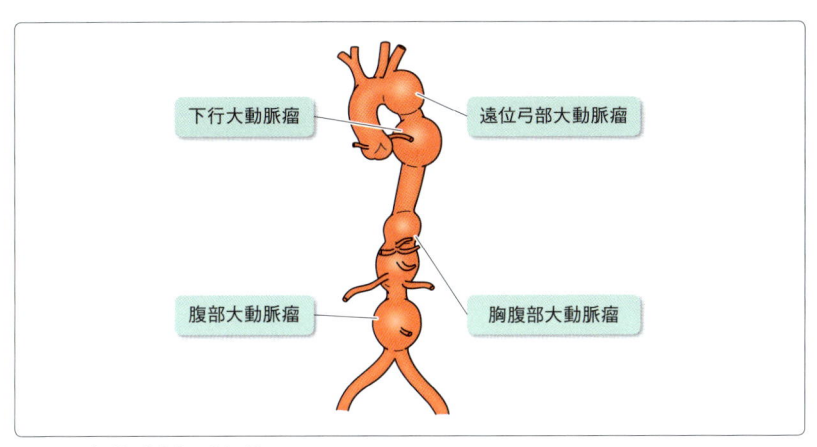

図7　大動脈瘤好発部位

- 下行大動脈瘤
- 遠位弓部大動脈瘤
- 腹部大動脈瘤
- 胸腹部大動脈瘤

臨床像

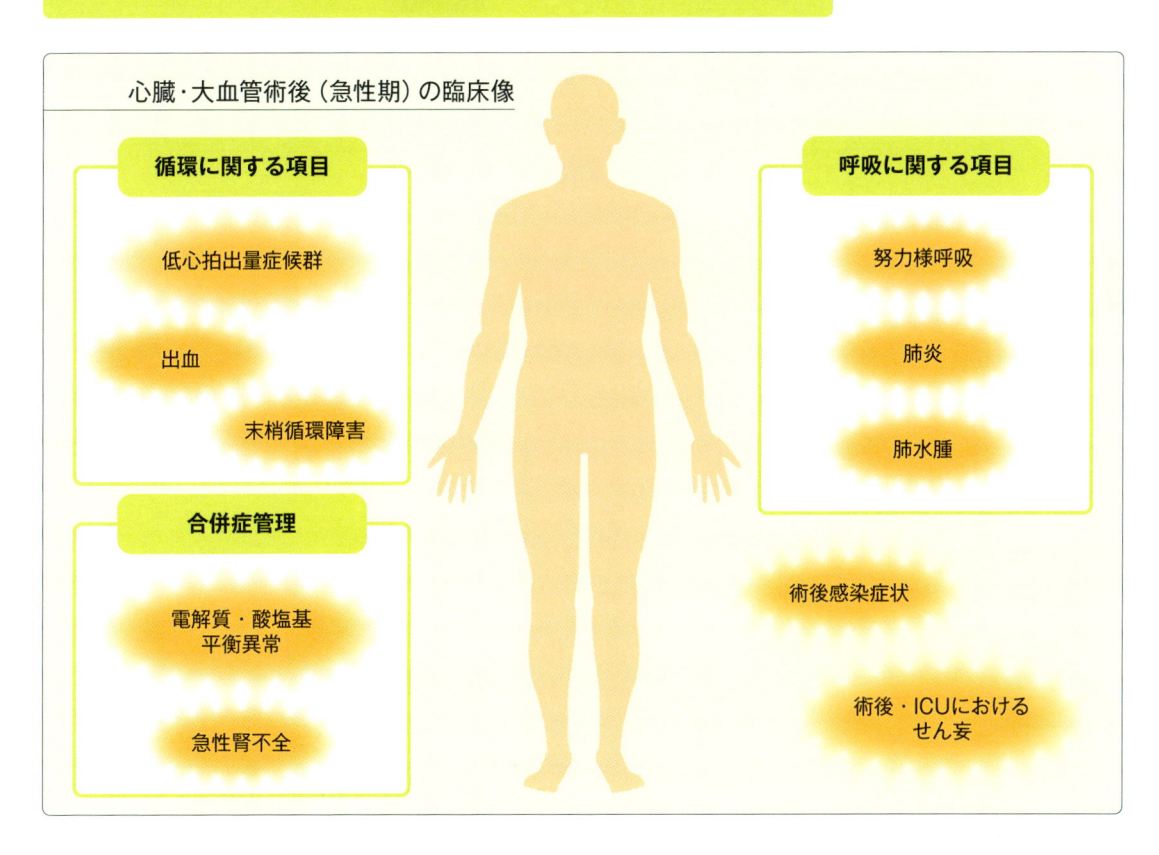

心臓・大血管術後（急性期）の臨床像

循環に関する項目
- 低心拍出量症候群
- 出血
- 末梢循環障害

合併症管理
- 電解質・酸塩基平衡異常
- 急性腎不全

呼吸に関する項目
- 努力様呼吸
- 肺炎
- 肺水腫

- 術後感染症状
- 術後・ICUにおけるせん妄

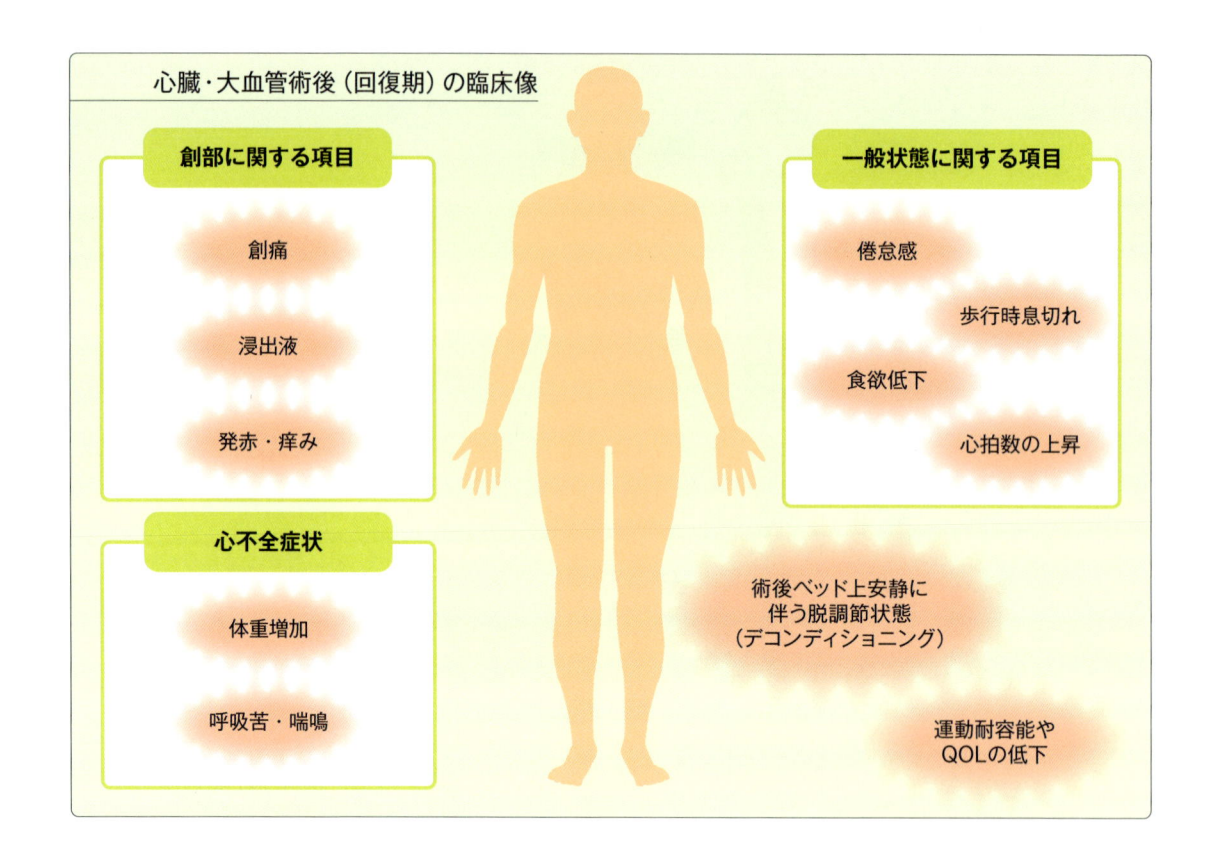

心臓・大血管術後（回復期）の臨床像

創部に関する項目
- 創痛
- 浸出液
- 発赤・痒み

心不全症状
- 体重増加
- 呼吸苦・喘鳴

一般状態に関する項目
- 倦怠感
- 歩行時息切れ
- 食欲低下
- 心拍数の上昇

- 術後ベッド上安静に伴う脱調節状態（デコンディショニング）
- 運動耐容能やQOLの低下

包括的心臓血管リハビリテーション

　包括的心臓血管リハビリテーションとは，心臓病患者における社会復帰および再発予防を目的とし，薬物療法や運動療法のみならず，患者教育や生活指導を含めた総合的アプローチによるリハビリテーションである．

　包括的心臓リハビリテーションには，医師，看護師，理学療法士，作業療法士，薬剤師，臨床検査技師，管理栄養士，健康運動指導士などが関与し，取り組んでいる．

　1996年から開心術後患者への心臓リハビリテーションにも保険診療が認められ，心臓リハビリテーション普及への基礎が築かれた．

　開心術後患者には，術前からの狭心症症状や心不全による易疲労感および術後のベッド上安静などによる脱調節状態（デコンディショニング）が生じており，身体が本来備えているさまざまな調節機能が低下している．

　また，胸部手術創による疼痛のために活動性が低下し，退院時の運動耐容能やQOLは低下している．したがって，術後早期からの心臓リハビリテーション実施は，その効果を考えると，非常に重要である（**表1**，**表2**）[3],[4]．

表1 心臓リハビリテーションのもたらす効果

- 運動耐容能の改善
- 危険因子の改善
- 自律神経活性の改善
- 心機能および末梢機能の改善
- グラフト開存率の改善
- QOLの改善
- 精神状態の改善
- 再入院率の改善

表2 バイパス術後と弁膜症術後患者の特徴―急性心筋梗塞と・心不全例との比較

	心筋梗塞	バイパス術後	弁膜症術後	慢性心不全
罹病期間	短い	比較的短い	長い	長い
デコンディショニング	軽度	中等度	高度	高度
心不全の頻度	やや多い	少ない	多い	全例
心房細動例	普通	術後早期は多い	多い	やや多い
AT（手術・発症前）	正常	ほぼ正常	低下	低下
心機能（前に比し）	低下	不変～改善	改善	不変
リハへの積極性	積極的	積極的	消極的	消極的
目標	再発予防	再発予防 グラフト開存	心不全改善 運動能改善	心不全改善 運動能改善
留意点	リモデリング 虚血・不整脈	手術創 虚血・不整脈	手術創・感染 抗凝固療法	心機能悪化 不整脈

AT
anaerobic threshold
無酸素性作業閾値

※バイパス術後と弁膜症術後では，病態にかなり差があるので，その点を考慮した心臓術後のリハビリテーションプログラムを組み立てる必要がある．
一般社団法人日本循環器学会：循環器病の診療と治療に関するガイドライン（2011年度合同研究班報告）―心血管疾患におけるリハビリテーションに関するガイドライン（2012年版）
http://www.j-circ.or.jp/guideline/pdf/JCS2012_nohara_h.pdf（2015年7月閲覧）

1 バイパス術後

バイパス術後患者には，糖尿病や脂質異常症あるいは高血圧を合併している場合が多く，これらの危険因子の改善のためにも回復期の包括的心臓リハビリテーションが必要である．

心臓リハビリテーションの効果として，最大酸素摂取量や換気量-二酸化炭素排出量関係および，最高酸素摂取量が改善するとの報告や，運動負荷心筋シンチグラフィのイメージからみた心筋虚血が改善するなど多くの報告がある．

2 弁膜症術後

弁膜症疾患患者では，発症から手術までの罹患期間が，虚血性心疾患患者よりも比較的長い．

したがって，原疾患による心不全症状としての易疲労感や呼吸困難感だ

けでなく，長期間の低運動状態に基づく脱調節も加わり，骨格筋力や運動耐容能が低下している．

しかし，術後には血行動態が改善しているため，積極的に心臓リハビリテーションを実施することにより，脱調節状態を再調節するだけでなく，自覚症状やQOLをさらに改善することができる．

3 大血管手術後

大血管手術後のリハビリテーションは，以前は，廃用症候群からの回復を目的に行われていたが，近年のリハビリテーションの目的は，廃用症候群を起こさないこと（予防）が主眼となっている．

術前では，血圧を監視しつつ，呼吸機能の強化を図るトレーニングを行い，術後には，心肺機能の改善や筋肉増強効果により，在院日数の短縮が期待できるとされている．

治療やマネジメントの実際，アセスメント

心術後のリハビリの流れ

回復期リハビリテーションでは，急性期病院で心臓・大血管手術を施行され，リハビリテーション目的にて転院した患者を対象に心臓リハビリテーションを行う（図8）．以下，当院の例も交えて解説する．

運動療法の流れ

当院では，リハビリテーションを目的とした心臓大血管術後患者が入院すると，主治医により術後パスが選択され，それに伴いリハビリテーションの処方箋が出される．

それによりまず，担当の理学療法士（PT）により，運動耐容能評価として，「3分間負荷試験」を行い運動療法の強度や内容の検討が行われる．

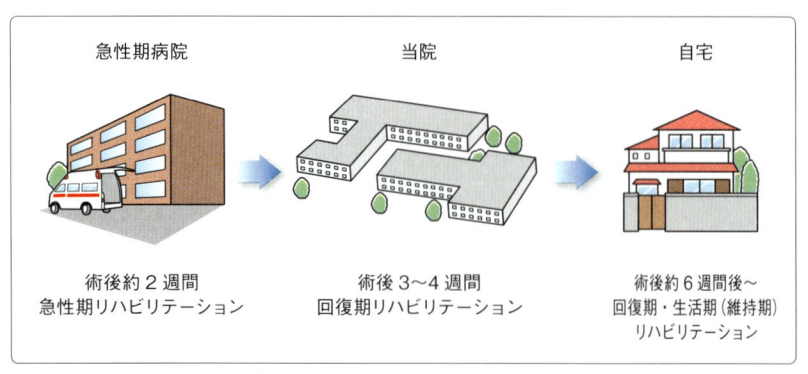

図8 開心術後のリハビリテーションの流れ（例）

図9 運動療法の流れ（例）

入院時3分間歩行負荷し研究で大まかな運動耐容能確認

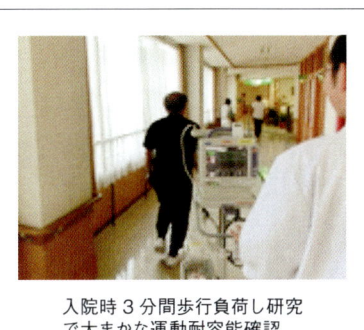

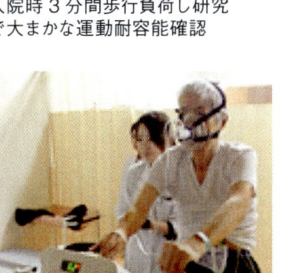

必要に応じてCPXを実施

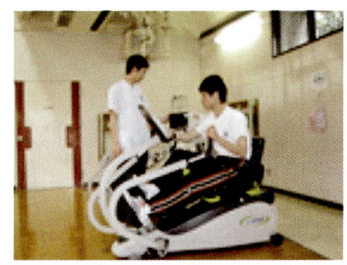

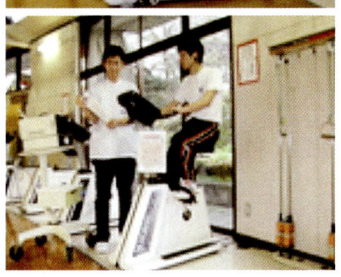

運動療法

退院時再評価

　最近では，「心肺運動負荷試験（CPX）」が導入され，より正確な運動強度の設定に役立っている．これらの運動耐容能評価を入院時・退院時に行うことで，前後の比較ができるようになっている（図9）．

CPX
cardiopulmonary exercise test
心肺運動負荷試験

術後パス

　当院では，2011年〜2013年の過去2年間に，急性期病院で心大血管手術を施行され，リハビリテーションを目的に当院へ転入した48症例（年齢69±11，男性／女性29/19）を対象に調査を行い，術後パスの見直しを行った．

　その結果，術式による違いは，入院期間に有意差を認めなかった．そこで，パスを入院期間2週コースと4週コースに分け，その中で心不全症状の有無により2つに分類した．

　また大動脈置換術後については，血圧のコントロールが重要となるため，血圧の観察項目も追加した（図10）．

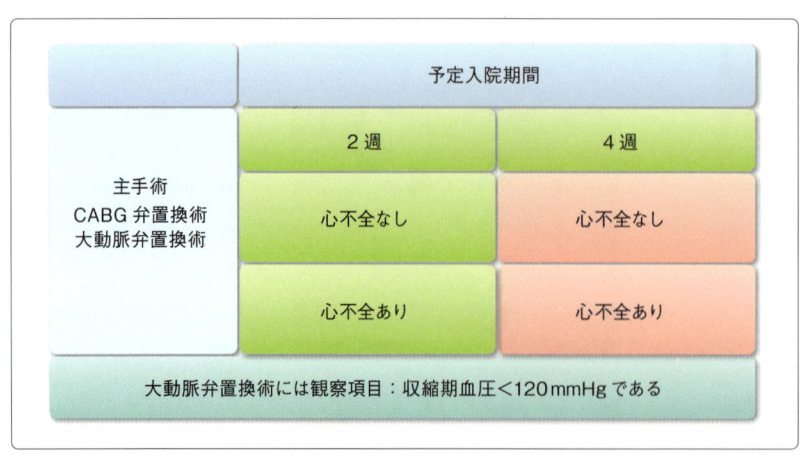

	予定入院期間	
主手術 CABG 弁置換術 大動脈弁置換術	2週	4週
	心不全なし	心不全なし
	心不全あり	心不全あり
大動脈弁置換術には観察項目：収縮期血圧<120mmHgである		

図10　術後パスオーバービュー

看護ケアの焦点

ケア/管理	リハビリテーション前期	リハビリテーション後期
創部のケア	・創部の疼痛コントロールを図る ・創部の浸出液・発赤の観察	・疼痛のコントロールを図る ・患者の認知・心理面に合わせて，自己管理に向けた支援を行う
体調管理	・合併症の悪化・発生の予防 ・食事摂取状況の観察 ・術後ベッド上安静に伴うデコンディショニングの把握	・原疾患の自己管理の再評価と指導を行う ・再発防止に向けた教育を行う
安全管理	・転倒・転落の予防 ・心拍数・血圧のコントロールを図る	・ADL拡大による転倒の予防 ・退院後の生活環境を含めた注意点を指導する ・再発予防の指導を行う
精神面のケア	・ボディイメージの変容に対するケア ・精神的苦痛やストレスの緩和を図る ・家族へのサポート	・精神面の状況に合わせて自己管理を指導する ・家族も含めたサポート ・多職種間で情報の共有を図る

看護ケアの実際

1　術後パスに沿った看護ケアの実施

　当院では，看護ケアも術後パスに沿って行っている．

　パス改訂においてカルテを振り返る中で，退院が決まると不安を訴える患者が多かったことが明らかとなった．そのため，術後パスの2週コースでは10日目，4週コースでは21日目に外泊のタスクを入れ，その上で退院への自信の確認を行うように設定した（図11）．

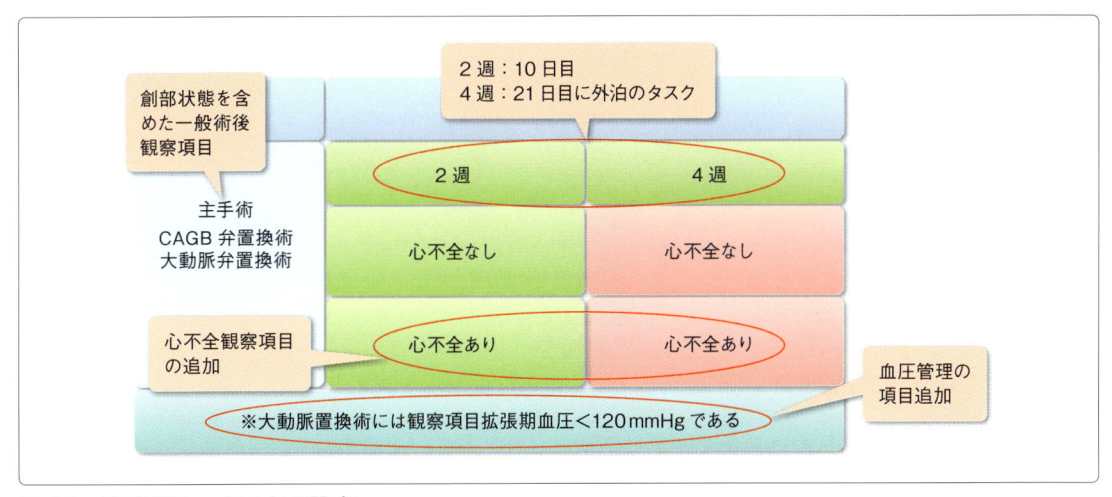

図11 術後パス タスクの設定

2 看護観察項目の見直し

また,看護観察項目においても改訂を行った.

「創部に関する項目」「一般状態に関する項目」に加え,ワーファリンなどの抗凝固薬服用中の患者が多いことから,「出血に関する項目」を加えた.

心不全ありの症例については心不全症状の観察項目を,大動脈置換術後に対しては血圧の観察項目を追加した(図12).

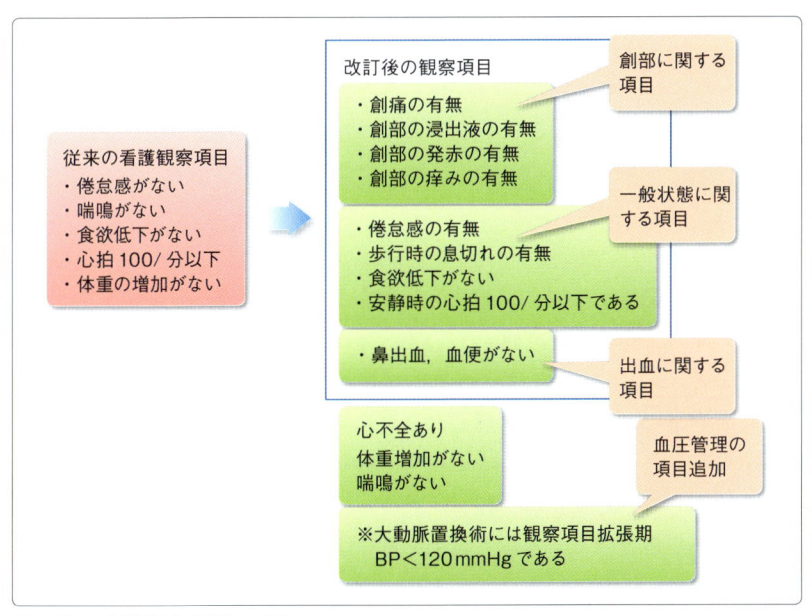

図12 看護観察項目の改訂

看護師のかかわり

1 患者の自己管理を支援

　看護師は，疾病からの早期回復，予防的な介入や長期にわたるフォローアップなど，心臓リハビリテーションで重要な役割を担っている．
　とくに患者自身が，疾病とうまくつき合って自己管理が行えるよう支援していくことが大切な役割といえる．

2 入院中の教育で行動変容を促す

　教育内容は，生活全般にわたり多くの項目が挙げられており，患者やその家族が習得するには，入院中から外来，地域へと継続した看護支援が必要になる．
　入院中は行動変容するための動機づけにはよい時期といえるため，看護師は状況を見極めて介入していくことが大切である．
　患者教育を担当するのは看護師であり，安全に心臓リハビリテーションを進めるとともに，再発防止に向けた教育が重要となってくる（二次予防）．
　一方的に理想的な生活指導をしたり，患者の今までの生活を否定するのではなく，改善の必要性や，不健康な生活には再発のリスクを伴うこと指摘しながら指導する必要がある（表3）[5]．

3 リハビリテーションの障害を取り除く

　看護師はなるべく早期からかかわる必要があるが，患者が睡眠不足やなんらかの苦痛を感じている場合，指導されても集中できないこともある．患者が意欲をなくさないような言葉かけと，苦痛を取り除く援助を行いながら指導に当たることが大切である．
　また，心筋梗塞の患者では，軽度以上のうつ状態は40～65％にみられ[6]，ストレスが心疾患の引き金になるともいわれている．不安や抑うつなどは，リハビリや治療など生活全面において意欲低下につながる．

4 患者の心のケア

　ベッドサイドにいる看護師は，患者の発言や顔つき，表情，行動などの観察をして精神的サポートをしていく必要がある．
　竹原[7]は，看護師が患者の心のケアを行うためには，①患者に関心を持って接し，精神的苦痛やストレスをキャッチする，②感じたことを率直に訊ねる，③患者の抱える気持ちを受け止める，④自ら心の穏やかな状態を意図的につくる，の4つの能力が必要だと提言している．
　患者にとっていつも身近な存在である看護師は，家族も含めて常によき理解者・支援者として話を傾聴し，サポートしていくことが大切である．

表3 心臓リハビリテーション実施のためのアセスメント項目

基本的な情報	
年齢・性別	
病態を把握し，安全に運動療法を行うためのもの	
既往疾患	COPD，在宅酸素，てんかん，ほかの手術既往，脳梗塞，麻痺の有無，整形外科疾患
心機能	心エコー・収縮能の指標：EF，拡張能の指標：E/A・E/É など
運動耐容能	AT・peakV̇O₂・AT 時のイベント，ST 変化，PVC・VT の有無，心不全重症度の指標：V̇E vs V̇CO₂ slope
心筋虚血の有無	残存狭窄の有無，冠動脈病変の把握
心不全	現在の症状，徴候，体重や浮腫
不整脈	PVC・VT 出現の有無，運動中の変化，心拍数の異常な増加
他合併症	腰痛，関節痛，肝腎機能障害，貧血
再発予防に関するもの	
冠危険因子	高血圧，糖尿病，脂質異常症，喫煙，肥満，加齢，高尿酸血症，ストレス，運動不足，家族歴，性格
身体所見	BMI，体脂肪率，体組成
心理的問題	不安，ストレス，性格
生活習慣	一日の過ごし方，生活リズム，睡眠状況，身体活動量
食習慣	食事内容，食事習慣，嗜好品
運動習慣	運動内容，運動環境，心リハ参加回数，運動強度，時間，頻度
体力回復・症状緩和に関するもの	
運動耐容能	運動機能，低体力
身体活動状況	ADL
仕事内容や状況	就業の有無，強度
自覚症状	息切れ感，動悸，胸部症状
生活変容や指導の方向性，アプローチのしかたを決めるためのもの	
家族のサポート状況	キーパーソン，同居者，食事を作る人
服薬状況	自己管理の有無，飲み忘れの有無，作用・副作用の有無
性格	タイプA，反応，ものの考え方
社会的	仕事復帰の予定，趣味，目標
理解度	認知障害，自己管理可否
意欲	言動，態度

タイプA：ストレスを感じやすく心疾患を起こしやすい性格

吉田知香子：心臓リハビリテーションにおける看護師の役割．Heart4(3)：25，2014 より引用

E/A
early diastolic filling velocity/atrial filling velocity. 左室急速流入血流速度（E波）の心房収縮期流入血流速度（A波）に対する比率で，拡張機能の指標．

E/É
early diastolic filling velocity/peak early diastolic velocity of the mitral annulus
左室急速流入血流速度（E波）の僧帽弁輪最大拡張早期運動速度（É波）に対する比率で，左室充満圧の指標．

peakV̇
peak velocity
最大血流速度

V̇E
pulmonary ventilation per minute
分時換気量

V̇CO₂
carbon dioxide production
二酸化炭素産生量

PVC
premature ventricular contraction
心室性期外収縮

VT
ventricular tachycardia
心室性頻拍

BMI
body mass index
体格指数

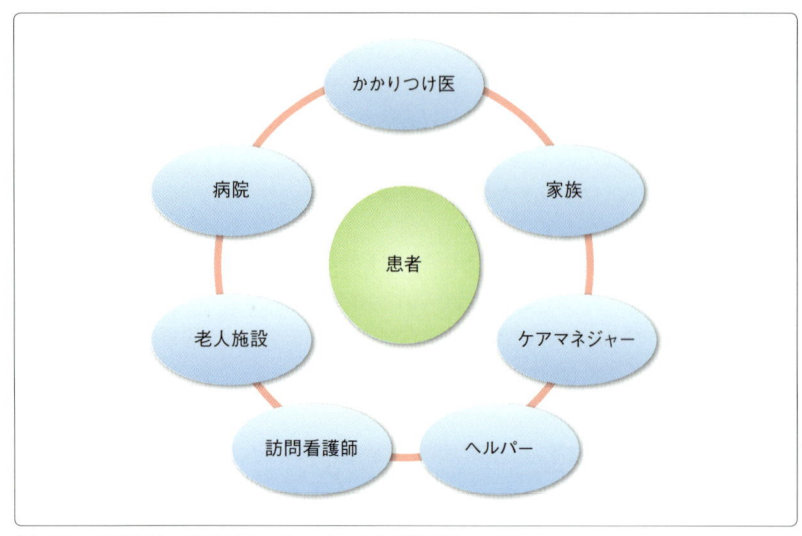

図13　心臓リハビリテーションの地域連携

行動変容の維持を支援

　維持期の心臓リハビリテーションは，再発予防を目的としている．

　患者は，行動変容によって新しく手に入れた生活や運動習慣を生涯継続していかなければならない．

　そのためには，入院中に生活習慣を見直す動機づけと，行動変容の必要性を理解するような働きかけが必要である．短い入院期間のなかでそれを行うためには，看護師の心臓リハビリテーションに対する知識や技術の向上が必要である．

　また，病院だけでなく，地域や他施設などと連携を図り，支援を維持・継続していくことも必要である（図13）．

引用・参考文献
1) Jones RH et al：Long-team survival benefits of coronary artery bypass grafting and percutanerous transluminal angioplasty in patients with coronary artery disease. The Journal of Thoracic and Cardiovascular111（5）：1013-1025，1996
2) 渡辺重行：虚血性心疾患．病気がみえるVol.2循環器，第3版（医療情報科学研究所編），p83，メディックメディア，2010
3) 上島健治：心臓リハビリテーションの有効性．心臓リハビリテーション必携（日本心臓リハビリテーション学会編），p211-220，2011
4) 一般社団法人日本循環器学会：循環器病の診療と治療に関するガイドライン（2011年度合同研究班報告）―心血管疾患におけるリハビリテーションに関するガイドライン（2012年版）．http：www.j-cric.or.jp/guideline/pdf/JCS2007_nohara_h.pdf　より2015年7月8日検索
5) 吉田知香子：心臓リハビリテーションにおける看護師の役割．Heart4（3）：23-32，2014
6) 一般社団法人日本循環器学会：循環器病の診療と治療に関するガイドライン（2010年度合同研究班報告）心筋梗塞2次予防に関するガイドライン（2011年改訂版），p19，2011
http：//www.j-circ.or.jp/guideline/pdf/JCS2011_ogawah_h.pdf　より2015年7月25日検索
7) 竹原歩：循環器疾患患者の精神的特徴とケア．Heart2（4）：403，2013

生活の再構築に向けた支援

第3章は，①国際的に使用されているADL評価法であること，②継続的なリハビリテーションを考えた場合，機能的自立度評価法（FIM）をベースとしたリハビリテーションおよび看護の視点・情報共有が必要であることから，FIMの評価項目に沿って展開している（ただし，「生活の再構築のための退院支援」の項は除く）．FIMの評価項目および採点の基準については，p352を参照のこと．

セルフケア

今城 博子
寺尾 洋
青田 忍
高崎 良子

セルフケアとは

定義

セルフケア（self-care）とは，「自分で自己の健康管理を行うこと」[1]，「個人が自らの健康に関する問題に対して主体的に行う行動」[2]と定義される．

一方，セルフケアという用語は，リハビリテーション領域でしばしば用いられる用語であるが，広義と狭義が混在して用いられ，わかりにくい用語でもある．

狭義で用いる場合は，主にADL（日常生活動作〈活動〉）を表しており，「セルフケア＝身辺処理」，「最も基本的なADLとしての，自己1人としての生活上の基本的な必要を満たす起居，移動，摂食，更衣，用便，入浴などの行為」[3]のことである．

広義で用いる場合は，障害を持った自分が「どのように生きていくのか，どのように生活するのか」という「自己決定」や「自分の健康は自分で守る」というセルフケアの本来の意味を表している．慢性疾患領域でも広義のセルフケアを用いる場合が多い．

ADL
activity daily living
日常生活動作（活動）

リハビリテーションとセルフケア

時代の変遷とともに，リハビリテーション看護が発達し，セルフケアの概念が変化した．

リハビリテーションの目標は「ADLの拡大」から「QOLの向上」へと変化しており，それにあわせて広義のセルフケアが用いられる場合が多くなっている．

一方，リハビリテーション領域では，主にADL，つまり，「起居，移

動，摂食，更衣，排泄，入浴などの行為」という狭義のセルフケアを用いる場合が多い．とくに，セルフケアをADL評価表などで表現することが多くある．

奥宮[4]は，リハビリテーションにおけるセルフケアの概念を，以下のように表現している．

①障害を持ちながら生活するためのADLとしてのセルフケア
②自分の体調に対する自己判断や医療者からの助言を取り入れながらの健康管理に伴うセルフケア
③自分らしく生きていくための自己決定としてのセルフケア

この項では，「障害を持ちながら生活するためのADLとしてのセルフケア」，つまり先に述べた「起居，移動，摂食，更衣，排泄，入浴などの行為」という狭義のセルフケア獲得への支援を取り扱う．

その中でも，「食事・整容・更衣・清拭・入浴・排泄行動」を取り上げる．

セルフケア獲得への支援

リハビリテーションにおいて看護師は，患者がセルフケアを獲得するための支援を行う．この時系列な支援は，主に動作手順の形で表現する．

実際の場面では患者とともに1つひとつの意味や根拠を考え，同じ動作手順で繰り返し行うことで，パターンとしてその動作を習得できるよう働きかける．

また，介助が必要な場面においても，単にできないところを補うのではなく，「どこができて，どこができないのか」，「どこでつまずいているのか」，「どうしたら自分で気づけるか」，「何を使い，どうしたら1人でできるか」ということを意識的に行うことが大切である．

1つひとつの動作を患者自身が行うことは大変時間のかかることであるが，現時点の課題である動作を行ってもらい，評価し，できないところに手を貸し，フィードバックするという一連の方法で動作習得への支援を行っていく．

このように毎日の生活動作の繰り返しが，動作の習得へ，さらにはセルフケア獲得へとつながっていく．看護師は，根気強く「待つ・見守る・考える」という基本姿勢でセルフケア獲得支援に取り組む．

(今城 博子)

引用文献
1) 新村出編：広辞苑　第5版，p1585，岩波書店，2008
2) 佐藤登志郎ほか編：医学英和大辞典　第11版，南山堂，1997
3) 上田敏ほか編：リハビリテーション医学大辞典，医歯薬出版，1996
4) 奥宮暁子：セルフケアとは何か．リハビリテーション看護とセルフケア(石鍋圭子ほか編)，p2-5，医歯薬出版，2002

時系列ケアの実際

		入院時	入院中期	入院後期/退院前
食事	観察項目	・麻痺の影響 ・体力・耐久性 ・認知機能 ・嚥下機能 ・口腔機能・衛生状態 ・栄養状態 ・バイタルサインの変化	・身体機能の回復状況（姿勢の安定・耐久性の向上） ・認知機能の回復状況 ・食事摂取状況 ・嚥下機能の状況 ・栄養状態	・対象とその家族の理解度 ・退院後のサポート状況
	注意点	・離床の機会の増加と耐久性の向上 ・摂食・嚥下機能の適切な評価 ・誤嚥性肺炎，低栄養・脱水についてのリスク管理	・回復過程に応じた環境の調整 ・摂食・嚥下機能と栄養状態の再評価（状況により胃ろう造設も視野に）	・退院後の支援体制を見越した食事形態の検討 ・対象・家族の理解度に応じた退院指導
	工夫点	対象の現状に合った食具・食事環境の調整	食事形態レベルの段階的アップ	他職種と連携した退院後の生活環境の調整
整容	観察項目	・口腔内衛生状態 ・麻痺や利き手交換の影響 ・整容に対する意欲 ・麻痺側の皮膚トラブルの有無	セルフケアが不足している整容行動	・対象とその家族の理解度 ・退院後のサポート状況
	注意点	・清潔・衛生が第一 ・自ら行えない行動は介助する	セルフケア拡大に向けた介入	・対象・家族の理解度に応じた退院指導 ・退院支援システムへの情報提供
	工夫点	・機能的口腔ケア ・保清による精神面への賦活	自助具の活用について模索	整容自助具の継続使用に向けた情報提供
更衣	観察項目	・更衣に対する意欲 ・坐位・立位バランス ・構成障害の有無 ・更衣の所要時間 ・被服・更衣習慣 ・更衣時の疲労度 ・患側の浮腫，関節可動域の制限，関節痛の有無	・衣服の準備，靴・装具の着脱を含めた更衣セルフケア能力 ・座位・立位バランス ・構成障害の有無 ・更衣の所要時間 ・自助具の使用状況 ・介助の必要性の有無と介助者の有無	・被服・更衣習慣 ・更衣セルフケア状況 ・介助の必要性の有無と介助者の有無 ・介助者の介助スキル
	注意点	・患者の更衣習慣や意欲に合わせて，朝晩の更衣を無理強いしない ・患者の疲労に応じて介助する	・下衣更衣時は座位や立位での重心移動により転倒する危険があるため，バランスが安定しない場合は見守る	・修正介助した箇所は，患者に分かるように伝える
	工夫点	・患側の浮腫や関節可動域の制限，関節痛がある場合，衣服を工夫する ・多職種と連携し，座位・立位バランスの安定を図る	・患者の身体能力に応じ，段階的に臥位→座位・立位へと方法を変更していく ・セルフケア能力に応じた自助具の導入	・自宅の環境を意識した更衣方法の確立 ・社会復帰に必要な服装の更衣訓練の実施 ・鏡で自己チェックしてもらう
入浴	観察項目	・バイタルサイン ・座位・立位バランス ・失行の有無と程度 ・浴室内での移動方法	・バイタルサイン ・座位・立位バランス ・入浴セルフケア能力（洗髪，洗体，浴槽移乗動作） ・失行の有無と程度 ・浴室内での移動方法 ・使用する用具（シャワーチェアや自助具等） ・自宅の浴室環境	・入浴セルフケア状況 ・準備・片づけを含めた介助の必要性の有無と介助者の有無 ・介助者の介助スキル ・退院後の入浴方法

	入院時	入院中期	入院後期/退院前
注意点	水場で滑りやすい環境下での動作となるため，安全を最大限に考慮する		
工夫点	無理なく安全に患者が爽快感を得られる方法で実施する	セルフケア能力に応じた自助具の導入	・外泊で自宅の浴室環境での入浴を試してもらう ・入浴サービス等を利用する場合は，地域への情報提供を行う
排泄行為 観察項目	現時点の排泄方法，発症前の排泄方法，誰がどういうタイミングでどんな介助をしていたのか，使用している排泄用具，住宅環境（トイレおよび居室からトイレまでのアクセス，寝床周辺の環境），サービスの利用状況，本人・家族の希望する排泄方法，家族の介護力，施設の場合は受け入れ可能な排泄方法	一連の排泄行為の中で障害されている行為と残存機能，障害されている機能の改善の見通し，トイレ排泄を目指す場合は座位保持能力と移乗能力と立位保持能力，尿意と便意の有無，尿失禁と便失禁の有無，尿量およびケアのタイミングと排泄用具の容量が合っているか，その人の排便姿勢で漏らさず出しやすい便性か	一連の排泄行為，排泄用具および使用方法，介助方法，排泄の頻度とタイミング，要介護度，利用可能な福祉サービス，排泄用具のコスト，経済的背景
注意点	現在の排泄方法がベストな方法であるかアセスメントする	リハビリ・用具の工夫・環境の工夫・介助方法の工夫によって部分的にでも自立の可能性はないか検討する	尿道留置カテーテルの使用を継続する場合など，ケア方法をその意図がわかるように在宅担当者へ引き継ぐ
工夫点	本人のニーズ，家族のニーズ，かかわる専門職のニーズを分けて整理する	排尿と排便両方の障害がある場合は，頻度の少ない排便から取り組むとよい	・退院後使用するおむつでの交換のタイミングを設定する ・排泄介護のタイムスケジュールと役割分担を設定する ・必要に応じ在宅での介護担当者へ介護指導を行う

食事

　食事行動は人間の生命を維持するための根幹をなす行動であり，障害を経て生活の再構築を図っていく上で欠かせないセルフケア行動である．

　その再構築に向け，環境的支援や介護サポートを含む指導的なケアが必要とされる．

　食事を摂りやすい環境を設定しそれを維持していくことが，回復期リハビリテーションにおける対象への重要なかかわりである．

　この項では，入院初期・入院中期・入院後期/退院支援期の3つの時系列に沿って，ケアの実際を述べる．

1 入院初期

　回復期リハビリテーションにおいて，患者の食事に関する問題は多々ある．

　それらの多くは，発症に伴う麻痺などの後遺症の残存や，急性期治療の過程で生じた全身の筋力低下・体力低下などによりもたらされる．

　入院初期においては，食事動作をサポートし食事姿勢を補整できるような環境的支援が必要とされる．

①食具の工夫

片麻痺に伴う具体的な影響として，片手摂取によって食物をすくう動作が十分に行えない，利き手交換が必要となって手指の巧緻性が低下し，スプーンや箸などの食具がうまく扱えないなどの場面が生じてくる．

利き手交換や握力の低下を補完するグリップ部の太いスプーンやバネ箸の提供，食器の下に滑り止めシートを敷く，片手でも掬いやすい介助用平皿に配食するなどの工夫が有効である．

軽くて持ちやすい食器・食具を提供することで上肢の筋力低下を補うことができる．

手首の回内・回外といった動作が十分に行えないケースでは，ネックの部分が曲げられるタイプのスプーンを用いると摂食動作を補いやすい．

食事動作をサポートする食器・食具を図1～図4に示す．

②姿勢の保持の工夫

食事にあたっての姿勢では，片麻痺があると体幹が麻痺側に傾きやすい傾向にある．そのため体幹の麻痺側にクッション等を当ててセッティングし体幹を正中に保持できるような環境設定が求められる．

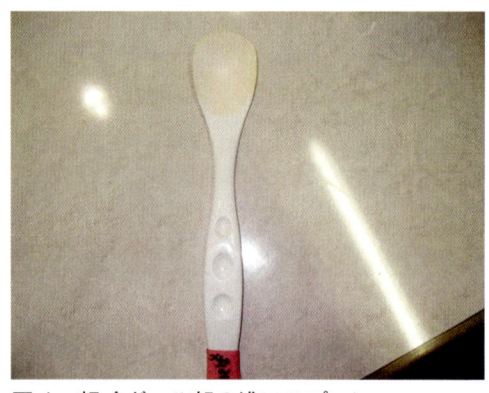

図1 軽くボール部の浅いスプーン

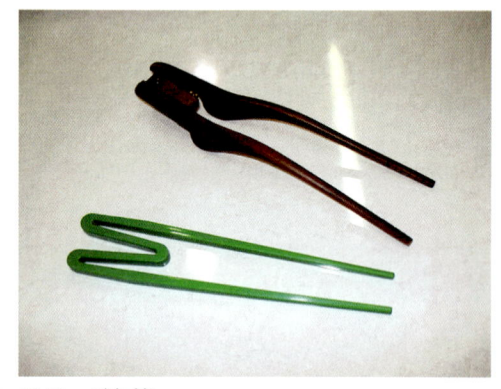

図2 バネ箸

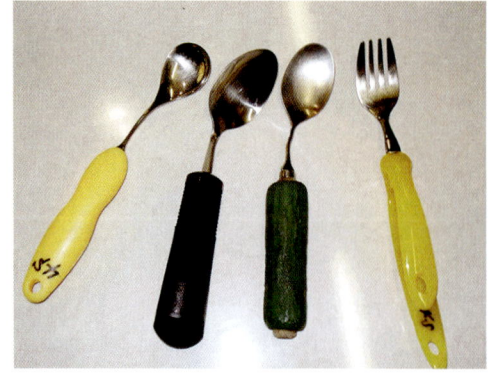

図3 グリップ部が太くネック部に角度をつけられるスプーン

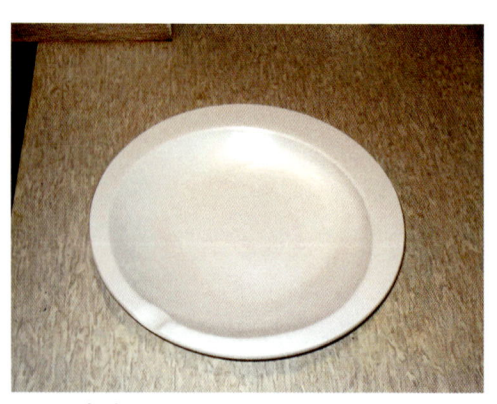

図4 介助用平皿

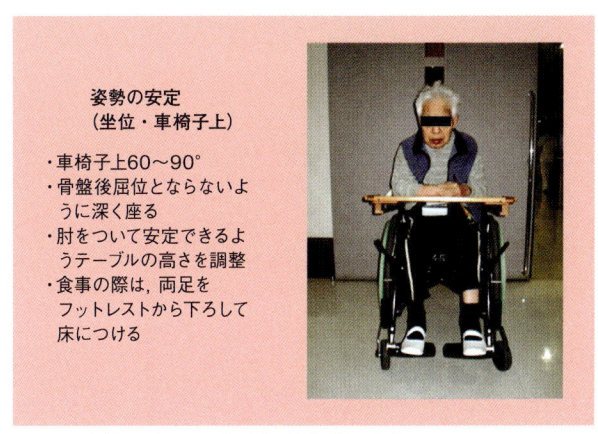

図5 車椅子上での安定した姿勢の例

　全身の筋力低下も同様に食事姿勢に影響し，体力低下は食事姿勢の維持に影響するとともに気力の減退を招き，食思を低下させる．
　筋力・体力の低下が著明で坐位の保持が困難な場合は，ベッド上での頭部ギャッジアップやリクライニング車椅子を用いて安楽な姿勢を保てるよう調整する必要がある．
　ギャッジアップ角度が60°未満である場合は，食事の自力摂取は困難であり食事介助が必要となる．車椅子上での安定した姿勢の例として図5を示す．
　姿勢の調整にあたっては，理学療法士（PT），作業療法士（OT）といったリハビリテーション部門との情報共有・連携も有効である．
　耐久性の向上をはかっていくため，患者の疲労状況を評価しながら，徐々に離床の機会を増やしていくようかかわることも必要な介入である．

③高次脳機能障害など認知に問題が生じた場合の対応
　高次脳機能障害の残存による失認・失行なども食事動作に影響を及ぼす．
　配食されても食物として認識できない，食具を道具として上手く扱えない，食物をすくって口に運ぶ動作を開始できないなど，食事動作自体が遂行しがたくなるケースも少なくない．
　左半側空間無視による空間認識の低下や，後頭葉の障害による同名半盲などの視野・視覚の障害も，障害されたスペースに配置された食器や食具を見逃してしまうことで摂食行動に大きな影響を及ぼす．
　高次脳機能障害は，食事ペースの乱れを招くこともあり，口にまだ食物が残っているのに次の食物を口に運ぶなどのペーシングの障害がみられるケースもある．
　食物や食具の認知が十分できずに食事を開始できない場合は，複数の食器に食物を分けず1つの食器に主食・副食を取り分けて単純化する，発症前に用いていた食器・食具を活用するなどの環境設定が有効であることもある．

セルフケア　239

表1 摂食・嚥下にかかわる脳神経

三叉神経（咀嚼，舌前の知覚）
顔面神経（口唇の開閉，味覚，知覚）
舌咽神経（舌根・咽頭の知覚と運動，味覚）
迷走神経（軟口蓋・声帯・喉頭の知覚と運動）
舌下神経（舌の運動）

表2 主なスクリーニングテスト

反復唾液嚥下テスト
水飲みテスト
フードテスト
咳テスト

　失行や認知症があるケースでは，食物を掬ったスプーンを手渡して食事動作のきっかけを補助する介入が効果的である．

　視野障害や半側空間無視のケースでは，食器や食具を認識しやすい側にセッティングして見逃すことのないよう環境設定を行う．

　ペーシング障害や嚥下障害がある対象にはボール部の小さいスプーンを選択し，一口量を調整できるような環境を提供することが有効であるとともに，そばについて適切な一口量や食事ペースで摂食できるよう声掛けすることなども大切なかかわりである．

④摂食・嚥下障害への対応

　摂食・嚥下にかかわる脳神経（表1）の障害が食事に及ぼす影響も大きい．

　顔面神経の麻痺では，口唇閉鎖が障害され，食物の取り込み動作に影響し食べこぼしとして現れてくる．

　口腔内の知覚低下は，食物残渣の口腔内貯留を生じさせ，口腔内衛生の不良を招く．

　三叉神経や舌下神経の麻痺は食塊形成の不良を招き，舌咽神経・迷走神経の麻痺は咽頭期に影響し嚥下障害をもたらす．

　摂食・嚥下障害は，脳血管障害をはじめとするさまざまな病態を背景として生じるが，まずは患者の摂食・嚥下障害の背景を理解し，それらがどのように摂食・嚥下に影響を及ぼしているのかを見極めることが大切である．

　そのためどの脳神経が障害されているかをフィジカルアセスメントによって確認し，嚥下にかかわる各種スクリーニングテスト（表2）や嚥下造影検査（VF，図6），嚥下内視鏡検査（VE，図7）などを実施し嚥下に関する問題を特定していくことが重要である．

　問題点が明確となったら，医師や言語療法士（ST）と連携をとりながら，摂食・嚥下障害の病態に応じた間接訓練（表3）や直接訓練（経口摂取訓練，表4）を計画し実施する．直接訓練の開始基準については表5に併せて示す．

　また，認知的な問題がなく図・文書や口頭での理解が可能である対象に対しては，嚥下障害の病態に応じた嚥下代償法（表6）について指導し，自ら実践していけるよう指導を継続することも有効である．

⑤経管栄養の場合への対応

　発症に伴って静脈栄養や経鼻経管栄養での栄養補給が必要とされ，口腔からの栄養摂取が長期間中止されていたケースなどでは，口腔内乾燥や口

VF
videofluoroscopic evaluation of swallowing
嚥下造影検査

VE
videoendoscopic evaluation of swallowing
嚥下内視鏡検査

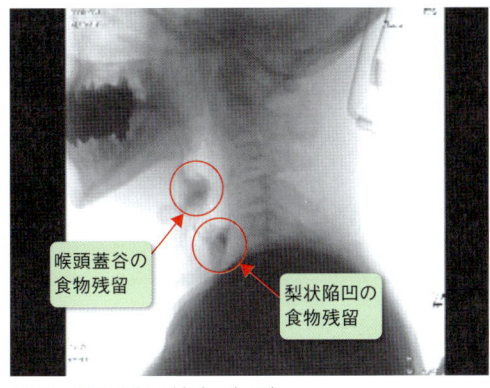

図6 嚥下造影検査（VF）

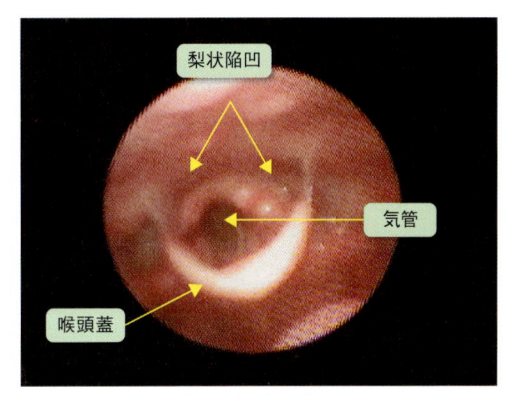

図7 嚥下内視鏡検査（VE）

表3 摂食・嚥下障害の病態に応じた間接訓練

	病態	原因	適応となる関節訓練の例
準備期・口腔期	取り込み障害 咀嚼困難 取りこぼし 食塊形成困難	歯牙欠損・義歯不適合 咀嚼筋群の低下/協調運動障害 舌運動障害・感覚障害 口唇閉鎖不良・感覚障害	開口-閉口訓練 口腔周囲筋群・舌筋群の運動訓練 口腔内-舌への感覚刺激 咀嚼訓練
口腔期・咽頭期	送り込み障害 誤嚥	舌運動障害 口腔内の感覚障害	口腔周囲筋群・舌筋群の運動訓練 構音訓練
咽頭期	誤嚥	嚥下反射惹起の低下/消失 喉頭挙上不良 呼吸コントロール不良 咽頭収縮不良 喉頭閉鎖不良	thermal tactile stimulation（冷圧刺激法） 舌訓練（舌尖，舌根部，tongue holding maneuver） 呼吸訓練，発声訓練 Shaker exercise（head raising exercise） 嚥下手技獲得訓練*
	鼻腔・口腔逆流	食道入口部開大不良 鼻咽腔閉鎖不良	バルーン拡張法 軟口蓋挙上訓練
	誤嚥物喀出困難	咳嗽反射の低下/消失 呼気筋の筋力低下	咳嗽訓練，呼吸訓練 発声訓練
その他			頸部可動域拡大訓練（ROM訓練），姿勢保持，坐位安定，体力増強ほか

*直接訓練で用いる手技でもあり，supraglottic swallow などが該当する

岡田澄子：間接訓練．言語聴覚療法シリーズ15 改訂摂食・嚥下障害（清水充子編），建帛社，p85，2014より一部改変

腔内粘膜への痰の付着・舌苔の出現など，口腔内環境が不衛生な状態となっている場合がまだ多い．

発症前に義歯を用いていながら，発症後の急性期治療中の不使用により義歯の不適合をきたしているケースもあるため，歯科医師・歯科衛生士と共同し口腔内環境を整えていくことも入院初期に必要なプライマリケアであるといえる．

⑥栄養状態の評価

栄養状態の評価もまた重要である．

低栄養の基準としては，BMI［体重（kg）÷身長（m）^{2}］で18.5未満，血中

BMI
body mass index
体格指数

表4 摂食・嚥下障害の病態に応じた直接訓練

	障害の背景	症状	直接・対応の工夫	食形態
先行期障害	覚醒レベルが低い	接触の意識が持てない	嚥下体操や口腔の冷却刺激等, 間接訓練で覚醒の向上をはかる. 浮動性がある場合はよいときに摂食する	味や香りがはっきりしたもの. 患者の好みのものを用いる
	認知の障害	食物の認知が悪い	・認知しやすい位置に器を置く ・食事中に適宜食器を置き換える	
	上肢機能の障害	・口へ運ぶ途中でこぼれる ・食器をおさえられない ・食具（スプーンなど）が持ちにくい	・セッティングの工夫 ・食器の工夫 ・食具の工夫	あまり細かくないもの・準備期以降に問題があればあわせて調整する
	坐位保持の障害	拘縮, 失調等により坐位保持困難	安定のよいリクライニング位の工夫・介助による摂食	
準備期-口腔期障害	歯牙欠損, 義歯不適合	咀嚼困難	歯科治療を進める	・咀嚼機能不全に合わせた食材・献立 ・形態を工夫する：咀嚼・食塊形成・移送不全を助ける形態
	舌・頰・顎・口唇の運動障害	・咀嚼困難・不全 ・口唇閉鎖困難・不全 ・口腔内移送困難	・間接訓練に加えもぎ食品で咀嚼訓練* ・症状に合わせて, 口腔内移送を助けるリクライニング位の調整 ・下顎の挙上, 口唇閉鎖の介助	
咽頭期障害	嚥下反射の遅延	嚥下前誤嚥：嚥下反射惹起前に咽頭流入し誤嚥が引き起こされる, 飲み込む前にむせがみられる. 湿性嗄声がみられる	think swallow, supraglotic swallow, 一口量の調整, 食器（特に水分摂取）の工夫	・症状に合わせて水分にはとろみ付けやゼリー摂取などの工夫をする ・固形物の含有水分に留意する
	喉頭挙上・閉鎖不全	嚥下中誤嚥：飲み込みと同時にまたは直後にむせ, 湿性嗄声がみられる		
	喉頭挙上・閉鎖, 咽頭収縮不全, 咽頭残留	嚥下後誤嚥：嚥下後に誤嚥, むせ, 湿性嗄声がみられる	上記に加え, 複数回嚥下. 必要に応じて頸部回旋	

*咀嚼訓練用食材の種類：やさしい順に, マシュマロ, グミ, 粒ガム, 風船ガム（弾力がある）など, 大きさや硬さを機能に, 味を好みに合わせて選ぶ. 咀嚼が困難な場合はキャンディでもよい. 舌上に置いて舌を動かしたり唾液を嚥下する訓練として利用する
岡田澄子：障害の状態に応じた摂食・嚥下リハビリテーション②認知障害, N-Books4嚥下リハビリテーションと口腔ケア（藤島一郎ほか編著）, メヂカルフレンド社, p59-79, 2001を参考に作成

アルブミン値が3.0 mg/dL以下が1つの目安となる.
　1日尿量が500 mL以下である場合は, 脱水が疑われる.
　1か月間で5％以上の体重減少がある場合は, 低栄養に傾きつつあり, 問題視すべき状態と評価される.
　1日に必要な栄養・水分量の計算方法の例を表7に示す.
　この計算で得られた必要栄養量と水分量が不足なく補給できるようにマ

表5 直接訓練開始基準

①意識レベルが清明か覚醒（JCSで0〜1桁）している．浅眠がちでも食事をすることが意識でき，指示に従える
②全身状態が安定している．重篤な心疾患，消化器合併症，痰のからみなどがない．発熱時は呼吸器感染を除き，食欲があれば試みて可
③脳血管障害の進行がないこと．特に急性期の数日間は観察が必要
④改訂水飲みテストで嚥下反射を認める
⑤十分な咳（随意性または反射性）ができる
⑥著しい舌運動，喉頭運動の低下がない

注1）脳血管障害急性期以降など，禁食を脱した時期からの判断
注2）水ではむせがみられても，トロミをつければむせない場合や，唾液の確実な嚥下が可能であればよい

塚本芳久ほか：急性期嚥下障害へのアプローチ．臨床リハ14(8)：721-724，1995および近藤克則ほか：急性期脳卒中患者に対する段階的嚥下訓練．臨床リハ16：19-25，1998をもとに作成

表6 主な嚥下代償法

頸部前屈位
息こらえ嚥下
頸部回旋法
複数回嚥下・交互嚥下

表7 一日に必要な栄養・水分量の計算方法の例

①エネルギー必要量（＝エネルギー消費量±エネルギー蓄積量）
　○全エネルギー消費量：基礎エネルギー量×活動係数×ストレス係数
　○基礎エネルギー量（BEE）
　　Harris-Benedictの式
　　　男性：[66.47＋13.75 W＋5.0 H－6.76 A]
　　　女性：[655.1＋9.56 W＋1.85 H－4.68 A]
　　　＊W：体重（kg），H：身長（cm），A：年齢
　○ストレス係数
　　飢餓状態0.6〜1.0，手術（軽度）1.1（中等度）1.3（高度）1.5〜1.8，長管骨骨折1.2〜1.3，がん1.2〜1.3，腹膜炎/敗血症1.2〜1.3，重症感染症/多発外傷1.2〜1.3，熱傷1.2〜1.3 など
　○活動係数
　　寝たきり（意識低下状態）1.0，寝たきり（覚醒状態）1.1，ベッド上安静1.2，ベッド外活動1.3〜1.4，一般職業従事者1.5〜1.7 など

②必要水分量
　○簡易水分計算式
　　・35 mL×体重
　　　＊高齢者は30 mL，若年者は40 mLで計算する
　　・1 mL×摂取エネルギー量（Kcal）
　　　＊若年男性：2500 mL/日，成人男性・若年女性：2000 mL/日，成人女性：1800 mL/日，高齢者1500 mL/日，超高齢者1200 mL/日（概算）

大野綾：リスク管理法．嚥下障害ポケットマニュアル，第3版，p91，医歯薬出版，2011を参考に作成

ネジメントすることが重要である．

2 入院中期

　入院中期においては，入院初期からの介入を継続することで食事動作の自立を実現することと，食事形態のアップへ向けた介入が必要となる．

表8　食形態レベルを上げる際の条件

- むせがなく，飲み込みがスムーズ
- 食後の疲労や食後の湿声・嗄声がない
- 食事時間が30分以内で摂取量が7〜8割以上が3食続く
- バイタルサインが安定（SpO$_2$，発熱）
- 炎症反応が疑われない（WBC，CRP）

SpO$_2$
oxygen saturation of arterial blood
動脈血酸素飽和度

WBC
white blood cell
白血球

CRP
C-reactive protein
C反応性蛋白

摂食・嚥下障害が重篤で経口からの栄養摂取が困難なケースでは，患者とその家族に対して，胃瘻についての情報提供が必要となる場合もある．

①回復過程に応じた環境の調整

リハビリテーションの継続によって食事姿勢の安定や耐久性の向上が図られ，入院初期からの介入継続により食事の自力摂取が可能となる．

それ以後は，退院後を見据えて，必要なものは継続しつつ，身体機能や認知機能の回復に応じて段階的に食事に関する環境設定を外していくことも大切である．

当初は食べこぼしが多くエプロンを使用していたとしても，姿勢の安定や上肢機能や手指の巧緻性向上・口唇閉鎖能力の向上により，エプロンが不要となる場合も多い．

左半側空間無視のケースなどでは，食事場面にかぎらず各生活場面における左側への注意喚起を継続することで意識付け向上がはかられ，特別な食事のセッティングを必要としなくなることもよくある．

②食形態

食形態についても同様である．食事形態レベルを上げる際の条件を表8に示す．

嚥下障害の重症度にもよるが，入院期間中の訓練継続や嚥下代償法の活用により，経口摂取開始当初より難易度の高い形態の食事摂取が可能となるケースも少なくない．

退院後の生活における介護負担の軽減を考慮し，可能な限り発症前の食生活に近づけられるよう介入していくことが大切である．

医師やSTをはじめとするリハビリテーションスタッフと訓練経過や現状について情報を共有し，再度VFやVEを実施して嚥下機能を評価しつつ，食形態のアップを進めていく．

急性期から回復期にいたる各病院間や高齢者福祉施設・在宅などで共通して用いることができる嚥下調整食の基準として，日本摂食・嚥下リハビリテーション学会による「学会分類2013」を図8に示す．

③胃ろうの必要性の検討

経口からの十分な栄養摂取が困難なことで，経鼻胃管チューブによる栄養剤注入を併用している患者も，少なからず存在する．

その場合，経鼻胃管チューブ挿入による違和感の持続や，チューブ自己抜去などのトラブルがつきまとう．また，チューブ留置によって嚥下運動を妨げるといった悪影響も生じる．

学会分類2013(食事)早見表

コード【I-8項】		名称	形態	目的・特色	主食の例	必要な咀嚼能力【I-10項】	他の分類との対応【I-7項】
0	j	嚥下訓練食品0j	均質で，付着性・凝集性・かたさに配慮したゼリー離水が少なく，スライス状にすくうことが可能なもの	重度の症例に対する評価・訓練用少量を掬ってそのまま丸呑みが可能残留した場合にも吸引が容易たんぱく質含有量が少ない		(若干の送り込み能力)	嚥下食ピラミッドL0えん下困難者用食品許可基準I
0	t	嚥下訓練食品0t	均質で，付着性・凝集性・かたさに配慮したとろみ水（原則的には，中間のとろみ*あるいは濃いとろみ*のどちらかが適している）	重度の症例に対する評価・訓練用少量ずつ飲むことを想定ゼリー丸呑みで誤嚥したりゼリーが口中で溶けてしまう場合たんぱく質含有量が少ない		(若干の送り込み能力)	嚥下食ピラミッドL3の一部(とろみ水)
1	j	嚥下調整食1j	均質で，付着性，凝集性，かたさ，離水に配慮したゼリー・プリン・ムース状のもの	口腔外で既に適切な食塊状になっている（少量をすくってそのまま丸呑み可能）送り込む際に多少意識して口蓋に舌を押しつける必要がある0jに比し表面のざらつきあり	おもゆゼリー，ミキサー粥のゼリーなど	(若干の食塊保持と送り込み能力)	嚥下食ピラミッドL1・L2えん下困難者用商品許可基準IIUDF区分4(ゼリー状)(UDF：ユニバーサルデザインフード)
2	1	嚥下調整食2-1	ピューレ・ペースト・ミキサー食など，均質でなめらかで，べたつかず，まとまりやすいものスプーンですくって食べることが可能なもの	口腔内の簡単な操作で食塊状となるもの（咽頭では残留，誤嚥をしにくいように配慮したもの）	粒がなく，付着性の低いペースト状のおもゆや粥	(下顎と舌の運動による食塊形成能力および食塊保持能力)	嚥下食ピラミッドL3えん下困難者用食品許可基準II・IIIUDF区分4
2	2	嚥下調整食2-2	ピューレ・ペースト・ミキサー食などで，べたつかず，まとまりやすいもので不均質なものも含むスプーンですくって食べることが可能なもの		やや不均質(粒がある)でもやわらかく，離水もなく付着性も低い粥類	(下顎と舌の運動による食塊形成能力および食塊保持能力)	嚥下食ピラミッドL3えん下困難者用食品許可基準II・IIIUDF区分4
3		嚥下調整食3	形はあるが，押しつぶしが容易，食塊形成や移送が容易，咽頭ではばらけず嚥下しやすいように配慮されたもの多量の離水がない	舌と口蓋間で押しつぶしが可能なもの押しつぶしや送り込みの口腔操作を要し（あるいはそれらの機能を賦活し），かつ誤嚥のリスク軽減に配慮がなされているもの	離水に配慮した粥など	舌と口蓋間の押しつぶし能力以上	嚥下食ピラミッドL4高齢者ソフト食UDF区分3
4		嚥下調整食4	かたさ・ばらけやすさ・貼りつきやすさなどのないもの箸やスプーンで切れるやわらかさ	ご縁や窒息のリスクを配慮して素材と調理方法を選んだもの歯がなくても対応可能だが，上下の歯槽堤間で押しつぶすあるいはすりつぶすことが必要で舌と口蓋間で押しつぶすことは困難	軟飯・全粥など	上下の歯槽堤間の押しつぶし能力以上	嚥下食ピラミッドL4高齢者ソフト食UDF区分2およびUDF区分1の一部

学科分類2013は，概説・総論，学会分類2013(食事)，学会分類2013(とろみ)から成り，それぞれの分類には早見表を作成した．
本表は学会分類2013(食事)の早見表である．本表を使用するにあたっては必ず「嚥下調整食学会分類2013」の本文を熟読されたい．
なお，本表中の【 】表示は，本文中の該当箇所を指す．
*上記0tの「中間のとろみ・濃いとろみ」については，学会分類2013(とろみ)を参照されたい．
本表に該当する食事において，汁物を含む水分には原則とろみを付ける【I-9項】
 ただし，個別に水分の嚥下評価を行ってとろみ付けが不要と判断された場合には，その原則は解除できる．
他の分類との対応については，学会分類2013との整合性や相互の対応が完全に一致するわけではない【I-7項】

図8　嚥下調整食の基準
日本摂食・嚥下リハビリテーション学会医療検討委員会：日本摂食・嚥下リハビリテーション学会嚥下調整食分類2013．日摂食嚥下リハ会誌17(3)：259,2013より引用

そのため栄養を確保するための手段の1つとして胃ろうの造設が検討されることとなる．

一般的に，胃ろう造設は，「食べることをあきらめる」と認識されることが多く，造設による身体侵襲に対する抵抗や延命の手段としての印象がまだ強い．

しかし，医療者としては，胃ろう造設によってまず確実な栄養の補給を行って身体機能を整えた上で，嚥下機能向上のための訓練を継続できる点に意義があると考える．

現在，NPO法人「PEGドクターズネットワーク」をはじめとして胃ろう

PEG
percutaneous endoscopic gastrostomy
経皮的内視鏡下胃ろう造設術

造設にあたってのガイドライン作成が進められている．

現段階においては，胃ろうを検討する時期や，患者とその家族に対しての情報提供の時期などの具体的なスケジューリングが明確に示されてはいない．

胃ろう造設による利点だけでなくそれに伴うリスクも含め，退院後の患者および家族のQOLや心理的な問題に十分配慮し，インフォームド・コンセントを得られるよう情報提供を行っていくことが，入院中期において必要となる場合もある．

3 入院後期/退院支援期

① 他職種との情報共有

入院後期には，患者に合った食事環境の維持・継続や，退院後の生活に向けた食事環境の整備について，家族や患者をサポートするケアマネージャー，訪問看護師，ヘルパーなどに対して看護師からの情報提供が必要となる．

嚥下障害のある患者の場合，摂食時のギャッジアップ角度や食事姿勢の調整，患者に合った食器食具などの環境設定から，安全に食事をするための嚥下代償法，食事介助が必要であれば安全にそれを行う方法について指導や情報提供を行う．

② 退院後の食環境整備の支援

食形態については，自宅や入所施設等で，患者に適した嚥下食分類に相当する食事が再現できるように，管理栄養士やSTと連携して指導および情報提供を進める．

在宅の場合，家族の負担軽減のため，配食サービスの利用や市販の嚥下食の取り寄せ・確保について，医療ソーシャルワーカー（MSW）と連携して退院後の環境設定を行うことが必要となるケースもある．

胃ろうをはじめとした経管栄養の継続が必要な場合も，栄養物品の使用方法や管理方法，栄養剤や内服薬の投与方法，胃ろうの管理方法について，本人・家族等に指導・情報提供を行う．

栄養剤についても退院後の環境を考慮し，さまざまある栄養剤のなかから対象に合ったものを入院時から見極めて選定していく．

整容

整容とは身体的な清潔を維持するだけでなく，対外的な人としての品位を守るとともに，生きる意欲を引き出す大切な行動である．体力や意欲の低下は気力の減退を招き，保清や外見に対する意識づけも低下させる傾向があるため，そのことを理解したうえで，整容行動についてかかわることが大切である．整容行動に限らないが，入院初期から入院後期にかけて，セルフケア不足に対する支援からセルフケア拡大に向けてかかわることが

リハビリ期における介入のポイントである．FIMにおいて整容は「口腔ケア，整髪，手洗い，洗顔，髭剃り，化粧」として定義されている．

以下，入院初期・入院中期，入院後期/退院支援期の時系列に沿ってケアの実際を述べるが，ここでは口腔内保清を維持し，誤嚥性肺炎等の合併症のリスクを減じるための欠かせない介入として，「口腔ケア」を中心に紹介する．

1 入院初期，入院中期

①口腔環境の観察

前述の「食事」でも触れたように，口腔内清潔の保持は，急性期からのプライマリケアである．

しかし，口腔環境が不衛生な状態となって，回復期にいたるケースはまだ多い．

入院時には，口腔乾燥や口腔内粘膜への痰の付着・舌苔の有無について十分観察する必要がある．

発症以後義歯を使用していないケースでは，不適合をきたしている場合も多い．歯科医師・歯科衛生士と協働し，義歯の再調整や口腔環境の改善に向けてかかわっていくことが大切である．

②口腔ケアの手順

覚醒レベルの低下や，重度の高次脳機能障害，認知症などにより自ら口腔ケアを行うことがむずかしい場合は，義歯の着脱や管理も含め口腔ケア全般にわたって介入が必要となる．

総義歯であれば，日中は装着し，夜間は洗浄液につけるなどのケアを行う．

患者の覚醒が低い場合は，誤飲の危険があるため，部分義歯の装着については歯科医師の指示に従う．

口腔ケアの方法は，①スポンジブラシでの口腔内清掃，②歯のブラッシング，③舌ブラシでの舌上の清掃，④スポンジブラシでの仕上げの清拭の手順で行う．

含嗽は無理に行う必要はない．詳細についてはほかの専門書に譲ることとし，図9にスポンジブラシでの清掃のしかたを示す．

口腔ケア後，必要時口腔内保湿薬を塗布する．

スポンジブラシを用いた頰筋のストレッチや舌の抵抗運動を促すなどの機能的口腔ケアも，口腔機能向上のために有効な介入である．

口腔ケアは，口腔内への刺激による脳の賦活や唾液分泌を促進させるなど，さまざまな効果を得ることのできるケアである．

自ら口腔ケアが可能な場合は，できる範囲で自ら行ってもらい，清掃やブラッシングが不十分な部分について介入する．

③麻痺のある場合の介入

顔面神経麻痺などで口腔内知覚低下がある場合や，舌下神経麻痺により

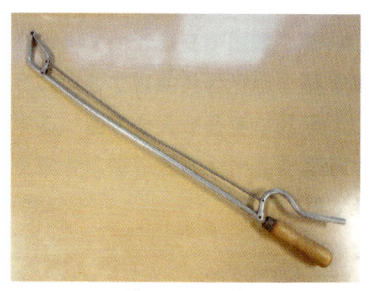

①リーチャー棒
手が届きにくい場所にあるものを引き寄せるための自助具（写真はマジックハンド型）

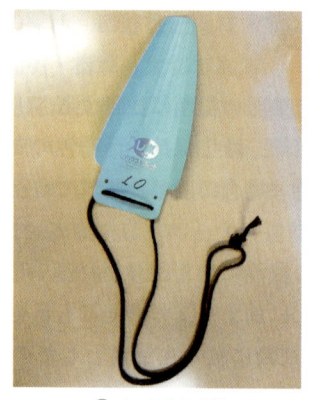

②ソックスエイド
靴下を履くための自助具．靴下の入口から少し丸めて挿入し，これをガイドにして足を入れ最後に引き抜く．

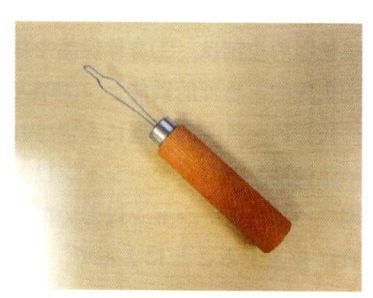

③ボタンエイド
ボタンを留めるための自助具．ボタン穴から差し込み，ボタンに引っかけて引き出すことでボタンを留める

図 10　自助具・補助具

衣服の選択については，構成障害がある場合，片側の袖にボタンで印をつけ，目印とするなどの工夫も有効である．

3　退院前〜退院後

退院前には，衣服の準備も含めて自宅の環境を意識した更衣方法を確認しておく（図10）．

退院後に社会復帰する患者の場合は，ネクタイ，ワイシャツ，ベルトなど，社会復帰に必要な服装の更衣の訓練も，退院前に行って慣れておく必要がある．

伸縮性のある素材など，着脱しやすい衣類も工夫して準備する（図11）．
　上衣：首元が大きく開くデザインのもの（ファスナー，ボタン），前開きでボタンの代わりにマジックテープでとめるもの
　下衣：前身ごろと後ろ身ごろがマジックテープではがせるようになっているもの
　など

また患者の自立度と家族の介護量についても確認し，必要時には地域のサポートが活用できるよう計らう．

①上衣：丸首

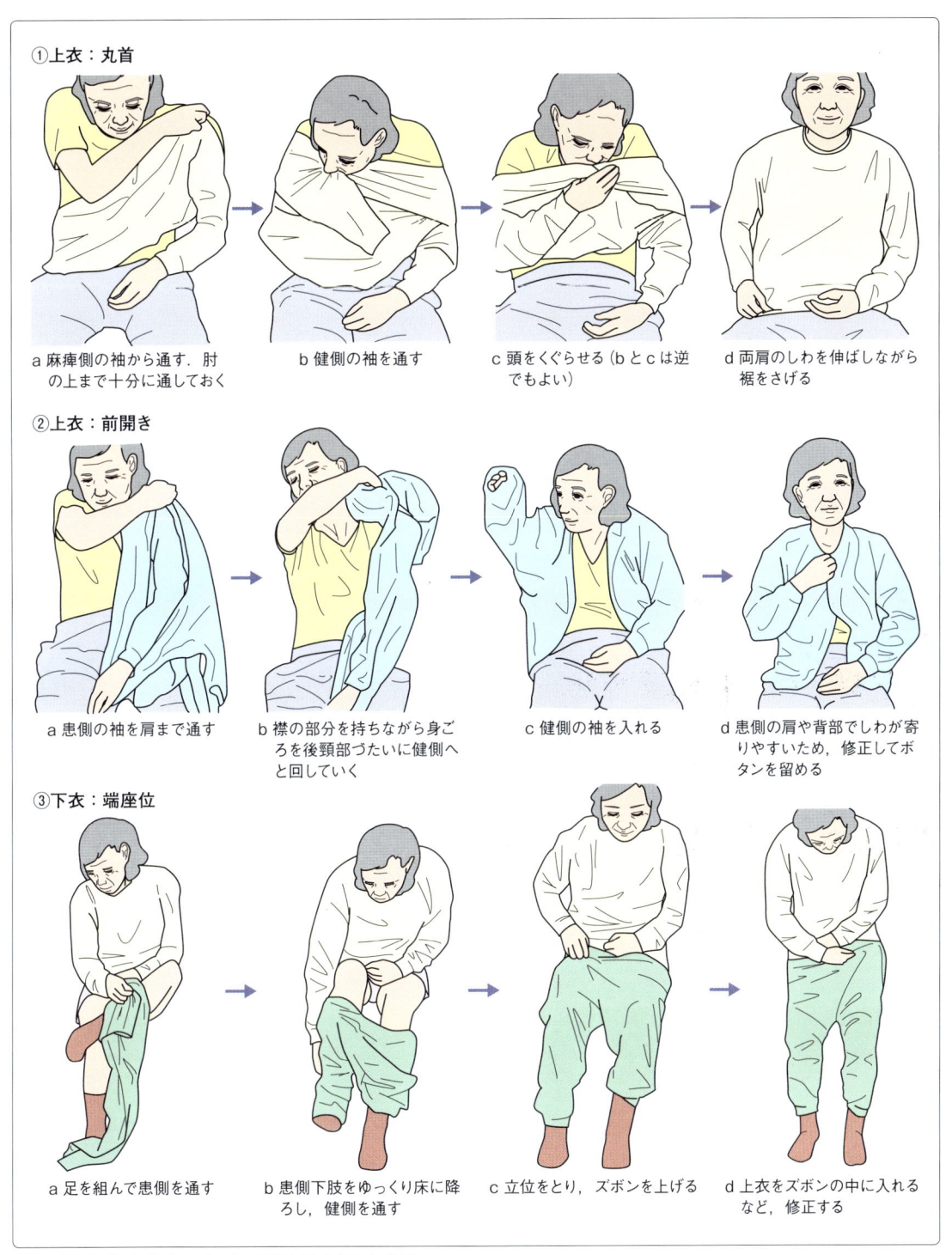

a 麻痺側の袖から通す．肘の上まで十分に通しておく
b 健側の袖を通す
c 頭をくぐらせる（bとcは逆でもよい）
d 両肩のしわを伸ばしながら裾をさげる

②上衣：前開き

a 患側の袖を肩まで通す
b 襟の部分を持ちながら身ごろを後頸部づたいに健側へと回していく
c 健側の袖を入れる
d 患側の肩や背部でしわが寄りやすいため，修正してボタンを留める

③下衣：端座位

a 足を組んで患側を通す
b 患側下肢をゆっくり床に降ろし，健側を通す
c 立位をとり，ズボンを上げる
d 上衣をズボンの中に入れるなど，修正する

図11　片麻痺患者の場合の基本的な更衣方法

清拭・入浴

　入浴は，清潔保持のために必要なだけでなく，血行をよくする効果もある．麻痺のある患者の場合，筋緊張や疼痛の緩和に加え，爽快感をもたらす．

　入浴中の患者からは，「あー，気持ちいい！」という言葉がよくきかれ，入浴が患者にとってリラックスできる数少ない場面の1つであることをうかがい知ることができる．

　入浴においては，患者のリラックス欲求を満たしつつ，入浴・洗体動作の自立度が増すようにかかわっていく．

　一方，入浴は，水場で行う動作のために転倒の危険が大きいことや，血圧の変動を招く可能性があることを念頭に置きながら援助を進めていく必要がある．清拭は，患者の全身状態や疲労度，安全面を考慮し，入浴できない場合に選択する．

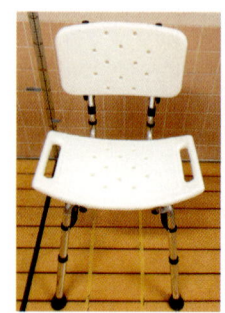

①シャワーチェア

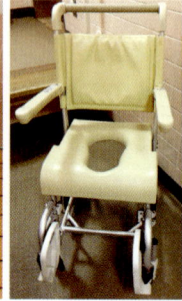

②シャワーキャリー（キャスター付きシャワーチェア）
安定した坐位をとることが可能．水場でない場所で安全に移乗し，浴室へ椅子ごと移動できる（ただし段差がない床に限る）

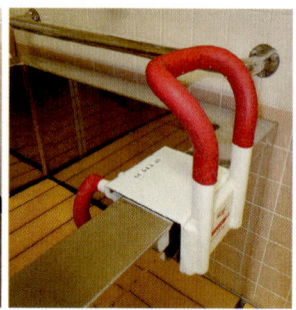

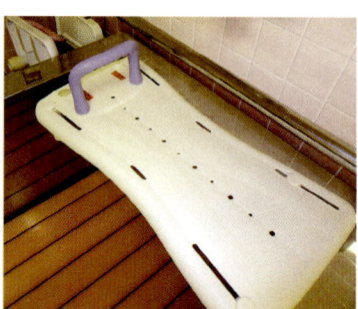

③バスアーム（バスグリップ）
万力で浴槽の縁に固定し使用する手すり

④バスボード
安定した浴槽移乗のために浴槽に橋を渡すようにして使用する

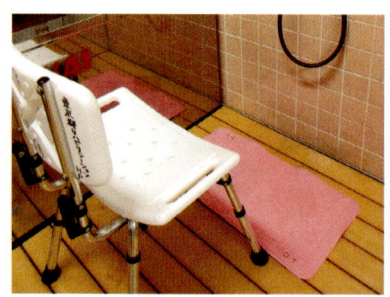

⑤滑り止めマット
洗い場の足元や浴槽の底に敷いて滑らないようにする

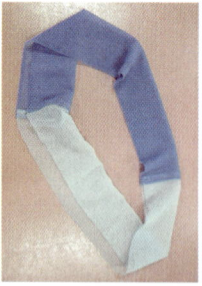

⑥ループ状タオル
市販の洗体用タオルを2枚つないで作成．たすき掛けにすることで背部を洗うなど片手で届きにくい場所を洗うことができる

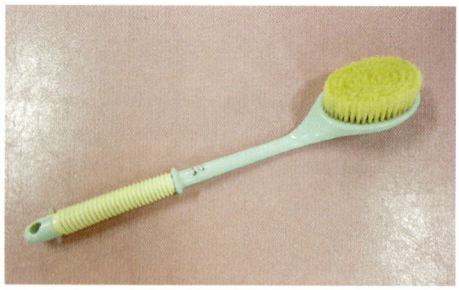

⑦柄付きボディブラシ
グリップ部分はプラスチック製だと手から落ち滑りやすい

図13　入浴用具，自助具

1 入院時

初回入浴時に入浴動作を評価し，看護介入についてアセスメントを行う．

患者のバイタルサインや疲労度，安全・安楽を最優先に，清拭・シャワー浴・入浴のいずれかから清潔保持方法を選択する．

失行の有無を観察し，必要時に援助を行う．安全に配慮し，入浴介助～患者の疲労度をみながら，自分でできるところは，自立を促す．とくに，片麻痺のある患者の入浴中では，浮力によって患側が浴槽内で浮き，それが原因で溺れるおそれがある．重心の安定のために，浴槽内ではへそを見るように指導する．

2 入院中期

入院中期は，清拭や入浴など患者に合った清潔保持方法を確立し，自立度を高めるための介入を心がける．

自宅の脱衣所・浴室・浴槽の環境のチェックもこの時期に必要で，自宅で使用している一般家庭用シャワー椅子を使用するのであれば，使用可能かどうか評価し，環境に合った入浴方法・道具を選択する（図13）．

3 退院前～退院後

この時期は，自宅の脱衣所・浴室・浴槽の環境で入浴するにあたっての注意点を指導する．たとえば，脱衣所と浴室の温度差がないように調整することや，湯温を適温にすること，入浴用具の安全な使用方法などについて，一つひとつ確認し，外泊訓練で実際に自宅の浴室環境で試してもらう．

（青田 忍）

参考文献

1) 柴田範子ほか編：生活支援技術〈1〉自立に向けた生活支援の基礎とICFの理解（介護福祉士養成テキスト8介護），p68-69，建帛社，2009
2) 田口芳雄監：脳卒中リハビリガイド―生活の質を高める105のコツ，第2版，学研メディカル秀潤社，2014
3) 林泰史監：写真でわかるリハビリテーション看護―看護に生かすリハビリテーションの知識と技法，インターメディカ，2013
4) 高木誠ほか：実践 脳卒中ケア（JNNスペシャル），医学書院，2002
5) 塩川芳昭：All in one！脳卒中看護とリハビリテーション―急性期から在宅医療までのケアのすべて，総合医学社，2013
6) 落合慈之監，稲川利光編：リハビリテーションビジュアルブック，学研メディカル秀潤社，2011
7) 野尻晋一ほか：リハビリ介護入門―自立に向けた介護技術と環境整備，中央法規出版，2009
8) 小山珠美ほか監：脳血管障害による高次脳機能障害ナーシングガイド 第3版，日総研，2008

排泄動作

一般的に在宅介護者には，在宅介護を可能とする基準の1つとして，「患者の排泄が自立していること」をあげる人が多い．

したがって，入院中にいかに排泄動作の自立度を上げるか，目指す生活の場でケア可能な状態に整えるかは，患者が自宅に帰れるのか，それとも施設に入るのかにかかわる．

決して大げさではなく，排泄の自立度と介助内容は，人生を左右する一大事である．

1 入院初期

まず，現時点での患者の排泄方法と，発症前の排泄方法を確認する．

元々要介護状態であった場合には，誰がどういうタイミングでどんな介助をしていたのか，排泄用具や住宅環境，サービスの利用状況まで確認する必要がある．

急性期では急ぐ必要はないが，退院後の在宅介護に向けて住宅改修を行う場合は，介護保険の申請に早期にとりかからなければ間に合わない．早めに対応できるよう，区分変更は，申請してから結果が出るまで1～1.5か月かかることを念頭にいれておきたい．

2 急性期前期

①床上排泄

安静のために床上排泄となることも多い．安易な留置カテーテルやおむつの使用は避け，尿意・便意のある場合は尿器（図14）・便器（図15）を上手に活用する．

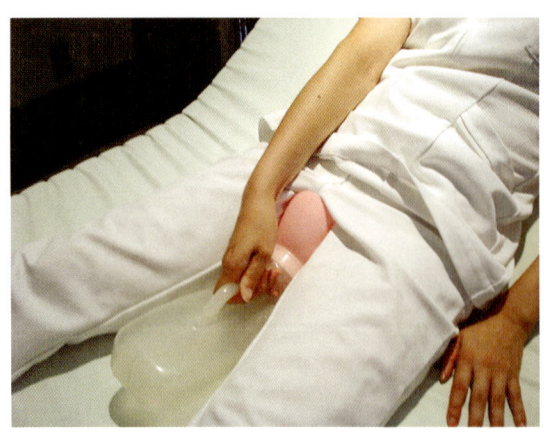

図14 女性用尿器を自力で把持

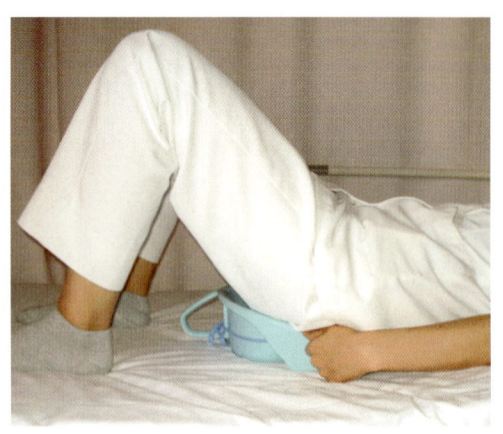

図15 差し込み便器を把持してギャッヂアップ

3 急性期後期～回復期

　離床が可能となれば，トイレでの排泄を検討する．移乗動作に介助が必要であっても，なんらかの方法で車椅子に移乗できるのであれば，移乗によってトイレでの排泄を目指す．

①片麻痺

　以下に，具体的方法や工夫の例を紹介する．

下衣の上げ下げ

- 手すりにつかまらず立位保持可能→セルフケアまたは見守り
- 手すりにつかまり立位保持可能→1名が患側より下着の上げ下げを介助する（図16-①）．

　肘掛けや前方に手すりのないトイレでは，車椅子をトイレの正面に向かい合わせに配置し，車椅子につかまって立位保持し，そのあい

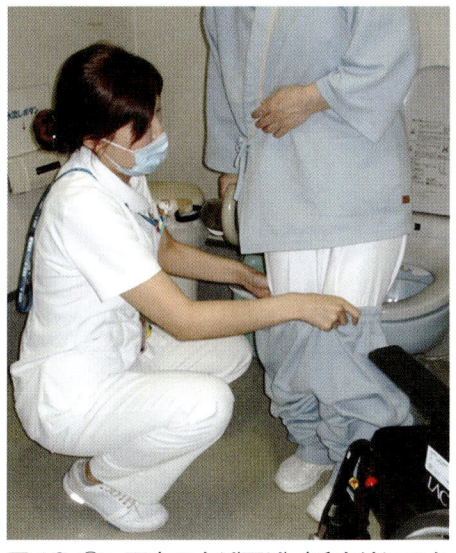

図16-①　下衣の上げ下げ（手すりにつかまり立位保持可能）

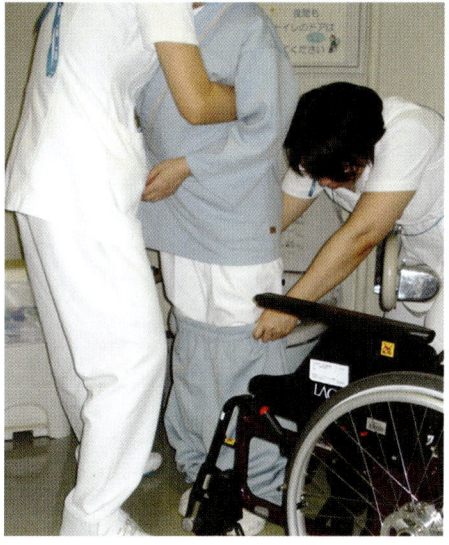

図16-②　下衣の上げ下げ（立位保持に支えが必要）

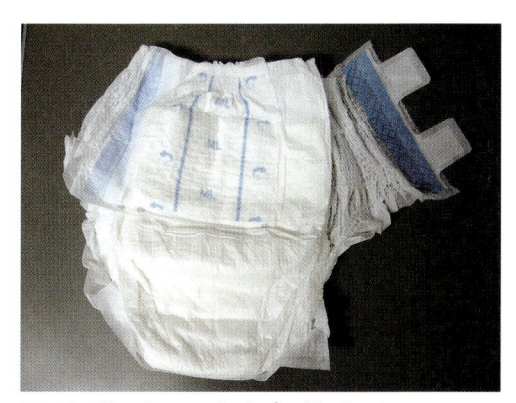

図16-③　2wayタイプの紙パンツ

だに上げ下げする.
- 立位保持に支えが必要→前方より立位保持介助1名, 側方より上げ下げ介助1名(図16-②). リフトを使用し, 1人で操作介助.
- 紙パンツやガードルなどのきつい下着は片手での上げ下げが困難なものが多い. 上げ下げしやすい工夫のされた紙パンツを使用するか, 下着を使用するほうが望ましい.
- テープタイプの紙おむつは立位での交換が困難である. 床上排泄とトイレ移乗両方を併用する場合：2wayタイプ（テープ式にもなる紙パンツ, 図16-③) を使用すると便利である.
- 半側身体失認があり, 患側の下着の上げ下げが不完全となる場合は, 鏡を配置し, 自分で確認できるようにするのも1つの方法である.

トイレ移乗
- 車椅子を健側がトイレ側になるよう配置する（図17-①). 健側足部を一歩前に, 患側足部を一歩引いて, 健側の手でトレの手すりにつかまり, 起立する. そのまま回転し, 便座に着席する.
- 起立が困難な場合：肘掛けが跳ね上げ式のものを使用し, 殿部の平行移動で移乗する（図17-②).

排便姿勢
- 前方の手すりやバーにつかまり, 前傾姿勢をとる（図18-①). これらがない場合は, 前方に車椅子を向かい合わせに配置し, 肘掛けや座面に手をついて前傾する（図18-②).
- 便座の高さが高く, 足底が接地しない場合は, 足台を置いて足底に体重を乗せられるようにする（図18-①).

トイレットペーパーの巻取り
- 健側にトイレットペーパーを配置する.

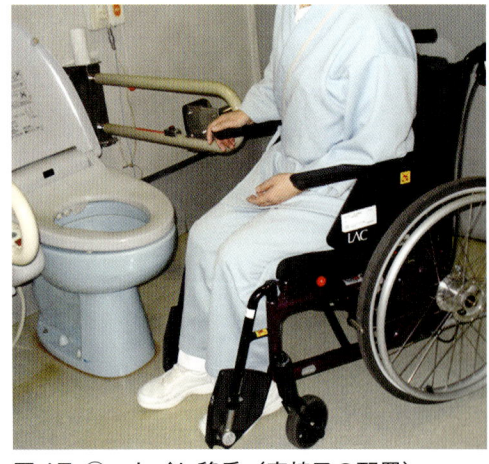

図17-①　トイレ移乗（車椅子の配置）　　図17-②　トイレ移乗（起立が困難な場合）

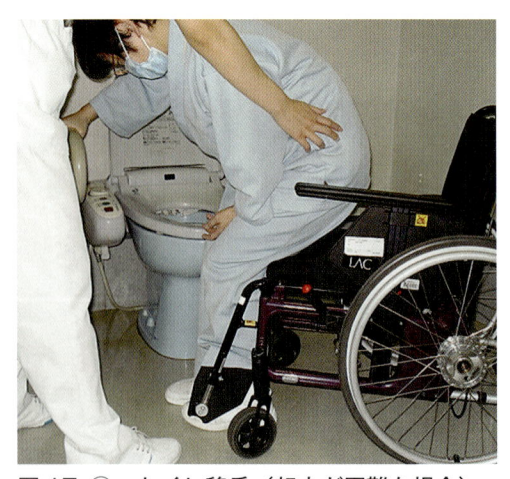

図18-① 排便姿勢

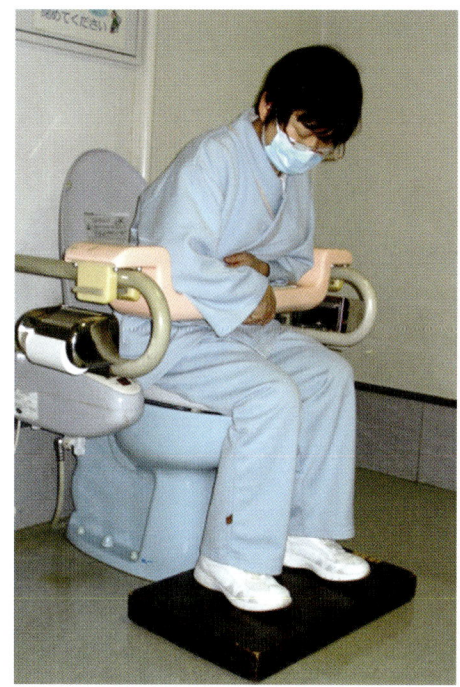

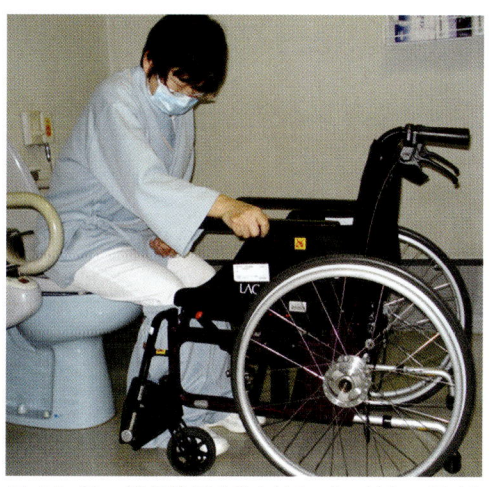

図18-② 排便姿勢（手すりやバーがない場合）

- 片手で切れるトイレットペーパーホルダー（図19-①）
- ティッシュボックス式のトイレットペーパー（水溶性）（図19-②）

陰部清拭
- 多くはセルフケア可能であるが，困難な場合は，洗浄便座および乾燥機能を活用することでセルフケア可能となることがある．

パッドの交換
- 汚物入れを健側の手の届く位置に配置する（図20-①）
- 下着や紙パンツに固定できないパッドは装着が困難である．
③紙パンツ：紙パンツ専用のパッドを使用する（前後に固定テープがついている，図20-②）．
- 下着：下着専用のパッドもしくは軽失禁用パッドを使用する（裏面全体もしくは前後2か所に固定テープがついている）．

水洗
- 健側の届く位置に水洗装置があることが望ましい．
- 便座からは手の届かない位置にある場合は，いったん車椅子に移乗してから水洗操作を行う（図21）．
- 便座から離れると自動洗浄機能のあるトイレが便利である．

②**認知機能障害**

尿意
- 尿が全くなく，排尿パターンがわからない場合：定時排尿誘導（一

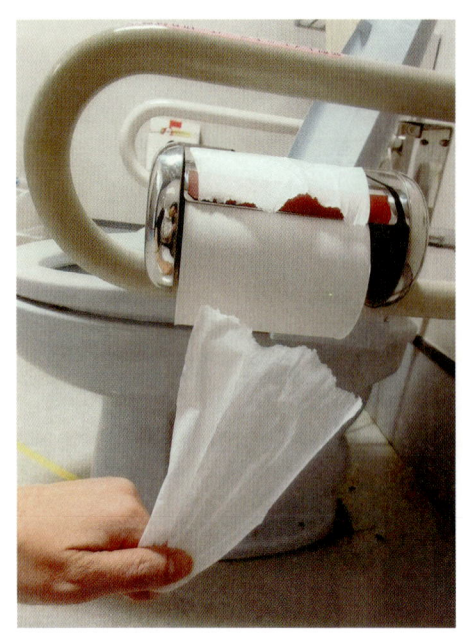

図19-①　トイレットペーパーの巻き取り（片手で切れるタイプ）

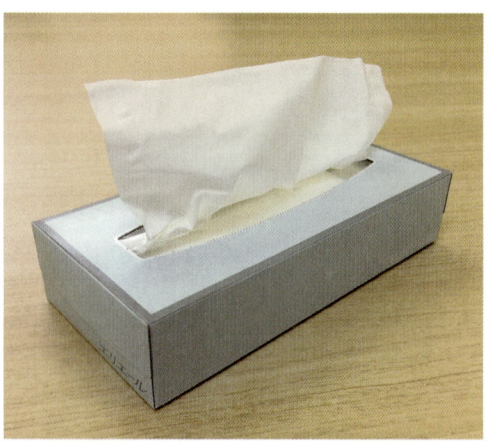

図19-②　トイレットペーパーの巻き取り（ティッシュボックス式）

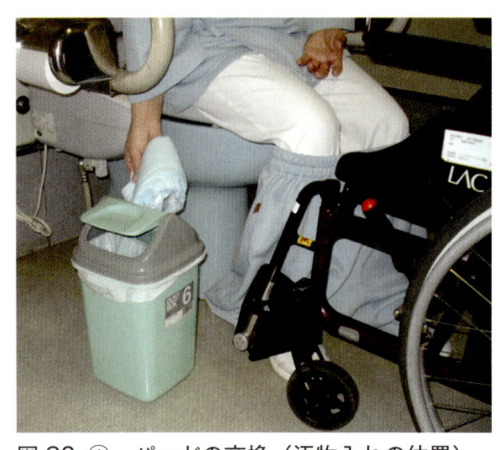

図20-①　パッドの交換（汚物入れの位置）

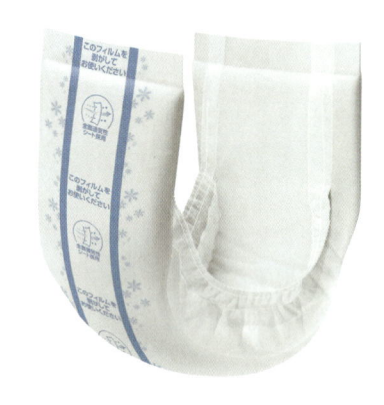

図20-②　パッドの交換（紙パンツ専用パッド）

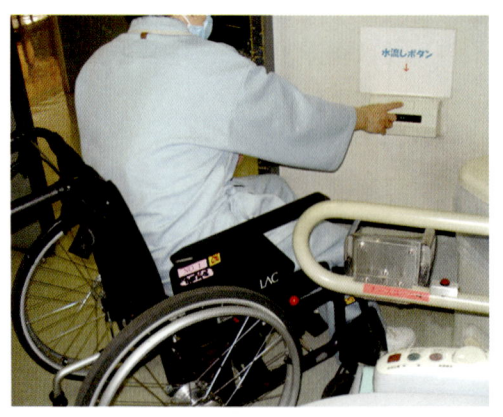

図21　水洗

定時間ごとにトイレ誘導する）
・尿意はないが，起床後や食後などに排尿することが多いなどの傾向がある，もしくは習慣化が可能な場合：習慣化排尿誘導（個人の傾向や習慣に合わせて排尿誘導する）
・尿意がありそうな場合（尿意を訴えることがある，放尿やおむつぃじり，徘徊や不穏など）：排尿自覚刺激行動療法（尿意を確認し，トイレでの排尿が成功した場合に賞賛し，望ましい行動を強化する）
いずれも，かかわる介護者が統一したケアプロトコルでかかわることが重要である．

失行（p138参照）

排泄動作を繰り返し，望ましい行動を強化することで再学習を図るが，困難であることも多い．

衣服や操作をシンプルにする，慣れ親しんだ環境設定にするなどの工夫を図り，困難な部分は環境の工夫や介助を行う．

（高崎 良子）

排泄コントロール

高崎 良子

コンチネンスとソーシャルコンチネンス

コンチネンスとは

　コンチネンス（continence）は，本来，「禁制」を意味し，失禁の反対の意味をもつ言葉として用いられる．
　すなわち，コンチネンスとは，尿や便を漏らさずすっきり出せること，つまり，排泄が正常な状態にあり，排泄障害のない状態をいう．障害がある場合には，ケアが必要となる．
　頻尿，尿閉，尿失禁，便失禁，便秘，下痢などの排泄障害に対しては，治療やケアによって改善できるものは改善し，コンチネンスに導く．

ソーシャルコンチネンスとは

　看護師がかかわる患者の中には，改善が困難な排泄障害も少なくない．
　その場合は，排泄障害があったとしても社会的に不利のないソーシャルコンチネンスという状態に導く．
　たとえば，「改善困難な尿失禁があったとしても，尿量にあったおむつを使用し，適切な頻度で交換することで，不快感やにおいの問題を軽減できる」「皮膚トラブルは，皮膚保護材を使用することで防ぐことができる」「介護力の不足する夜間は，夜間尿量を吸収可能なおむつを使用することで介護負担を軽減できる」このように，適切な排泄方法が確立され，本人と介護者が満足できることがソーシャルコンチネンスである．
　排泄障害に対する排泄ケアの基本的な考え方は，改善可能な排泄障害をコンチネンスに導き，改善困難な排泄障害をソーシャルコンチネンスに導くことである．

時系列ケアの実際

	入院初期	急性期前期	急性期後期	回復期
観察項目	**排尿**：昼間排尿回数，夜間排尿回数，尿失禁の有無，排尿困難症状の有無，排尿障害治療薬，尿道留置カテーテルや膀胱ろうの場合は最終交換日 **排便**：最終排便日，排便頻度，便性状，下剤の使用状況，食事摂取量と嗜好，経腸栄養の場合は栄養剤の種類・量・投与方法，排便の変調をきたしやすい食品や習慣，排便障害治療薬 **共通**：明らかな排泄障害がある場合はその経緯，何に困っているか，要介護状態にある場合はいつ誰が排泄行為の何を介助していたか，基礎疾患および既往歴，使用中の薬剤，ADL，ストーマの場合は原疾患・術式・ストーマの種類・使用装具・交換頻度・最終交換日	**排尿**：昼間排尿回数，夜間排尿回数，尿失禁の有無，排尿困難症状の有無 **排便**：排便頻度，便性状・量，排便障害治療薬の使用状況，食事摂取量，経腸栄養の場合は栄養剤の種類・量・投与方法，栄養状態	**排尿**：昼間排尿回数，夜間排尿回数，尿失禁の有無，尿意切迫感の有無 **排便**：排便頻度，便性状・量，排便障害治療薬の使用状況，食事摂取量，経腸栄養の場合は栄養剤の種類・量・投与方法，栄養状態	**排尿**：昼間排尿回数，夜間排尿回数，尿失禁の有無，排尿困難症状の有無 **排便**：排便頻度，便性状・量，排便障害治療薬の使用状況，食事摂取量，経腸栄養の場合は栄養剤の種類・量・投与方法，栄養状態 **共通**：退院先の住環境および介護体制
注意点	介入の必要性があるかどうかを判断する	・排泄障害が循環動態などの体調に及ぼす影響 ・脳血管疾患：尿排出障害 ・絶食や安静に伴う便秘や下痢 ・抗菌薬などの治療に伴う下痢	・脳血管疾患：過活動膀胱 ・経腸栄養に伴う下痢，便秘 ・嵌入便による便失禁	
工夫点		・尿道留置カテーテルは使用目的を明確にし，抜去時期の見通しを立てる． ・可能な限り早期に経口摂取を開始する ・特に排便は，可能な限り早期にトイレの排泄を目指す	・過活動膀胱：トイレに間に合いやすいよう環境や衣服を工夫する	・その人に合った排泄用具の活用 ・脊髄損傷：導尿用の物品は操作性の良いものを使用．下衣は前開きにする ・脊髄損傷：便失禁しない程度の便性にコントロールし，排便周期をつくる

入院初期

　まずは，排泄障害の有無を確認し，介入の必要性があるかどうかを判断する．

表1　入院初期の情報収集内容

排尿	昼間排尿回数，夜間排尿回数，尿失禁の有無，排尿困難症状の有無，排尿障害治療薬，尿道留置カテーテルや膀胱ろうの場合は最終交換日
排便	最終排便日，排便頻度，便性状，下剤の使用状況，食事摂取量と嗜好，経腸栄養の場合は栄養剤の種類・量・投与方法，排便の変調を起こしやすい食品や習慣，排便障害治療薬
共通	明らかな排泄障害がある場合はその経緯，何に困っているか，要介護状態にある場合はいつ誰が排泄行為の何を介助していたか，基礎疾患および既往歴，使用中の薬剤，ADL，ストーマの場合は原疾患・術式・ストーマの種類・使用装具・交換頻度・最終交換日

昼間排尿回数
起床後から就寝前までの排尿回数

夜間排尿回数
就寝後から起床前までの排尿回数

1　問診

現在の排泄状態と対処方法（表1）を確認する．必要があれば，排泄状態に変調をきたす前の排泄状態も確認する．

排尿回数を問診すれば，頻尿があるかどうかは容易に判断できる．頻尿もしくは尿失禁があれば，下部尿路機能障害がある可能性が高いと考える．昼間頻尿なのか，夜間頻尿なのか，昼夜頻尿なのかにより，ニーズが異なってくるため，昼夜別の回数を確認することが望ましい．

2　尿検査

入院時には必ず尿検査を実施しているので，結果を参照するだけで，尿路感染があるかどうかを確認できる．

尿路感染があり，頻尿や尿意切迫感などの膀胱炎症状がある場合は，膀胱炎の治療について主治医の判断を仰ぐ．

尿路感染があり，排尿困難症状を有する場合は，残尿測定を行う．残尿がある場合に抗菌薬の投与だけを行って解熱し，炎症反応が改善しても，解決にはならない．専門医による尿排出障害の診療につなげ，尿路感染の再発から，後に敗血症や腎不全などの重篤な合併症を起こすことを予防することが大切である．

急性期前期

1　排泄障害が体調へ及ぼす影響

ここでいう急性期は，発症～2週間程度をさす．

この時期は主疾患の病態管理が優先される．病態によっては，患者は生死の狭間におかれる．その中で，失禁や便秘は，必ずしも優先度が高いとはいえない．しかし，人間は排泄せずに生命を維持できない．また排泄は，自律神経の制御を受けているため，血圧変動に影響する．厳密な循環動態の制御が求められる時期においては，その影響は少なくない．

たとえば，排尿困難や排便困難の苦痛が血圧上昇を招いたり，頻尿のための体動が循環動態を変化させたり，便秘が高じて嘔吐や誤嚥性肺炎を招くなど，2次的に病態へ影響を与える．

適切な排泄ケアによってできる限り体調を整え，回復過程を助けることは，急性期における看護師の重要な役割であり，その結果は回復期の患者の状態を左右する．

2 尿道留置カテーテル

感染予防の面からは，必要時を除き，可能な限り尿道留置カテーテルを使用しないことが原則である．やむをえず使用する場合には，使用目的を明確にし，抜去時期の見通しを立てる．

3 脳血管疾患

一般に，脳血管疾患発症から2週間程度は，尿排出障害になることが多い．

脳圧が亢進している場合は，排尿できない苦痛が血圧上昇を招く可能性があるため，尿道留置カテーテルの適応となる．脳圧が落ち着けば，間欠導尿に切り替えることが望ましい．

4 便秘

①腸蠕動運動の低下

安静臥床により運動量が低下すると，腸の蠕動運動も低下する．鎮静中は薬剤の影響によっても低下する．

②排便を促進する物質の投与

さらに，絶飲食が加わると，蠕動運動が低下するばかりでなく，小腸の絨毛からグルタミンを吸収できないために吸収機能が低下する．腸内の善玉菌も減少し，腸内細菌叢は乱れる．腸内容物が少ないため，排便頻度は減少する．

絶飲食期間は可能な限り短期間とし，少量の水分摂取が可能となった暁には，グルタミン，プロバイオティクス，プレバイオティクスの投与が望ましい．

③心理・環境的な排便困難

もし便が直腸まで降りてきても，トイレに行くことが難しい場合や，カーテンで仕切られただけの大部屋での排泄，ベッド上坐位をとることさえ難しい場合には，当然排便は困難となる．

④排便時の姿勢

心理的または環境的な問題に加え，解剖学的にも根拠はある．

臥位では，図1のように，直腸肛門角は鋭角で，便が通過できない構造になっている．ロダンの「考える人」のような排便姿勢（図2）をとって初めて，直腸肛門角が鈍角となり，便が通過できる．

プロバイオティクス
消化管内の細菌叢（フローラ）を改善し，宿主に有益な作用をもたらしうる有用な微生物と，それらの増殖促進物質

プレバイオティクス
①消化管上部で分解・吸収されない，②大腸に共生する有益な細菌の選択的な栄養源となり，それらの増殖を促進する，③大腸の腸内フローラバランスに改善し維持する，④人の健康の増進維持に役立つ，の条件を満たす食品成分

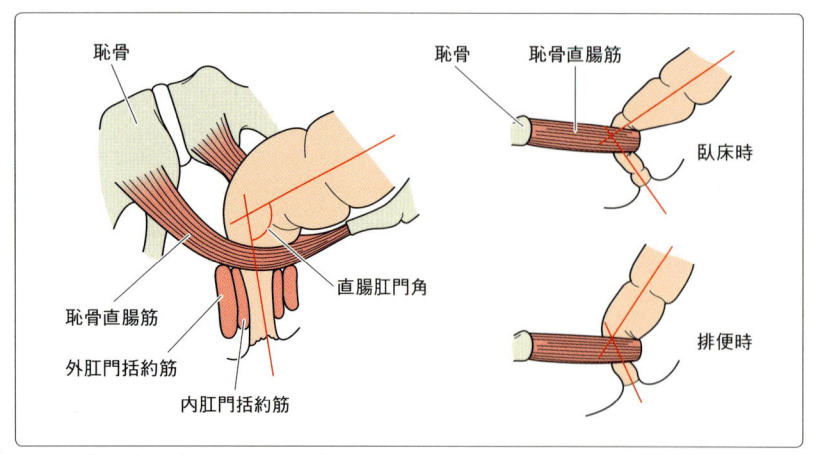

図1　直腸肛門角
J. H. Pembertou et al：The peloic floor：Its function and disorders, Marcourt, 2002を参考に作成

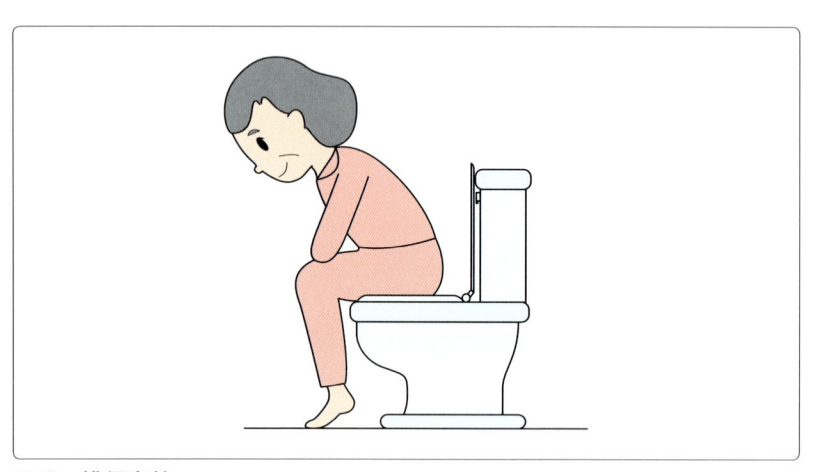

図2　排便姿勢

　可能な限り早期に坐位の許可を得て，トイレで排便できるよう配慮することが必要である．床上排泄を余儀なくされる場合は，可能な限り頭側挙上を図ること，プライバシーに配慮することが大切である．
　排便困難による腹部膨満に伴う苦痛は，血圧上昇を招く可能性もあることも考慮する．

5 下痢

　便秘と同じように，腸内環境が悪化した結果，下痢となることもある．また，抗菌薬などの薬剤の副作用として下痢が生じることも少なくない．
　抗菌薬による下痢は，①偽膜性大腸炎と②非偽膜型に分けられる．
　発症早期から，喪失した水分と電解質を補うことと，肛門周囲の皮膚障害を予防することが大切である．

抗菌薬投与中に乳酸菌製剤を使用する場合は，抗菌薬による影響を受けにくい耐性乳酸菌製剤を使用する．

①偽膜性大腸炎

菌交代現象で増殖したClostridium difficileが産生する毒素による粘膜障害である．

抗菌薬の多剤併用投与を受けた患者に多くみられる．抗菌薬投与後数日～数週で発症し，水様性下痢，発熱，腹痛を呈する．便中のCD toxinの測定により診断する．

②非偽膜型抗菌薬起因性大腸炎

抗菌薬投与数日後に血性下痢が必発し，腹痛と発熱を伴うことが多い．

③MRSA腸炎

菌交代現象で多剤耐性の黄色ブドウ球菌が小腸で増殖し，エンテロトキシンなどの毒素を産生して発症する．

免疫力の低下している患者に多い．腹痛，嘔吐を伴う頻回の下痢と高熱を生じる．

CD toxin
Clostridium difficile toxin
Clostridium difficileが増殖して産生された毒素

MRSA
methicillin resistant staphylococcus aureus
メチシリン耐性黄色ブドウ球菌

急性期後期

1 積極的な排泄ケアの時期

ここでいう急性期後期は，発症後2週間～4週間程度をさす．この時期は主疾患の病態管理が優先される．重篤な状態を脱したら，積極的な排泄ケア介入を始める．

多くの場合，回復期は，亜急性期病床もしくは回復期リハビリテーション病床への転床・転院，ないし在宅へ退院となる．転院または退院先の事情によっては，泌尿器や消化器の専門医がおらず，専門的な診療を受けることが困難であることも多い．排泄障害がある場合は，入院中に専門医の診療と指導を受けることが望ましい．

急性期から直接在宅や介護施設へ退院する場合は，回復期で解説する排泄方法の確立とケアを継続するためのマネジメントも並行して行う．

2 過活動膀胱

一般に，脳血管疾患では，頻尿や夜間頻尿などに加え尿意切迫感のある過活動膀胱に移行しやすい．尿意切迫感を有する頻尿や尿失禁を呈した場合には，過活動膀胱の可能性を疑う．

治療に並行して，トイレに間に合いやすくするケアと，間に合わずに尿失禁しても困らないような工夫を行う．

具体的には，トイレに近い位置にベッドを配置するなど，トイレまでのアクセスをスムーズにする環境設定を行う．また，必要に応じて，尿器やポータブルトイレの使用も選択肢となる．

尿意切迫感
突然起こる我慢が難しい尿意

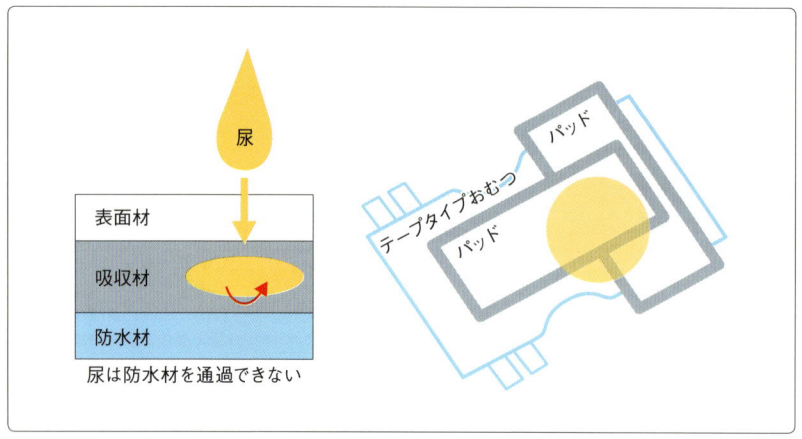

図3 紙おむつの構造と重ねた場合の現象

　高齢者は保温のために何枚もの衣服を重ねて着用する傾向や，衣服を汚染することをおそれて下着や紙おむつを重ねていることがあり，これがトイレに間に合わない一因となる．できるだけ少ない枚数で，本人の望む保温性を保てるようにする衣服の工夫を行う．
　尿や便を吸収して外に漏らさない防水材を使って作られた紙おむつは，外尿道口に直接接触している1枚だけが尿を吸収する．いくら重ねても横から溢れた尿しか吸収することはできない（図3）．紙おむつは，患者の尿量に合った1枚を身体にフィットするよう着用する．

column

過活動膀胱(OAB)とは

尿意切迫感を必須とした症状症候群であり，通常は頻尿と夜間頻尿を伴うものである．切迫尿失禁は必須ではない．
　治療法の第一選択は薬物療法であり，抗コリン薬と$β_3$刺激薬がある．心因的もしくは習慣的要素もある場合は，膀胱訓練を行う．

OAB
overactive bladder
過活動膀胱

切迫尿失禁
過活動膀胱のうち尿失禁を伴うもの

膀胱訓練
尿意を我慢し排尿間隔を徐々に引き伸ばし，蓄尿量を増加させる行動療法

3 尿道留置カテーテルの抜去

①抜去前のアセスメント

　尿道にカテーテルが留置されている時は，抜去後の排尿状態を予測することはできない．しかし，抜去前でも，一定時間内の排尿量を把握することができる．
　たとえば，1日尿量が2,000 mLの場合，膀胱容量が400 mLであれば，1日排尿回数は5回程度である．過活動膀胱で膀胱容量が200 mL未満であれば，10回以上の頻尿となる．
　このうち夜間尿量が800 mLであれば，夜間排尿回数は3回以上の夜間

頻尿になることが予測される．

　ここからトイレへの移動が可能か，尿意があるかなど，排尿状況を予測して準備することができる．

　導尿が必要な場合にも，1日何回の導尿が必要か，夜間も導尿のために起きる必要があるかの予測が可能となる．

②抜去後のアセスメント

　尿道留置カテーテルを抜去したら，まずは，尿意があるか，自排尿があるかどうかを観察する．

　尿量が1 mL/kg/時とすると，体重50 kgの患者は4時間後に200 mLの蓄尿量となる．

　超音波検査器を使用できる場合は，蓄尿量を確認したうえで排尿誘導を行うことができる．

　自排尿が見られても，残尿がないとはかぎらない．少なくとも，1回目の尿量と残尿量を確認することが望ましい．

③残尿がある場合

　残尿がある場合は，排尿日誌の記録を開始し，複数回の残尿測定を行う．

　泌尿器科医の判断を仰げる場合には，その指示に従う．残尿が問題となる場合には，一定時間ごとに尿を膀胱から排出するために，間欠導尿を行い，膀胱機能の回復を促進させる．

　残尿測定の頻度や導尿を行う残尿量の目安は，年齢，基礎疾患，膀胱容量などを総合的に判断する．

　せっかく間欠導尿を行っても，蓄尿量が膀胱容量を超えてしまっては，本来の目的である腎臓への逆流の予防と尿排出機能のリハビリテーションにはならない．膀胱容量を超えないようなタイミングを設定することが大切である．

　尿閉もしくは残尿がある場合に，アセスメントせずに即日尿道留置カテーテルを再挿入することは避けたい．なぜなら，抜去直後に尿閉であっても，時間の経過や薬物治療や間欠導尿により，徐々に尿排出機能を回復することもある．したがって，必ずアセスメントを行うようにする．

　また，下部尿路機能障害がなくても，留置している間使わなかった機能が廃用している場合には，リハビリテーションが必要である．

　間欠導尿を開始しても，膀胱の機能の回復には時間がかかる．多くは，2週間程度間欠導尿を行いながら，改善の見込みがあるかを判断する．

　患者が自己導尿可能であれば指導し，困難であれば介助導尿を行う．患者にとって尿道カテーテルを留置することが，QOL向上に役立つ場合，そのような選択も可能であろうが，できる限り排泄機能の回復をめざす．

4 経腸栄養に伴う下痢・便秘

　経腸栄養を受けている場合も，さまざまな原因から下痢や便秘を起こすことがある．

まずは，栄養剤の投与速度を確認し，適正な速度に是正する．次に，投与経路に感染の可能性がないかを確認する．これらの可能性がなければ，栄養剤の不適合を考慮する．

乳糖不耐症の可能性がある場合は，乳糖を含まない栄養剤に変更する．

そのほか，栄養剤の温度，脂肪分が多い，浸透圧が高い，食物線維の不足などが要因となることがある．液体は通過時間が短いために便性も軟らかくなりやすいため，硬さが比較的経口摂取に近い半固形化栄養剤の使用で改善することもある．

乳糖不耐症
先天的に乳糖を分解する酵素が少ない状態．元々乳製品を摂取すると便が緩くなりやすいなどの場合に疑われる．

5 嵌入便による便失禁

直腸性便秘を放置すると，便塊は大きくなり，水分を直腸粘膜に吸収されるため硬くなる．硬い便が肛門部付近に大量に溜まった状態を嵌入便（かんにゅうべん）という．嵌入便によって肛門は押し開かれ，緩んでおり，便塊の表面に繁殖した腸内細菌によって便が分解され，溶けた便汁が少量ずつ漏れ出る（図4）．

嵌入便は，床上排泄，安静臥床，運動量の低下，筋力の低下，高齢などの要因が重なる急性期に起こりやすい排便障害である．

これを下痢と誤解して止痢薬を投与すると，悪化するので注意が必要である．また，便失禁による皮膚障害だけに注目せず，直腸内の便の滞留の有無を確認する．頻回に少量の泥状便が付着する場合は嵌入便の可能性が高いため，直腸の指診によって確認する．

再発を防ぐためには，排便周期を把握し，直腸に便が降りてきたタイミングで排出を図る．

トイレで排便姿勢をとるだけで排出可能な場合もあるが，便が硬く排出困難な場合は，食事の工夫や緩下剤の投与により，患者にとって排出可能な便性にコントロールする．

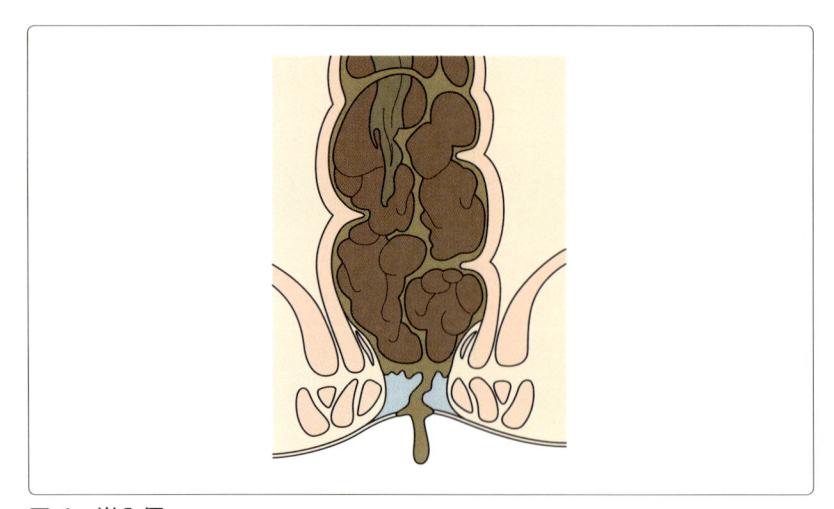

図4　嵌入便

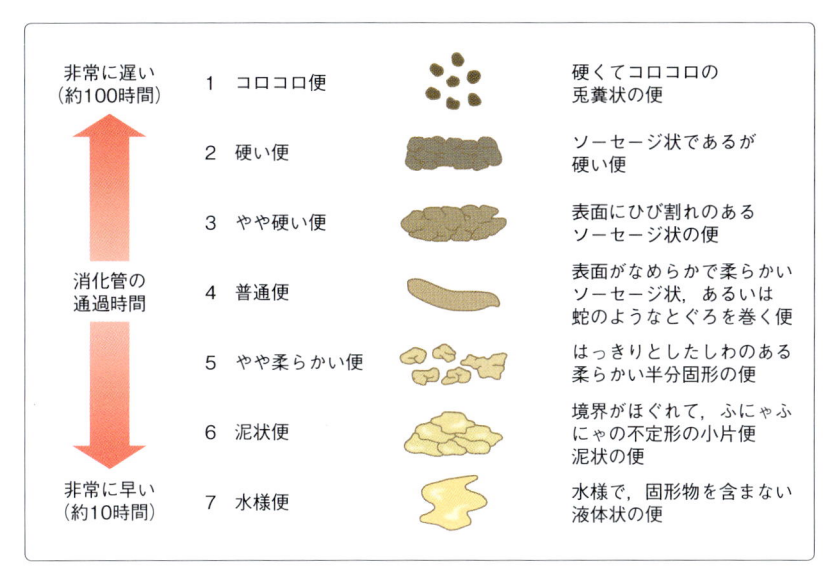

非常に遅い （約100時間）	1	コロコロ便		硬くてコロコロの 兎糞状の便
↑ 消化管の 通過時間 ↓	2	硬い便		ソーセージ状であるが 硬い便
	3	やや硬い便		表面にひび割れのある ソーセージ状の便
	4	普通便		表面がなめらかで柔らかい ソーセージ状，あるいは 蛇のようなとぐろを巻く便
	5	やや柔らかい便		はっきりとしたしわのある 柔らかい半分固形の便
	6	泥状便		境界がほぐれて，ふにゃふ にゃの不定形の小片便 泥状の便
非常に早い （約10時間）	7	水様便		水様で，固形物を含まない 液体状の便

図5　ブリストルスケール

　上手くいきめない場合は，便の形状がブリストルスケール（図5）の4番であっても排出困難で，5〜6番へのコントロールが必要になることもある．

　便性を整えても自力排泄が困難な場合は，定期的に摘便，腸刺激性坐薬，浣腸による強制排便を行う．

回復期

　回復期には，今後の生活環境で可能であり，かつ患者と介護者のQOLが最も高くなるような排泄方法を目標として設定し，退院後の継続が可能なようにマネジメントする．

1 目標設定

　退院後の生活の場が，在宅か，介護施設か，医療機関かによって，可能な排泄ケアは異なる．

　在宅であれば，同居家族，介護者の介護力，患者のADLや要介護度，利用可能な福祉サービス，経済力などにより，可能なケアが変わってくる．

　介護施設や医療機関であっても，尿道留置カテーテルの使用者を受け入れ可能か，摘便や浣腸などの医療処置が可能かなど，それぞれにできることは異なる．

　現状で可能な方法が，退院後も患者と家族が望む生活の場で継続できるかどうかをよく考え，相談のうえで目標設定する必要がある．

　家族の回復への期待が現実よりも高い場合は，家族に実際のケアの見学や体験を促すなど，患者の現状を認識できるよう配慮する．

2 課題の整理

改善可能な排泄障害と身体機能を改善したうえで，残った排泄障害と，それによる生活上の課題を整理する．

3 紙おむつの選択とケアのタイミング

①紙おむつは単体で使用する

紙おむつは，テープタイプ，パンツタイプ，パッドがある．

先にも述べたように，基本的に，紙おむつは単体で使用することが望ましい．

しかし，紙おむつからの漏れを不安に感じて，複数枚を重ねて使用することがある．

②漏れの原因と対策

紙おむつからの漏れの原因の多くは，紙おむつの吸収量とサイズ選択の間違い，さらに当て方に問題があるため，重ねることで改善はしない．

排尿日誌を記録し，交換ごとの失禁量（1 mL ≒ 1 g）を把握する．

たとえば，日中は3時間ごとのおむつ交換が可能で，そのあいだの失禁量が200 mLであれば，余裕をみて300 mL程度の吸収量のパッドを使用する．夜間は，21時から6時まで交換が困難となるため，そのあいだの尿量が600 mLであれば，余裕をみて800 mLの吸収量のパッドを使うといった尿量を交換頻度に応じた使い分けが重要となる．

③適切なサイズ選択

テープタイプのサイズ選択では，本来のサイズより大きい紙おむつを選んだことが漏れの原因となることが少なくない．

筆者の経験上，BMIが正常以下の女性はSサイズが適応となることが多い．また，よほどの肥満でない限り，男性であってもLサイズの適応となるものは少ない．るい痩の女性は，SSサイズの適応となる．

当て方は，左右や前後にずれたり，緩すぎたりしないように気をつける．少々きついのではないかと思うほどしっかりフィットさせても，鼠径部に指1本入れば，本人に苦痛はない．

BMI
body mass index
体格指数

4 間欠尿道留置カテーテル

高齢者は，夜間多尿であることが多い．

夜間導尿のために起きることが負担であれば，夜間のみ尿道留置カテーテルを使用する方法がある（図6）．これは，夜間だけでなく，外出時に導尿が困難な場合はレッグバッグ（図7）に接続して使用することもできる．

導尿用カテーテルよりも，バルンのある分4 cm程度深く挿入するよう指導する．

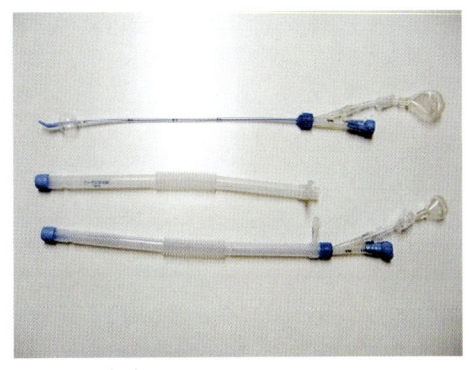

図6　間欠留置カテーテル

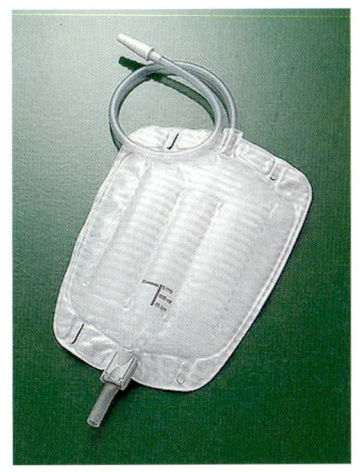

図7　コンビーン®レッグバッグ600（コロプラスト）

5　尿器・便器の選択

①寝たきり

　尿意・便意がある場合は，紙おむつ以外の選択肢がある．

　腰上げ可能な場合には，差し込み便器の使用が可能である．腰上げが困難な場合には図8のような便器が使いやすい．

　上肢が使えれば，図9や図10に挙げた器具を使って採尿が可能であり，頻回な尿廃棄の負担を減らすことができる．

　尿意がない場合や，長時間のおむつ交換が困難な場合には，自動吸引装置（図11）の使用も有用である．

　男性で陰茎長が3cm以上ある場合は，コンドーム型カテーテルの使用が便利である．

②移乗可能

　基本的には，車椅子などへの移乗が可能であれば，トイレの使用を検討

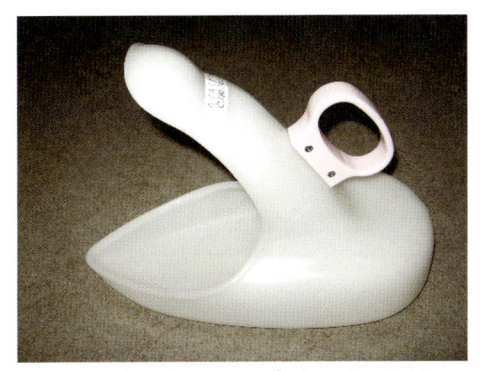

図8　らくらくクリーン®（アイエムジー・ホスピタルサプライ）

排泄コントロール　273

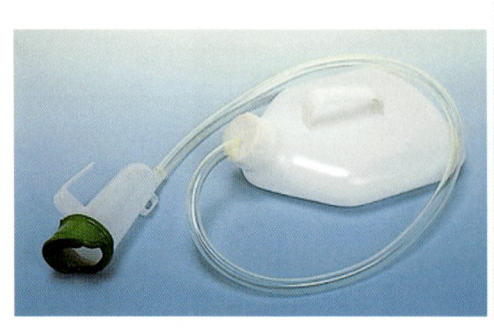

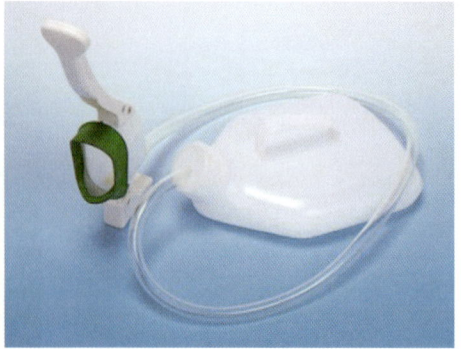

図9 安楽尿器®（左：男性用，右：女性用）

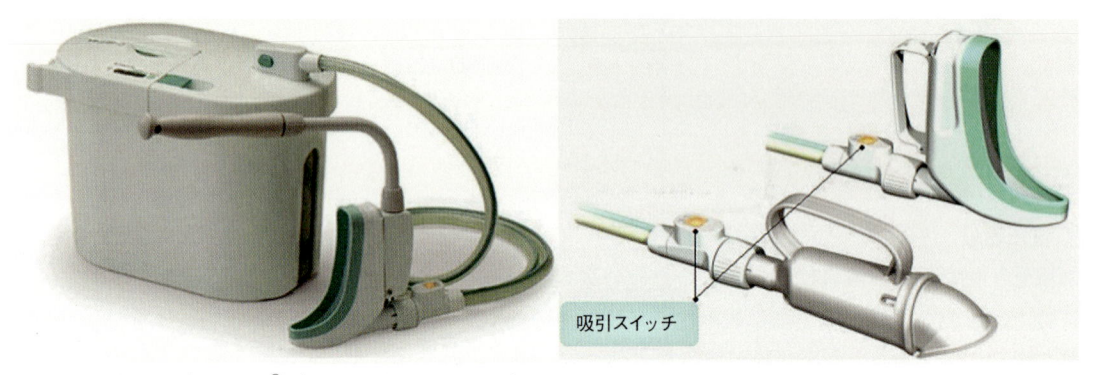

図10 スカットクリーン®（パラマウントベッド）

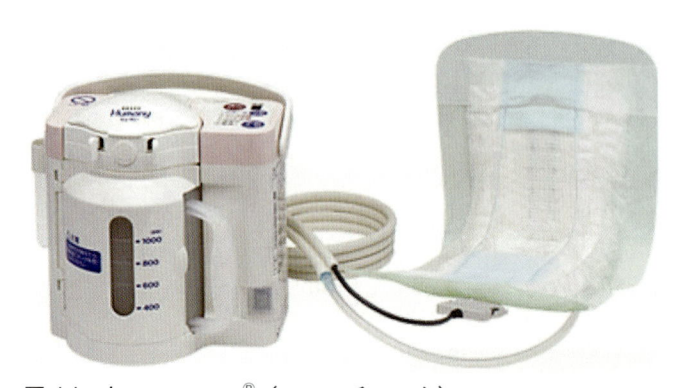

吸引スイッチ

図11 ヒューマニー®（ユニ・チャーム）

する．
　トイレの使用が困難な場合や，夜間や介護者不在の時間にかぎって，ポータブルトイレを活用する場合もある．
　ポータブルトイレは，汎用されている割に，専門職による個別対応が十分でないために，適切とはいえないものを購入するケースも少なくない．蹴込の有無，座面の高さ，肘掛けの有無・高さ・長さ，背もたれの有無な

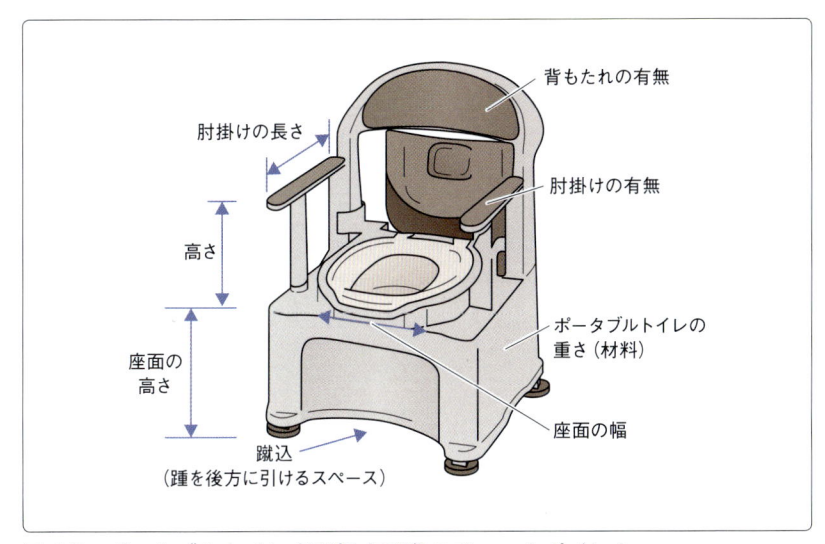

図12 ポータブルトイレを選択する際のチェックポイント

ど，個人の体型や運動機能に合ったものを選択する（図12）．

6 住宅改修と環境設定

　トイレは，生活の中で，居室に次いで高頻度に使用する場所である．高齢者は，夜間に排尿のために移動する際の転倒事故が多く，寝たきりの原因となる．必要に応じて，家屋の中でトイレまでの段差の解消，手すりの設置など，アクセスをスムーズにする方法を検討する．

　また，排泄に伴い血圧が変動しやすいために，トイレ内で倒れてしまうこともある．ドアがトイレ内に向かって開くタイプでは，救出が困難になる．一般的には，引き戸のほうが回転動作が不要なため安全である．住宅改修の際には，このような点を考慮する．

　排便姿勢の保持が困難な場合は，便座の前に可動式の手すり（p259図18①）などのつかまるものがあるとよい．

　トイレ内に車椅子の乗り入れが困難な場合にも，浴用の水回り用車椅子（p254図13），床走行式リフト（図14）の活用により，介護負担を軽減しながらトイレを使用する方法もある．

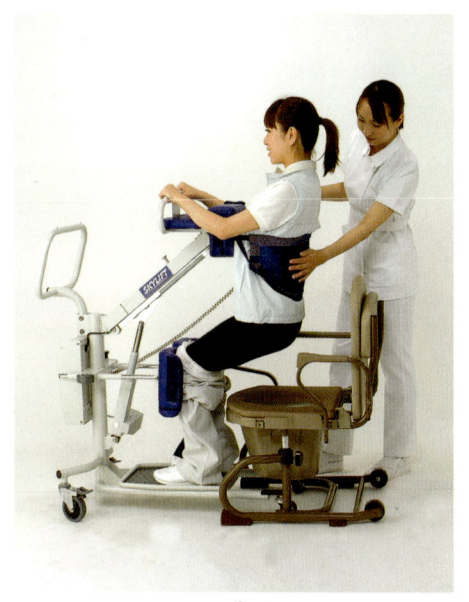

図14　スカイリフト®（アイ・ソネックスジャパン）

7　介護役割のマネジメント

　家族が介護するのが困難な役割や時間帯は，介護保険などのサービスによって補完する．

　今後，在宅や介護施設で，医療的なケアを要する患者が増加することが予測される．介護者の経験が不足していることも多いと考えられるため，導入時は専門職による教育的かかわりが必要である．また，事故や状態の悪化を防ぐため，どんなことが起こりうるか，どんな場合に医療者への報告が必要かなどの観察点も伝える．

　介護者にとって医療的なケアを行うことは，おそれを伴う．在宅での介護が可能とするために，介護者の不安を払拭できるような配慮に加え，困った時や急変時にサポートできる体制整備が必要である．

①導尿

　導尿は，通常，患者か家族，医療職が行うことが多いが，患者がカテーテルの挿入と抜去を習得していれば，準備と後始末を介護者に依頼することは可能である．

②浣腸

　介護者は，医療機関で処方するグリセリン浣腸を使用できない．使えるのは市販のディスポーザブルグリセリン浣腸で，グリセリン濃度50％，挿入部の長さが5～6cm程度以内のものである．用量は，成人用の場合で40g程度以下，6～12歳未満の小児用の場合で20g程度以下，1～6歳未満の幼児用の場合で10g程度以下である．

③坐薬

坐薬は，介護者による挿入が可能である．

④ストーマ

腹部に設置するストーマは，管理面で長期的に問題が起きず，安定している場合は，介護者にも交換が可能である．

交換頻度やアクセサリーの使用などが，個々に異なることが多いので，具体的な使用方法を，書面や直接指導により，介護者に伝達することが望ましい．

8 脊髄損傷

脊髄損傷では，膀胱直腸障害を合併することが多い．

具体的には，尿排出障害により導尿を必要とする一方で，尿失禁も合併する．排便困難と便失禁を合併する．

①排尿

頸髄損傷の場合は，自力でのカテーテルの操作が困難となるため，硬め・長めのカテーテルを選択することが多い．カテーテルケースのキャップも開閉しやすいものを選択する．

痙性が強い場合は開脚が困難となる．女性は導尿そのものが困難になるし，男性は便器内に尿を排出することが困難となる．開脚する道具を使用するなど工夫する．

レッグバッグや採尿袋も，下部排泄口の開閉操作が容易なものを選択する．

下衣の上げ下げが困難な場合は，下腹部のファスナーを長くして，前開きで広く開けられるようにすると，車椅子に座ったままで導尿が可能である．

②排便

便性が軟らかいと便失禁しやすいため，硬めにコントロールし，坐薬や浣腸を使用したときのみ排便するようにコントロールすることも多い．

浣腸は，後から浣腸液が出てきて下着を汚染したり，知覚のない直腸・肛門にカテーテルを挿入するなどのリスクがあるため，多くの場合は，坐薬の方が安全で使いやすい．

外出先で便失禁し，衣服まで汚染が及ぶ恐怖は，患者にとって深刻なものである．

人間の身体であるから，完璧にコントロールできないが，可能な限り排便パターンを作り，自身の便が緩くなりやすい食品や習慣，便秘になりやすい食品や習慣，それぞれの日常生活の中での対処方法を工夫する．

入院中は入院食を摂取しているが，自宅に帰れば食生活は変化し，排便状態も変化する．可能であれば，入院中に外泊して，違いを体験し，対策を一緒に考えられるとよい．

また，退院後も外来などで相談できる窓口があることが望ましい．

移乗

渡邊 則子

移乗とは

生活場面に多い移乗動作

　移乗とは，生活のなかでの乗り移りの動作である．
　なんらかの病気による障害や，事故により急性期の治療を経て，リハビリテーションを進めていく時期に入ると，発症後の安静による筋力低下や，疾患による麻痺が残存する場合がある．
　その状態で生活を送るには，いろいろな場面で安全に移乗をする必要がある．
　たとえば，臥床した状態からトイレへ行く場合，「ベッドから車椅子」，「車椅子からトイレ」への移乗動作が必要となる．
　また，入浴の場面では，「シャワーチェアから浴槽」，またその反対方向への移乗動作が必要となる．

移乗動作の注意点

　移乗動作では，「安全に」行うことはもちろん，「本人の機能・能力を最大限に生かして」という視点も大切となる．
　そしてさらに経過をみながら，「退院後の生活」を見据えた方法を提案してくことが，患者と介護者の在宅生活のQOLの向上につながる．
　ここでは，移乗動作の援助の中から，「ベッドと車椅子の間の移乗」，「入浴用の椅子（シャワーチェア）と浴槽の間の移乗」についての看護の実際を身体機能別に分け，「入院時」「中間」「退院時」の観察・ケアのポイントを紹介する．

ベッドから車椅子への移乗

起き上がり動作を評価

移乗には，まず起き上がり動作が含まれる．以下に，起き上がる能力に応じて援助の方法と評価のポイントを見ていく．

1 自力ではまったく起き上がりができない場合（図1）

援助方法は，①起き上がり動作を全面介助する，②電動ベッドのリモコン操作を利用し介助する，のいずれかとなる．

〈評価のポイント〉

脊髄損傷（頸髄）などで上肢の巧緻性が低下している患者は，ベッドのコントローラーを持ってもらい，操作できるか評価する．

片麻痺の患者は健側のベッド柵を持ってもらい，起き上がりの協力動作が可能か評価する．

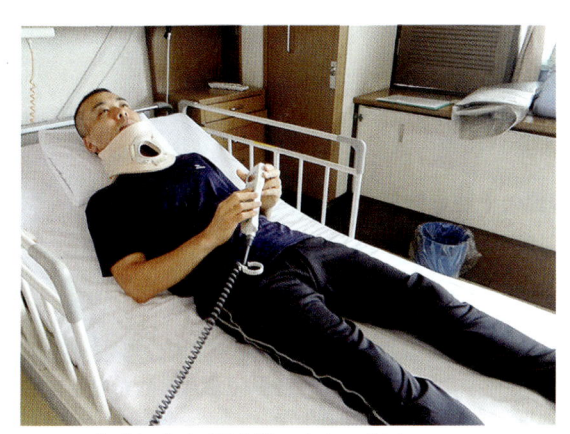

図1 全く起き上がりができない場合

2 協力があれば起き上がれる場合（図2）

援助方法は，①患者の能力に合わせ，できない部分の介助を行う，②動作の方法を指導しながら行う，のいずれかとなる．

〈評価のポイント〉

過剰な介助にならないようにし，患者の力を十分に発揮できるよう心がける．

3 立位が自立の場合（図9）

身体機能がよくても認知機能の低下があると，靴や装具を適切に装着できないことがある．麻痺側の下肢は感覚障害を伴っていることもあり，装具や靴の圧迫に気がつかないことがある．

〈評価のポイント〉

靴や装具を適切に履くことができているか，装具が下肢にフィットしているかなどを観察する．

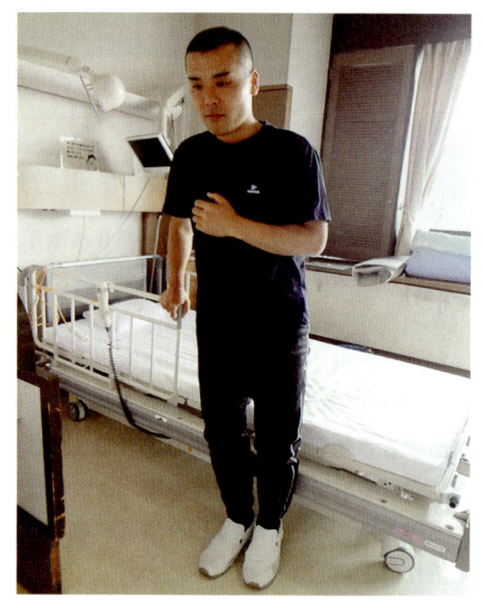

図9 立位が自立の場合

立ち上がりからの方向転換（ピボット）を評価

1 全介助（立位不可）の場合（図10）

立位をとった後，方向転換ができない場合は，健側の下肢を軸にして身体を回転させ介助する．

脊髄損傷など対麻痺であれば，坐位のまま方向転換し，車椅子へ移乗する．その際，可能な限り上肢の力を使ってもらうことで自立度の向上につながる．

車椅子のセッティングは回転の角度を少なくするようにする．車椅子ブレーキの忘れがないか確認し，動作を行う．

立位が不安定で，抱えるように移乗をする場合は，「立位」をしっかりとらせず，前方に上体を倒すようにし，腰を回すようにする．

場合によっては車椅子のアームレストは跳ね上げ式のものを選択し，トランスボードを使用すると介助しやすい．

〈評価のポイント〉

　全介助の対象者は坐位も不安定なため，一連の動作の際，患者から離れてしまうと転倒する危険があり，注意が必要である．

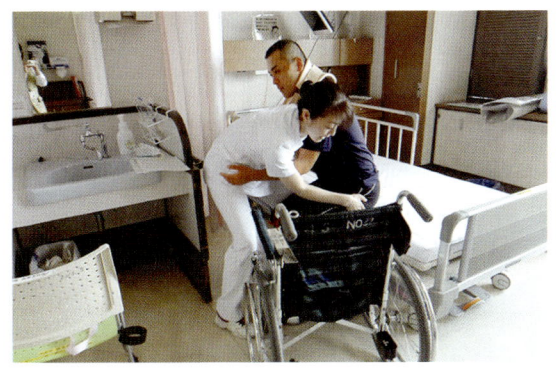

図10　全介助（立位不可）の場合

2　一部介助の場合（図11）

　援助にあたっては，健側の下肢に重心をかけ，可能であれば麻痺側にも荷重をかけ，車椅子側へ方向転換する．

　移乗動作に慣れていないと，協力動作が得られず方向転換の際，ふらついてしまうことがある．移乗を行う前に，事前に見本を見せておくと効果的である．

〈評価のポイント〉

　あらかじめ回る方向を説明しておくことも大切である．説明をすることで，できるかぎり協力を得られるようにする．

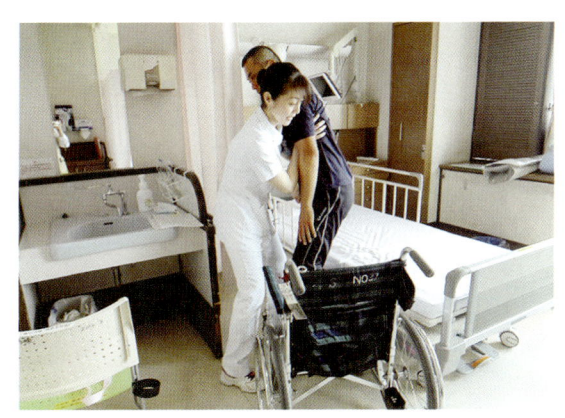

図11　一部介助の場合

3　見守りがあれば自立できる場合（図12）

　援助にあたっては，環境を整えることでもっと安定して行うことができないかなどにも配慮する．ベッド柵をスイングアームに変更することで動

移乗　285

作が向上する可能性もある.
〈評価のポイント〉

安定した動作で行えているか観察し,評価する.車椅子とベッドの位置は離れすぎていないか観察する.

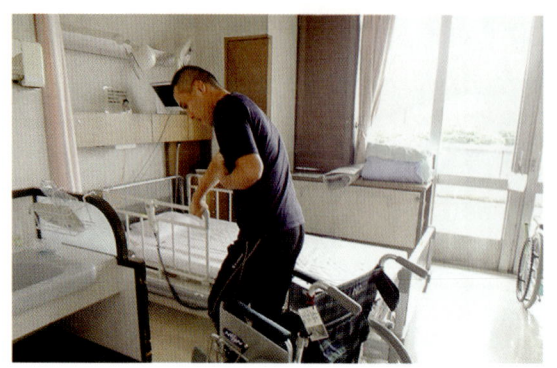

図12　見守りがあれば自立できる場合

車椅子の安全操作ができているか確認する (図13)

図13左では,麻痺側の下肢をフットレストにのせられるか,図13右では,ブレーキの操作ができているかを,それぞれ評価する.

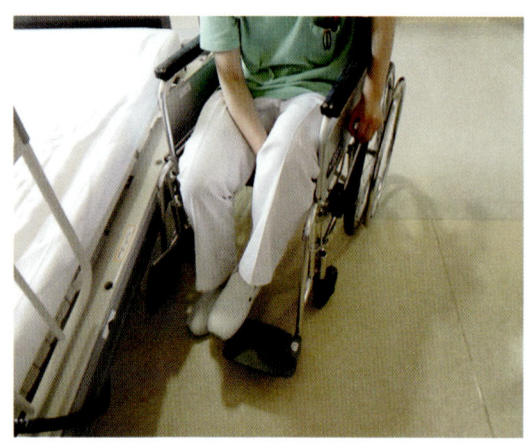

図13　車椅子の安全操作

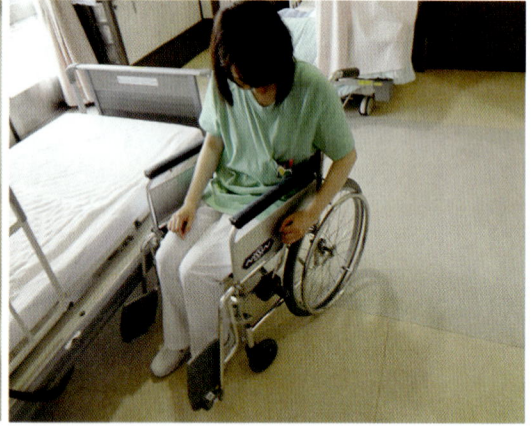

車椅子からベッドへの移乗

車椅子を停車する (図14)

援助の際は,車椅子の停止位置は,健側がベッドに近くなるようにセッティングする.対麻痺の場合,車椅子停車方向は本人の行いやすい方法に

する.

　ベッドと車椅子の角度が広がるほど方向転換の角度が大きくなるため，可能な限り角度を小さくする．

〈評価のポイント〉

　回転角度を狭くすることで，動作が効率的で，安全性が高くなる．

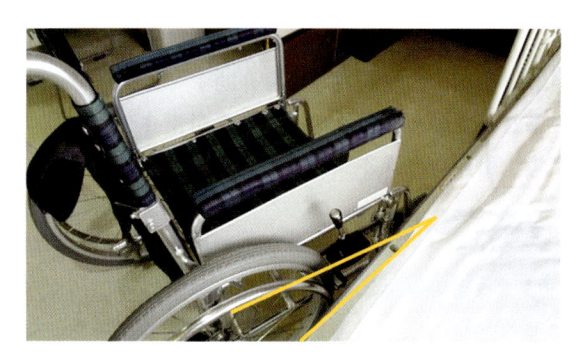

図14　車椅子の停車（左麻痺の場合）

車椅子の安全操作（図15）

　援助の際は，必ず左右の車椅子ブレーキをかけることを忘れない．フットレストを上げ，左右の下肢を床に下す．

　脳血管障害患者は，麻痺側への注意障害がある場合，「ブレーキの掛け忘れ」・「フットレストからの麻痺側の下肢を下ろし忘れ」がよくみられる．この点を考慮して，操作を評価する．

　評価は，落ち着いた環境の中で行う場合と，切迫した状況や夜間など覚醒の悪い状況で行う場合とを比較する必要がある．

　どの状況でも安全操作が行えた場合は，自立とする．

　ピボット，立位の評価については，前述の図13，図12，図11と同様に確認する．

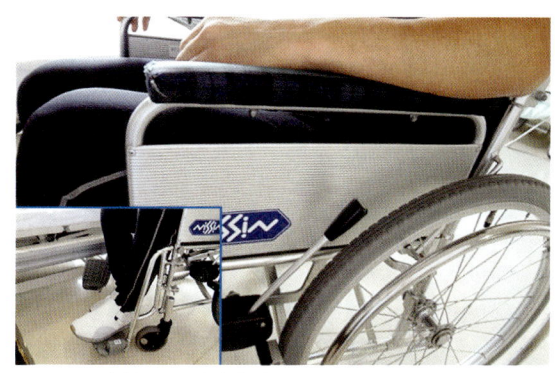

図15　車椅子の安全操作

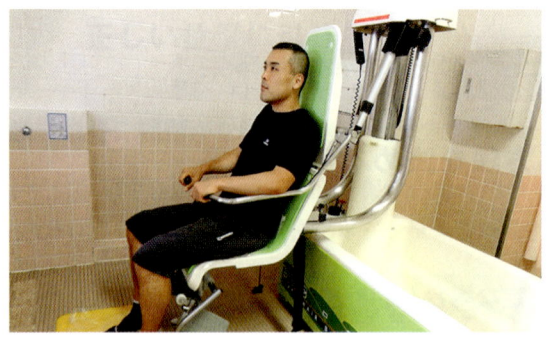

図19　つかまれば坐位保持可能，移乗は一部介助レベル

3　坐位自立，移乗一部介助，手すりで立位可能な場合（図20）

　浴室での歩行ができない場合は，車椅子で洗い場へ移動する．
　手すりにつかまり立位となり，車椅子とシャワーチェアを交換する．
　キャリータイプの椅子使用時は，体を洗い終わった後，浴槽の縁まで椅子ごと移動する．
　手すりにつかまり，浴槽の縁へ座り，片足ずつ浴槽をまたいで両下肢を浴槽に入れ，ゆっくり中へ入る．片麻痺の場合，手すりの位置，方向に配慮する．

〈評価のポイント〉
　浴室は滑りやすい環境にあるため，動作が安定していても，高次脳機能障害があり，注意障害を伴う患者は特に安全に行えるか観察が大切である．
　浴室の環境は，施設により異なり，退院後の自宅環境も考慮し，個々にあった安全な方法を選択する．

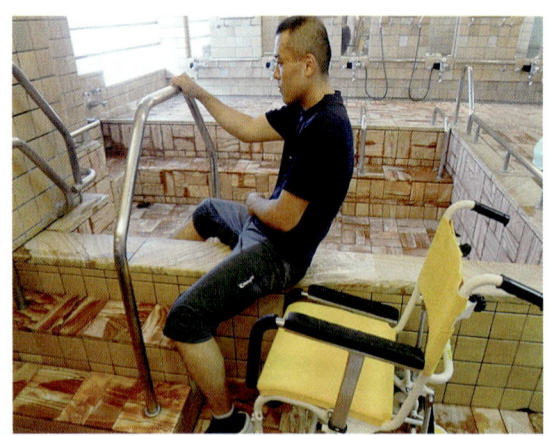

図20　坐位自立，移乗一部介助，手すりで立位可能な場合

対麻痺で立位不可，坐位バランス良好

脊髄損傷などで，坐位バランスは良好だが，対麻痺で立位がとれない場合は，退院後の目標によって，援助の方法を変える必要がある．

1 介助にて入浴が目標の場合（図21）

ベッド上で下衣は脱ぎ，ベッドサイドにシャワーキャリーをセッティングし，必要時トランスボードを使用し，移乗する．

対麻痺患者は感覚障害を伴っていることが多いため，移乗の際，臀部の皮膚を摩擦で傷つけないよう注意．この方法は退院後もシャワー浴のみ希望であれば浴槽移乗は行わないが，必要であれば介助で浴槽移乗の訓練を行う．

〈評価のポイント〉

患者の体重や移乗の安定性によっては，在宅の環境を含めた方法をリハビリテーション担当者と話し合い，統一した方法で訓練を行う．

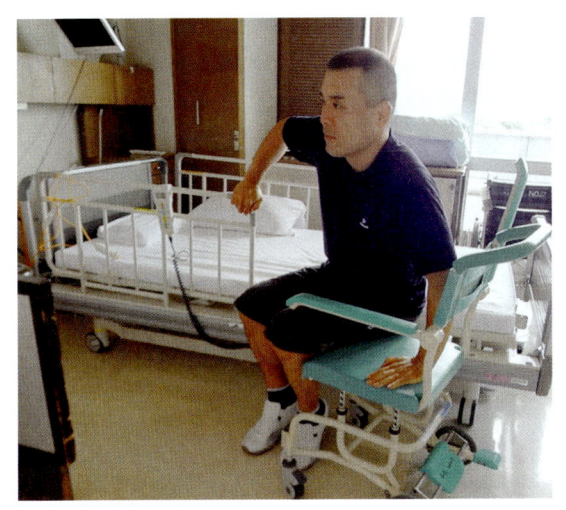

図21 介助にて入浴が目標の場合

2 自立して入浴が目標の場合（図22）

両足を車輪付きのボードにのせ，上肢の力で臀部を浮かせ，浴室へ移動する．この動作は上肢の筋力が必要となるため，普段からの移乗動作が自立レベルに達すると，適応と評価できることが多い．

自宅の場合，浴槽を洗い場との高低差をなくした改造が可能であれば，さらに浴槽への出入りは容易になる．

また，広さによっては，車椅子で浴室まで入れない環境も多く，浴室まで車輪付きボードに両下肢をのせ，移動することもある．

その後，浴槽の高さと同じくらいのシャワーチェアに上肢でプッシュ

アップし移乗する．低めの浴槽であれば，上肢の力でその高さの椅子まで床から移乗することも可能である．

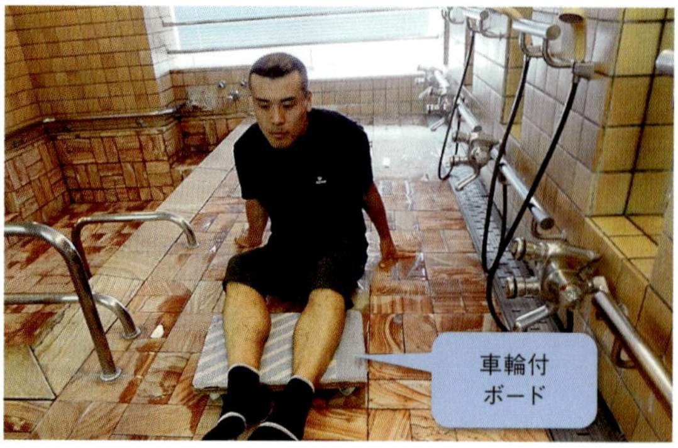

図22 自立して入浴が目標の場合

時系列アプローチの実際

	入院時	入院中期	入院後期/退院前
観察項目	・車椅子操作や実際の移乗動作の自立度 ・安全面の配慮がどれくらい行えるか（認知面の評価） ・身体機能評価（麻痺のレベルや筋力など） ・精神的状況（意欲・不安・焦りの有無） ・家屋の状況 ・介護者の健康状態，生活背景（仕事や子育ての有無），介護に対しての不安の有無	・身体機能評価（リハビリ場面と病棟での移乗動作方法に違いはないか，日中と夜間の差） ・リハビリの進行に対する不安の有無 ・入院中のゴールを担当者と話し合い，その結果本人・家族はどのような反応を示すか（ゴールを共有できているか） ・介護保険申請・手続きのケアマネジャー決定状況．必要時，家屋評価の日程決定の有無	・在宅での移乗方法を習得できているか（介護者の介助が必要な場合，介助方法を習得しているか．生活のイメージができているか） ・家屋改修は完了しているか，必要な物品はそろっているか ・在宅で安全に過ごせ，介護者に負担をかけずに生活できるようなケアプランが立案されているか
注意点	入院時は安全を優先するため，評価が終了するまで見守りや介助を行うことがある．それが患者にとってストレスとなることがあるが，「安全」を優先していることをわかりやすく説明する	・リハビリの進行度や病棟での介護量を家族に理解してもらう．その結果，在宅の意思が変わらないことを確認し，ゴールを設定する ・家族が介助で移乗を行う場合は，介護指導が必要となるため，早期より指導を開始する	・在宅生活のイメージができているか確認しておくことが大切　例）在宅において室内でも装具の使用が必要である場合，その必要性を理解できてないケースもある ・重度の患者が在宅へ帰るケースでは外泊を事前に行って介護を体験することが困難なため，退院時は継続看護をシームレスに行えるよう連携を行う
工夫点	入院時の移乗に対しての安静度の制限は患者にストレスを与えることとなるが，「安全」を優先した対応を行うことを本人・家族には説明をしていく．短期目標を常に掲げ，「○○ができたら○○に変更しますので頑張りましょう」と常に目標を共有し，信頼関係を築く	患者家族とのゴールに対しての話し合いは早期に行い，必要時リハビリでの介護指導も受けられるようにする．移乗動作に介助量が多い場合は用具の選択も行い，使用方法に慣れてもらうことで在宅への負担軽減を図る	地域のサービスが必要な場合，移乗に対する必要な情報が伝達できるようにしておく（担当ケアマネジャー・訪問看護師）

入院初期

ほとんどの場合，発症後，急性期の治療を経てリハビリテーションを目的に回復期病棟への転科やリハビリテーション専門病院へ転院する．

環境が変化することから，以前にできていたことを安全に行うことができないという場面も少なくはない．

したがって，以下のことに注意して介入していく．

1 安全配慮

患者・家族に「安全」を優先することを説明し，動作がほぼ自力で行えていても，安全に一連の動作が行えることを確認できるまで，1人では行わないように指導する．

2 患者の認知を評価

疾患の特性を考慮して評価する．記憶力や問題解決能力はどの程度か，失語症の有無や，必要時に自分でナースコールを押すことができるかなど「認知」の評価は，安全対策のために必要である．

ナースコールを必要時に押せず，行動の見守りが難しい場合，センサー類の設置を行うことも考慮する．

ナースコールの種類には，踏むと鳴るタイプ（**図23左**）のほか，触ると鳴るタイプ（**図23右**）もある．

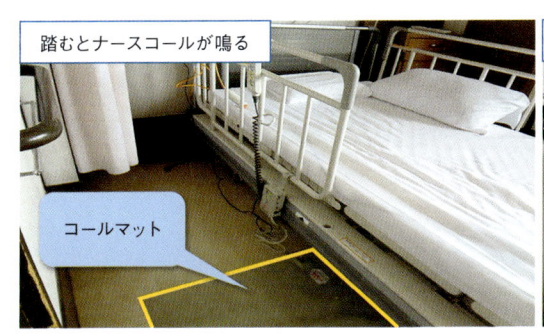

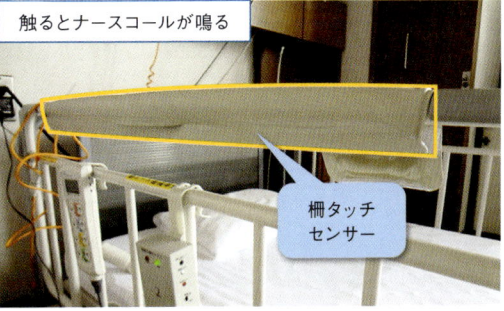

図23 ナースコールの種類

3 車椅子の位置の工夫

移乗を行う際のベッドと車椅子の位置を工夫することで，自立度を高めることが可能となる．たとえば，片麻痺であれば，車椅子からの移乗は健側寄りにベッドを配置し（**図24左**），ベッド柵を移動バー（スイングアーム，**図24右**）に交換することで立位が取りやすくなる．

この場合，車椅子をつける向きが通常の看護手順とは異なるが，身体麻痺および半側空間無視や感覚障害などがない健側から接近させたほうが適切な位置に設置しやすい．

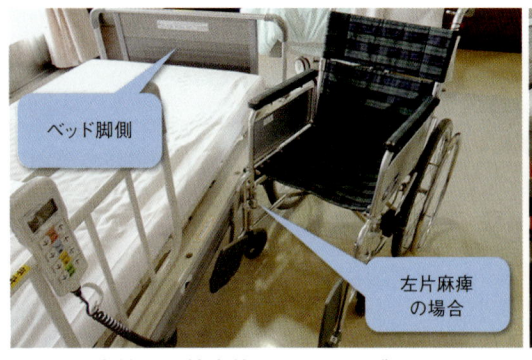

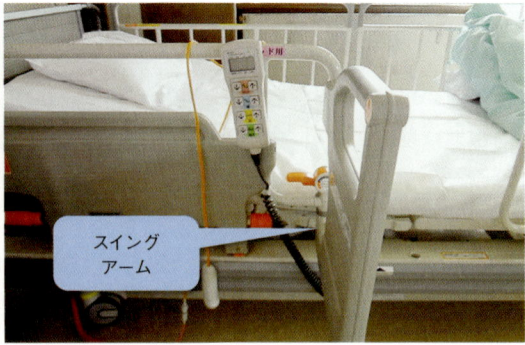

図24 車椅子の停車位置とスイングアーム

4 チームでの情報共有

麻痺などの障害があると，回復を焦る気持ちを持つことが多い．看護師は，その気持ちを受け止めながらかかわることが大切である．

そのため，チームで患者の情報をリアルタイムに共有し，患者の能力を最大限に活かせる援助方法を考え，チームで目標を設定し，患者と共有することが必要となる．

5 介助負担の軽減

ケアを行うにあたり，介助の際はボディメカニクスを活用し，介助の負担を最小限にすることは大切であるが，場合によっては機械（リフター）の利用や，複数の人数で介助を行うように統一することも必要である．

入院中期

リハビリ訓練やADLに対する指導が進むにつれ，身体機能は向上していく．そのため，現状をチームで話し合ってリアルタイムに共有し，回復のレベルに応じた移乗方法に変更していく．

変更のタイミングを逃すと，過剰な介助になりかねないため，ADLの拡大を停滞させてしまうこととなる．

1 ケースカンファレンス（中間）での検討内容

入院時は，「入院時ケースカンファレンス」を行い，入院後間もない状態の評価で大まかな方針を決定する．

その後，初回カンファレンスで決定した入院期間の中間の時点で，以下の内容を話し合い，退院に向けた具体的な方針を決定する．

- 各リハビリのADL評価（PT・OT・ST・心理）
- 病棟での移乗動作（夜間の様子・しているADL），家族の面会状況，本人の心理的状況

- 退院後の移乗動作はどこに目標をおくか？
- 家族指導について
- 自宅改造について（手すり段差の解消など必要に応じて自宅訪問する）
- 社会的資源の利用に向けて介護保険申請状況の確認

ここで決定した移乗動作の目標を達成するため，どのように訓練を進めていくか指導計画を本人と家族とともに立案していく．

退院時

患者それぞれの退院後の生活スタイルはさまざまである．退院時のADLに合わせ，家屋の環境や，介護者の存在の有無，患者・家族の希望を確認し，退院後の移乗方法を決定する．

移乗方法を選択するにあたり，常に「安全」を優先することは大切であるが，過度の安全配慮が，患者の活動性を低下させ，「廃用症候群」につながり兼ねないことに注意する．また，在宅生活において介護する家族の負担を考えたスタイルを提案し，退院指導を行うことが大切である．

1 自立度に合わせた在宅での移乗方法

①全介助レベル

常に介助者が1〜2人で抱え込み，移乗するレベルである．

- 1人介助レベルであれば，介護者へ移乗方法を指導する．高齢など介護者の負担が大きいと判断した場合は，介護ヘルパーのサービスを利用し，計画的に移乗を行えるようあらかじめ日時を設定する
- 介護者が体に負担を感じていないか，また動作を行う際無理な体勢をしていないか観察し，介護指導を行い，退院までに介護者の不安を軽減していく．家族に介助指導を行う際，リハビリを見学する機会もつくり，リハビリや病棟での生活場面での介助方法を指導し，経験を重ねてもらうことも大切となる
- 入院中，常に2人での介助を要する場合は，介護者と介護ヘルパーの2人で行うなど2人揃う環境を設定する．必要時，自宅にリフターをセッティングし，使用方法を介護者に指導をする
- 入浴介助は自宅での入浴サービスか，通所介護（デイサービス）が利用できるようであれば，その際に入浴できるようケアプランを組む

②一部介助レベル

1人の介助者で，体を支えるか，見守りなど介助が必要なレベルである．介護者が安全に援助できるようにポイントを押さえて指導を行う．

- 介護者に患者の基本的な身体能力を理解してもらう
  ※過剰な介助は本人の自立度を低下させる可能性があるため，介護者に本人の基本的な身体能力が理解できるよう説明する
- 認知障害がある場合，その患者の特性と安全対策の必要性を指導する

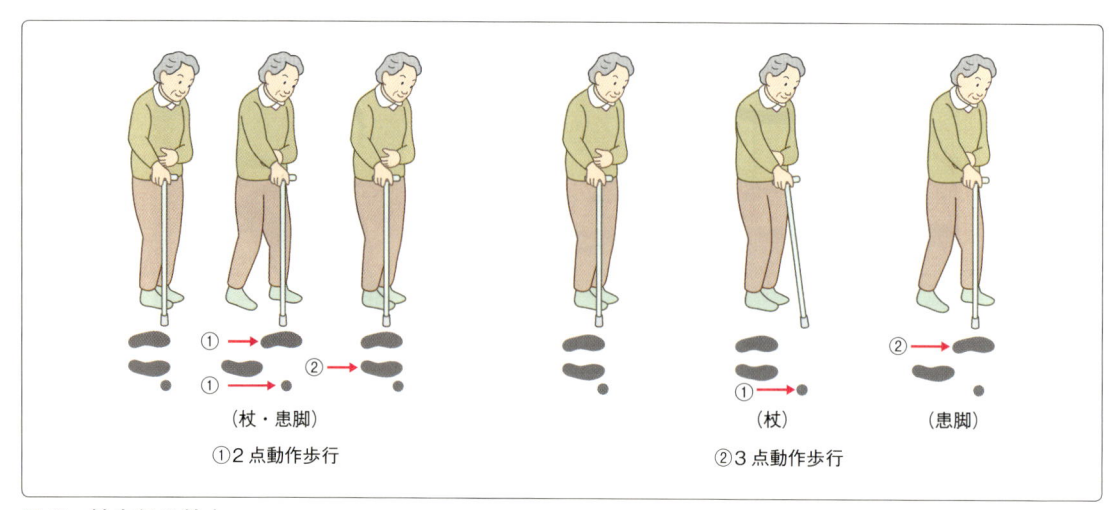

図3 杖歩行の基本

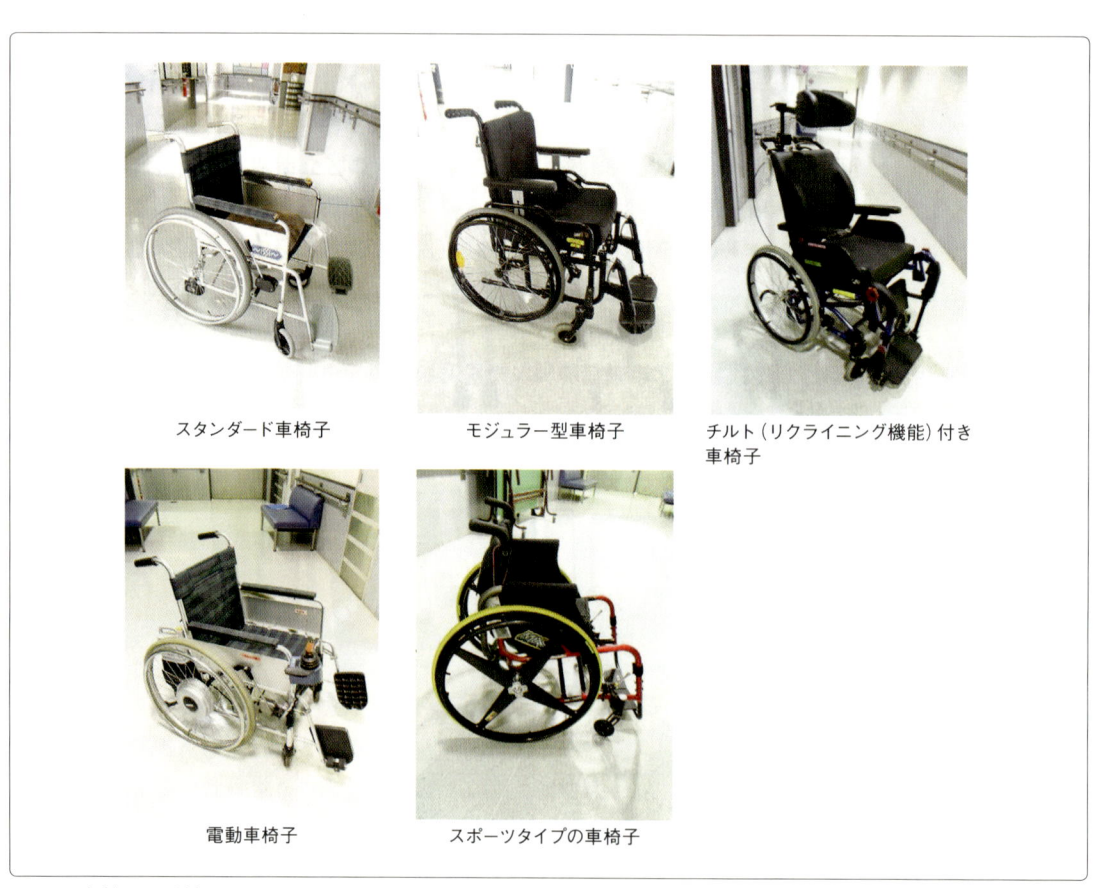

図4 車椅子の種類

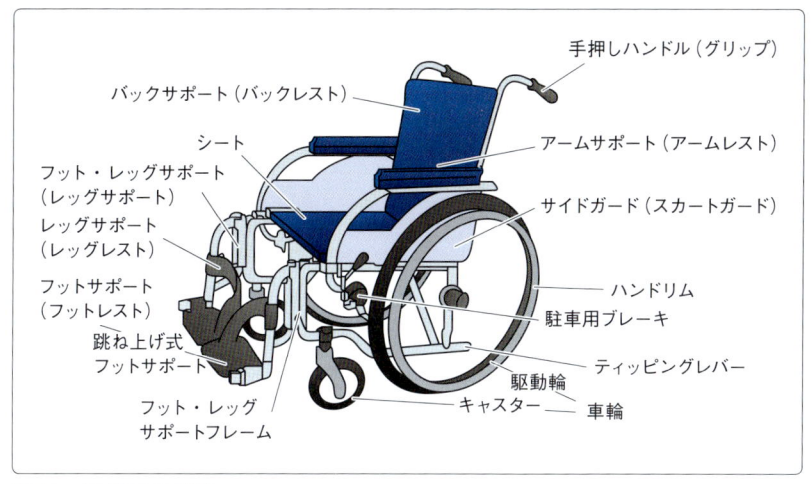

図5　車椅子の構造

ケアの実際

基本的なアプローチ

1 安全

リハビリテーション中に転倒や転落が起きないよう予防する．

①**車椅子操作・車椅子駆動の援助**
- 自力駆動が安全にできるようになるまでの期間，また場所の認知が困難な場合などは，駆動を介助するか見守る必要がある
- 車椅子の基本操作（ブレーキ，フットレスト，駆動の方法など）を指導する
- 車椅子で移動する際の注意点（移動スピード，他患者への配慮，患側への注意など）を指導する

②**歩行の援助**
- 病棟での歩行を援助する際は，介助者は患者の麻痺側や後方に位置し，患者がバランスを崩したときに支えられるようにする
- 歩行に必要な杖や歩行器，補装具などが準備され，正しく使用できているかを確認する
- 患者の状態に応じてポイントを絞って観察する（歩行速度，バランス，目線，周囲への注意ができているか，疲労感，不安感など）

③**自立度の確認**
- 入院中の自立度（移動方法，行動範囲）は，医師や理学療法士と相談の上で判断する
- 自立が十分でない場合，見守りの必要性があることや，日中と夜間で

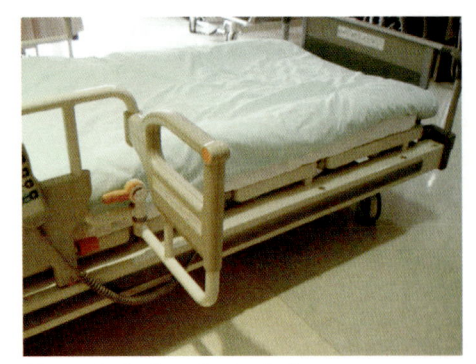

図6　介助バー（L字バー）

　自立度が異なることなどについて，患者に説明する
・カンファレンス後などに自立度の変更があった場合は，そのつど患者に説明する

④補装具の使用
・杖や下肢装具など，患者の状態に合わせた補装具を使用する
・補装具の使用方法や，不備や故障がないかどうかの点検方法についても，必要時指導する

⑤環境整備
・必要時，移乗側ベッド柵を介助バーに変更する（図6）
・車椅子や歩行器などは，不備や故障がないよう，定期的に点検を実施する
・ベッド周囲に障害物を置かないよう配慮する
・ナースコールは，手の届く位置に設置する
・スリッパやサンダルは使用しない

⑥家族指導
・意思疎通が困難な場合や行動制限が必要な場合などは，安静度や介助方法について患者・家族に説明する

2 安楽

　患者の状態に合わせた無理のないリハビリテーションの方法を選択し，患者の安楽に配慮する．

①車椅子駆動
・車椅子は，患者の体型に合わせたものを選択する（小柄な患者には低床タイプなど）
・車椅子の座面は，足底が踵までしっかりと床につく高さにする
・靴は，サイズの合ったもの，自分で着脱しやすいものを選択する
・坐位が安定しない患者の場合，チルトやリクライニング機能がある車椅子や坐位補助具（ランバーサポート，図7）などを使用し，安定を図る
・車椅子のクッションは，坐位を安定させる以外に，褥瘡予防や疼痛コ

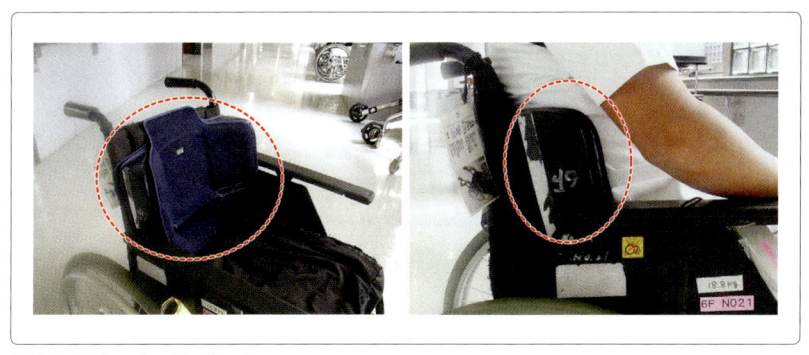

図7 ランバーサポート

ントロールなどの目的もあり，患者の状態に合ったものを選択し，使用する
・狭い室内の場合，小回りの効く6輪タイプを使用するとよい

②**環境**
・ベッドの高さは，車椅子の座面と同じ高さに調整する

③**休息**
・活動と休息のバランスを考慮する．耐久力のない患者や高齢の患者の場合，適宜休憩を取り入れる

目標設定

リハビリテーションの目標は，回復の見込みと，患者のニード，および退院後の生活を想定して設定し，チーム内で共通認識する
たとえば，
　訓練室での歩行練習→病棟での歩行練習→自主的な歩行練習→応用歩行練習，階段練習→屋外歩行練習，公共交通機関の利用練習
のように，段階的に移動能力を獲得していくためには，スムーズに次のステップへ移行できるよう，時期や方法について，チームでアプローチしていくことが求められる．

そのためにも，カンファレンスや日々の情報交換の場で認識を共有し，問題点や方向性を討議し，統一した目標を設定する必要がある．

看護師は，患者の夜間の状態や，訓練場面とは違うリラックスした状態，さらには訓練で獲得した動作が病棟の生活場面でどのように活用できているかを把握できる．

これらの情報は，評価や方向性を決定していく上で重要な情報といえる．

さらに，情報を他職種へ正確に伝えることで，他職種側もより患者の状態に合ったアプローチが可能となると考えられる．

チームアプローチの中で看護師は，チームの目標に沿った看護計画を立案し，病棟での生活訓練を軸にアプローチしていくことが重要といえる．

時系列別アプローチの実際

	入院時	入院中期	入院後期/退院前
観察項目	・全身状態 ・ADL ・認知機能の低下，半側空間無視などの状況 ・意欲，不安の有無など ・発症（受傷）前後の経過	・家屋状況 ・移動動作の安定性と耐久性 ・訓練室での訓練と外出や外泊時の状況 ・意欲，不安，ストレスの有無など	・患者と介護者の健康状態 ・退院後の生活に対する不安の有無 ・退院後の生活に合わせた移動方法が確立できているかなど
注意点	・安全・安楽な移乗方法を選択する ・疾患に応じたリスク管理	活動と休息のバランスを考慮しながら歩行の機会を増やす	転倒を起こさないような移動方法を選択し，退院指導を行う
工夫点	早期から自立に向け，病棟訓練や指導を実施する	訓練室で行っている移動方法を病棟生活に取り入れる	社会復帰を含め，退院後の生活を踏まえて移動方法を確立する

入院初期

　入院初期のリハビリテーションは，全身状態と生活リズムを安定させる目的で行う．

　全体：移動方法の評価→自立度の予測→初回カンファレンス⇒目標設定
　看護：情報収集，看護計画立案

　入院初期は，入院までの経過や以下の情報などから総合的にアセスメントし，退院後の生活をイメージした目標を設定する．

　目標は，患者自身が達成すべきものであり，計画の内容についても同意を得る必要がある．よって目標設定は，患者の希望や優先順位を考慮して設定する．

　客観的な評価だけで決定するのではなく，その人らしく生きていくということを前提に決定することが重要といえる．

1　観察内容　移動との関係からなぜこの情報かを説明

- 発症（受傷）から入院するまでの経過
- 全身状態―バイタルサイン，栄養状態，睡眠状況，疼痛の有無，麻痺や筋力低下の状態，活動耐性低下の有無など
- ADL―日中と夜間の違い，服用薬による影響，治療過程による活動の制限など
- 高次脳機能障害の有無―認知機能の低下，半側空間無視など
- 心理面―不安の有無，意欲の有無）
- 発症（受傷）前の暮らしぶり，人的/地域サポートの有無
- 介護保険の申請状況

2 介入のポイント

- 入院時は安全・安楽を重視し，移動方法を決定する
- 介助や見守りが必要な患者に対しては，早期から自立に向けた病棟訓練や指導を実施する
- 効果的に訓練が実施できるよう，各疾患に応じたリスク管理を行い，全身状態を整える

入院中期

全体：中間カンファレンス→目標修正⇒退院に向け積極的に自立度の向上を目指す

看護：看護計画評価・修正

入院中期は，入院生活のリズムが確立し，全身状態も安定してくる．

訓練場面や入院生活の中で得た情報から，退院までに獲得しうる移動能力を予測し，初期計画を見直す．

新たな目標などを考慮して計画を設定し，この目標に向かってチームで協力し合いながら介入していく．

1 観察内容

- 家屋状況—家屋評価表による調査
- 移動動作の安定性・耐久性
- 訓練室での訓練の状況
- 外出や外泊時の状況
- 意欲，不安，ストレスの有無

2 介入のポイント

- 病棟生活に訓練で行っている移動方法を取り入れる—こまめに訓練状況を把握し，理学療法士と連携を取っていく必要がある．それには，積極的に訓練場面を見学に行くようにするとよい
- 歩行の機会を増やす—患者の状態に合わせ，生活場面で歩行する機会を作り，自主訓練を計画する
- 必要時階段昇降訓練の実施—退院後階段を使用しないと生活できない場合など
- 外出時や外泊時に退院後の生活の問題点を洗い出す—実際に体験すると，生活場面における移動を具体的にイメージでき，移動に伴う問題点に対し，ピンポイントに介入していくことができる
- 活動と休息のバランスへの配慮—高齢の患者や耐久力のない患者の場合，積極的に自力での移動を促すことがストレスとなる可能性がある．活動の合間に適度に休息をはさみつつ注意深くかかわる必要がある

入院後期

全体：移動方法の最終評価⇒退院指導，退院支援（在宅調整，地域連携）
看護：退院指導，退院支援，地域連携（看護要約による情報提供）

　入院後期では，すべての介入や指導は退院後の生活をイメージし，これまでに獲得した移動方法を定着させ，応用させていく必要がある．
　在宅での生活へとスムーズに移行できるよう，指導内容は患者および家族にとって，実行と継続が可能であることが望まれる．

1 観察内容

- 患者の健康状態
- 介護者の健康状態
- 退院後の生活に対する不安の内容
- 退院後の生活に合わせた移動方法―自宅内，段差，階段，屋外，買い物，通勤通学などで，適切な移動方法が確立できているかを確認する

2 介入のポイント

- 移動方法の確立と最終調整―屋外歩行訓練，自動車の乗り降り練習，公共交通機関の練習など
- 介護保険申請の検討―住宅改修とサービス利用および福祉用具の選定
- 社会復帰に向けた環境調整―復職/復学，家事などの役割を果たす上での移動方法を検討し調整する．
- 地域への移行―ケアマネジャーや訪問看護師との打ち合わせの実施，通所する施設や通院する外来への引き継ぎ
- 退院指導―車椅子操作，歩行時の介助，転倒予防についてなど

引用・参考文献
1) 障害者福祉研究会編：ICF国際生活機能分類―国際障害分類改訂版―，中央法規出版，2002
2) 落合慈之監，稲川利光編：リハビリテーションビジュアルブック，学研メディカル秀潤社，2011
3) 林泰史監：写真でわかるリハビリテーション看護．インターメディカ，2013
4) 伊東由美子編：まるっと1冊リハビリ病棟の退院支援．リハビリナース秋季増刊40，2013
5) 神奈川県総合リハビリテーション事業団，リハビリテーション看護研究会編：実践！リハビリテーション看護．新版，照林社，2010

第3章 生活の再構築に向けた支援

コミュニケーション

小川 彰

コミュニケーションとは

コミュニケーションの意義

1 定義

広辞苑によれば,コミュニケーションとは,「社会生活を営む人間の間に行われる知覚・感情・思考の伝達」[1]である.

2 生の全体像とコミュニケーション

人間は,社会の中で生きる動物である.人間が営む「生」は,その全体像に5つの位相をもっており,「コミュニケーション」は,その一つをなす[2].

人間は,個体としての命をもち,身体を自由に動かし,家庭生活や社会生活の中で人間関係をもつ.コミュニケーションは,人間関係の中で自己の役割を果たすうえで,きわめて重要である.

<生の5つの位相>
①命:命をもつものとして存在していること
②コミュニケーション:言葉を使って考えたり,他者とコミュニケートしたりすること
③体:身体を認識したり,動かしたりすること
④家庭生活:家族とのかかわりをもちながら暮らすこと
⑤社会生活:職場や親しい者との集まりなどで社会的存在として暮らすこと

3 障害とコミュニケーション

人間が障害をもちながら生きることは,困難を伴う.しかもその困難が,5つの位相のそれぞれにどの程度生じるかは,患者によっても異なる.
コミュニケーションには,人間が人間関係を構築し,家庭生活や社会生活を営むうえで重要な役割を果たす働きがあるため,支援にあたっては,

表4 失語症の主な言語症状

言語症状	ブローカ失語	ウェルニッケ失語	健忘失語	伝導失語
流暢性	◎			
構音・韻律	◎			
換語	○	◎	○	
語性錯誤	○	◎		
音韻性錯誤	○	◎		○
迂回操作			◎	
構文	◎	○		
聴覚的理解	○	◎		
復唱	◎	○		○

◎重度障害, ○中等度～軽度障害
笹沼澄子：成人の失語症. リハビリテーション医学全書11 言語障害, 第2版(笹沼澄子編), p39, 医歯薬出版, 2001 より引用

　このほか，言葉を聞いて模倣する「復唱」の能力が選択的に障害される伝導失語，理解は良好であるが名称の想起が困難な健忘失語(失名詞失語)などがある．

　臨床的には，重症度が違う場合や，複数のタイプを合併している場合も存在し，個々に応じた対応が必要となる．

　失語症のタイプによって現れやすい主な言語症状には，**表4**のような特徴がある．

　看護ケアの目標は，これら一つひとつの症状に適切な対応により，コミュニケーションにおいて「伝わった」という成功体験を促進することである．さらに患者が，失語症があっても，安心して病棟で過ごすことができ，自尊心を回復してリハビリテーションに肯定的になれることも，目標となる．

　ほかの高次脳機能障害を合併している場合は，その患者に対して有効なコミュニケーション手段を確立することが必要である．

　同時に，家族を含むコミュニケーションパートナーとの意思疎通の確保および社会生活への適応も，最終的な目標として視野に入れておく．

失語症の評価

1 包括的な失語症の評価

　臨床でよく用いられる主な評価には以下のものがあり，失語症の有無・タイプ・重症度・予後予測や，言語訓練計画の立案のために実施される．
①**標準失語症検査(SLTA)**：聴く，話す，読む，書く，計算について評価

し，症状のパターンを視覚的にとらえることにより患者の状況把握が行いやすく，かつ経時的変化をとらえやすくなるため，多く用いられている．

②**WAB失語症検査（日本語版）**：言語の課題だけでなく知能，失行，構成障害，半側空間無視などをみる課題が設けられており，より正確な言語評価を行うことができる．

③**失語症鑑別診断検査（DD検査，老研版）**：9項目における得点により重症度を4段階に分けることができる．また，「話す」については，構音の評価も含まれている．

WAB失語症検査
Western Aphasia Battery Test for Aphasia

DD検査
Differential Diagnosis Test
鑑別診断検査

2 コミュニケーション能力の評価

コミュニケーション能力の評価として以下のものがあり，失語症検査の結果と合わせて総合的に判断することが重要といわれている．

①**実用コミュニケーション能力検査（CADL検査）**：これは病院を受診する，自動販売機で切符を買う，電話を用いて出前の注文をするなど，日常の自然な状況下でのコミュニケーション能力の実態を明らかにする検査である．

②**重度失語症検査**：ほかの検査ではほとんどの項目で得点が得られず，評価が困難な重度の失語症者に対し，「介入のてがかりを得る」という目的のために作られた検査．「重度失語症者の行動観察表」と「家族への質問紙」が添付されている．

3 そのほかの評価

失語症患者に対して，失語症以外の高次脳機能障害についての評価を行ったり，画像診断によって病態の理解や予後の推定に役立てることがある．

また，日常の観察における言語能力の評価（「日常言語能力評価尺度」）の開発[4]が試みられている．

コミュニケーション障害に対する看護

1 基本的な考え方

病棟は生活の場であり，言語的コミュニケーションの障害は，病棟における日常生活の中でさまざまな問題を生じる．

患者の意思が伝わらないことで不適切なケアを受けたり，看護師の説明が理解できないことで生活や治療に支障をきたすなど，お互いの意思疎通がうまくいかずに誤解を生じ，信頼関係が構築しにくくなることがある．

よって，以下に示す基本的な接し方を理解し，実践することで患者の安全と安楽を確保し，患者との信頼関係を構築することが必要である．

①**自尊心の尊重**
　コミュニケーションが困難な患者に対して，看護師は傾聴する姿勢が大事である．礼儀正しく挨拶をすることに始まり，患者を尊重する態度で接し，その患者のパーソナリティーやその人らしさを保持することは，看護師の基本的態度として最も重要である．

②**観察と推測**
　意思の疎通が困難になると，コミュニケーションをとることに対して消極的になり，看護師や家族へ自ら話しかけることが少なくなることがある．
　看護師は，患者の言葉の抑揚や声の高低のほか，行動や表情，ジェスチャーなど言語以外の情報もよく観察し，患者の状態を推測することが必要である．

③**表現力**
　「目は口ほどにものを言う」という言葉があるように，言葉以外の表現力を活用することで，情報伝達が円滑になる．表情やジェスチャー，スキンシップなどを活用する．
　また，言葉以外の非言語的な看護師のメッセージが，気づかないうちに患者に伝わっていることを十分意識する必要がある．

④**ゆとりのある会話**
　コミュニケーション手段が制限されている患者にとって，会話には努力を伴う．
　看護師は「心と時間」にゆとりをもって待つ姿勢が必要であり，複数の患者を受け持っている場合は，チーム内での連携・調整が欠かせない．

⑤**正しい知識の理解と活用**
　障害の現れ方は，個々の患者でさまざまである．そのため，障害を理解するための知識をもつことは，看護師が患者にとってよき理解者となるために必要である．
　たとえば，失語症患者は難聴ではないので，看護師は大きな声を出す必要はない．また，自らの意思伝達に支障をきたした生活によって，患者の精神・心理的側面では不安や混乱を招くことがある．
　言語機能の回復には時間を要するため，退院後にも訓練的なアプローチが継続されることが少なくない．家族は退院後の生活において，患者に対してどのように接してよいか不安や悩みを抱きやすい．
　そのため，患者会や家族会のように，患者と家族の両方をサポートしてくれる組織が地域にあるかなどを調べておき，退院までに紹介できるとよい．

⑥**道具の使用**
　コミュニケーションを補う道具として，カレンダー，地図，時計，実物の模型，描画，書字，趣味に関する雑誌，旅行パンフレット，新聞，スーパーの広告，コミュニケーションノート，コミュニケーションボードなどがある．

これらは，文字などを指さして選択することで理解や表出の助けとなるため，コミュニケーション障害のケアに活用できる．

時系列アプローチの実際

	入院時	入院中期	入院後期/退院前
観察項目	・コミュニケーションの実用状況，表情やジェスチャー ・自身や積極性，理解力，心理状態 ・患者に対する家族のかかわり方	・訓練での状況と病棟での状況の差 ・選択したコミュニケーションストラテジーの活用状況 ・スタッフ・家族・他患者などと有効なコミュニケーションが成立しているか	・今後の生活やコミュニケーション方法に対する思いや心境，患者と家族相互の期待や感情・関係性 ・患者を取り巻く環境の患者に対する関わり方・サポート体制，患者を支える家族への支援体制
注意点	・患者のよい「聞き手」になる ・精神的支援を行う ・家族への支援を開始する	・言語訓練での内容を病棟生活に活用する ・患者に対するかかわりを統一する ・会話パートナーとしての役割を意識する	・今後の見通しに対する支援を行う ・社会との関係を促進する
工夫点	・患者が安心でき，スタッフと信頼関係を構築できるようにかかわる ・睡眠状況・病棟生活での活動性・リハビリテーションへの取り組み方やスタッフや他患者とのかかわり方なども参考にして，心理状態を観察する ・家族が抱く不安を理解し，気兼ねなく相談できる関係を構築する	・訓練場面での情報をもとに，患者の反応を見ながら生活場面での活用を促す ・定期的に家族やスタッフ間で情報共有をする ・患者とのやりとりの一つひとつが患者へ影響を与えていることを意識してかかわる	・継続的に訓練を受ける場，患者会や家族会などの情報提供をする ・生活圏における患者を取り巻く人や組織への協力要請，介護者への支援体制の調整

入院初期

1　患者のよい「聞き手」になる

　健常者でも加齢に伴うさまざまな身体的な変化は，その人の人生に影響を与える．

　中途障害者となった人にとっては，自身に生じた突然の変化は，不安や動揺，絶望感をもたらす．

　病棟生活では，「今後どうなってしまうのだろう」という不安感の増強によって不眠になったり，「もうだめだ」という絶望感からリハビリテーションに対して積極的になれなかったりすることが考えられる．

　失語症患者は，自分の気持ちなどを思うように表現できない場合があるため，周囲の人には，よい「聞き手」になることが求められる．

2 精神的支援

①患者の自信や積極性の喪失に配慮する

運動性失語の場合など，患者は，自分の思いをスムーズに伝えられないことに自信を失い，人と話すことに消極的になることがある．

「頭が悪くなった，情けない」と感じたり，できれば症状を人に知られたくないと考える．このため，大部屋にいる患者の中には，病室で言語の練習をすることに消極的になることもある．

さらに，言語療法士から出された宿題をしてはいても，ほかの患者とコミュニケーションをとることもなく，1日中黙々と過ごす人もいる．

一方で，患者の話は，排せつや食事の欲求，何かをしてほしいといった身の回りの事柄から，さらに家にいる家族のこと，やり残した仕事のことなど，さまざまである．

自分の話が相手に伝わらないことで，患者は苛立って怒り出すこともあれば，逆にひどく落ち込んでしまうこともある．看護師は，患者の心理に配慮して，支援に努める．

②患者の理解力に配慮する

また，重度の理解力障害のある患者の場合，病院生活のきまりや指示が理解できないために，いろいろな問題を起こしてしまうこともある．

これらは，外見からはわかりづらく，入院中にはとくに問題がないように見える場合もある．しかし，人や社会とのかかわりの中で問題となることが多いため，退院してからの生活への影響が顕著に現れる可能性が高い．

③患者の心理状態を観察する

看護師は，外出や外泊時の患者の様子を家族から聞いたり，面会時やほかの患者と交流するときの患者の状態をよく観察し，どのような心理状態なのかをアセスメントしながら，介入方法を検討する．

最近では「運動性失語症のある患者に対して『箱庭療法』を行うことで思いの表出を図り，対象理解を深め，適切な時期に対象者に合わせた看護展開をすることができる有効な手段となる」[5]との報告がある．

3 家族への支援を開始する

①家族の不安を理解する

失語症患者当人に対する言語リハビリテーションに加え，早期から家族を対象とした介入が必要である[6]．

家族や介護者は，発症直後，意識を失った患者状態を目にしている．そのため，退院後の生活において，家庭内の役割変化や介護の負担への戸惑い，職を失うことや経済的な不安などを抱くことが多い．しかも，患者がまずコミュニケーションをとる相手は，家族や介護者である．

看護師はこれらのことを念頭におき，現時点での家族や介護者の思いや

希望などを聞きながら，支援する態度を明確に示すことが求められる．

②退院後の経過を伝える

発症からの経過時期によって失語症患者の心理状態は変化する．このため，いちばん身近な家族がその時期に応じた望ましい援助をすることが大切である．

しかし家族がこれまでに経験したことがない新しい状況を理解し，適応していくことは大変なことである．

看護師は，家族が退院後の生活で果たす役割の重要さを伝えるとともに，家族が失語症患者のことについて，気兼ねなく話せたり相談できる相手を確保できるよう調整できることが望まれる．

入院中期

1 言語訓練の生活の場での応用を促進する

病室は，言語室での基礎的訓練をもとに応用訓練をする場になりうるが，その際は，患者の気持ちに配慮し，決して強制するようなことがあってはならない．

看護師は，言語聴覚士とよく連絡をとって，聞き返しや身振り，指さし，書字，描画など患者の使えるコミュニケーション・ストラテジーを把握しておき，患者がそれをうまく使えるように導くことが必要となる．

それらを使って意思の疎通に成功するたびに，その方法が身についてくる．このため，会話の機会をたくさん作って，患者がコミュニケーションの成功感を味わえるように配慮する．

さらに，看護師が上手に雰囲気づくりをし，患者の家族や同室のほかの患者にも，積極的に患者との会話に加わってもらえるよう配慮する．

2 コミュニケーションにおける注意点を家族と共有する

コミュニケーションにおける聞き手は国際生活機能分類（ICF, p15）における「環境因子」である．

つまり，コミュニケーションの評価と治療の全過程において，聞き手の果たす環境としての役割は，障害をもつ本人へのはたらきかけと同じくらい重要であるといえる．

患者本人のみならず，家族や周囲の人が，先述のコミュニケーションストラテジーを活用し，表5の注意点[7]を共有して，統一したかかわりができるように調整する．

3 会話パートナーとしての役割を意識した支援

病棟における看護師の支援場面は，その1つひとつが会話のパートナーとしての役割を果たしている．

ICF
International Classification of Functioning, Disability and Health
国際生活機能分類

表5 家族と共有すべき注意点

コミュニケーションを行う際	①静かな環境でゆっくりと ②リラックスした雰囲気で ③言葉で話すことを強要しない ④うまく通じ合えなかった時でも，会話の過程を共有したことを喜ぶ ⑤子ども扱いをしない ⑥共通理解できるように，病前からの趣味や，よくする話題などについて家族らから情報を集めておく ⑦保たれている能力を活用するよう工夫する
話しかける時，理解してもらいたい時	①短い文でややゆっくりと ②抑揚や表情，ジェスチャーを交えて ③その人が病前から使い慣れている表現で ④コミュニケーション道具（カレンダー，時計，地図，新聞など）の使用 ⑤文字や絵などの使用 ⑥テーマを明確にする
言葉を引き出す工夫	①質問をYes-No形式で行う ②大まかなところから小さなところへ内容を絞っていく，推察力を働かせる ③ほかの手段，文字や絵を書いてもらったり，ジェスチャーの使用を促す ④コミュニケーションノートを使用する ⑤どうしてもわからないときには，場合によってはまた後でといったん打ち切る

吉畑博代ほか：失語症会話パートナー養成カリキュラムのガイドラインに関する試案．広島県立保健福祉大学誌：人間と科学3(1)：105-121, 2003をもとに作成

表6 会話パートナーとしての心得

会話パートナーとしての心得	理由
失語症の基本的な症状と対応法について，繰り返し講義を聞いたり，自分で勉強する	・一度勉強したからといってすべて理解できるものではない ・失語症者とかかわるという実践を重ねることによって，かえって自分勝手な対応になり，大切な視点を忘れてしまう場合がある
ペーパー上での学習とともに，ロールプレイを繰り返したり，実践での体験を振り返る	常に謙虚な気持ちで，失語症者とともに学ぶという態度を保つことが大切である
自分自身の生活を大切にする	自分自身の生活や状態が不安定だったり気持ちの余裕がないと，よりよい支援ができにくい

吉畑博代ほか：失語症会話パートナー養成カリキュラムのガイドラインに関する試案．広島県立保健福祉大学誌：人間と科学3(1)：105-121, 2003をもとに作成

日常の病棟での患者とのやりとりの1つひとつが，患者へ影響を与えている．そのため，常に「会話パートナーとしての心得[7]」(**表6**)を意識したかかわりが必要となる．

入院後期

1 今後の見通しに対する支援

コミュニケーションの障害は，改善や回復には長時間（時により数か月から数年間）を要すること少なくない．

しかも，正常な言語機能の回復（または獲得）が望めない場合もあるため，言語によるコミュニケーションの障害を一生涯背負い続けることを余儀なくされている人々も存在する．

したがって，リハビリテーションは，入院中だけで完結するものではな

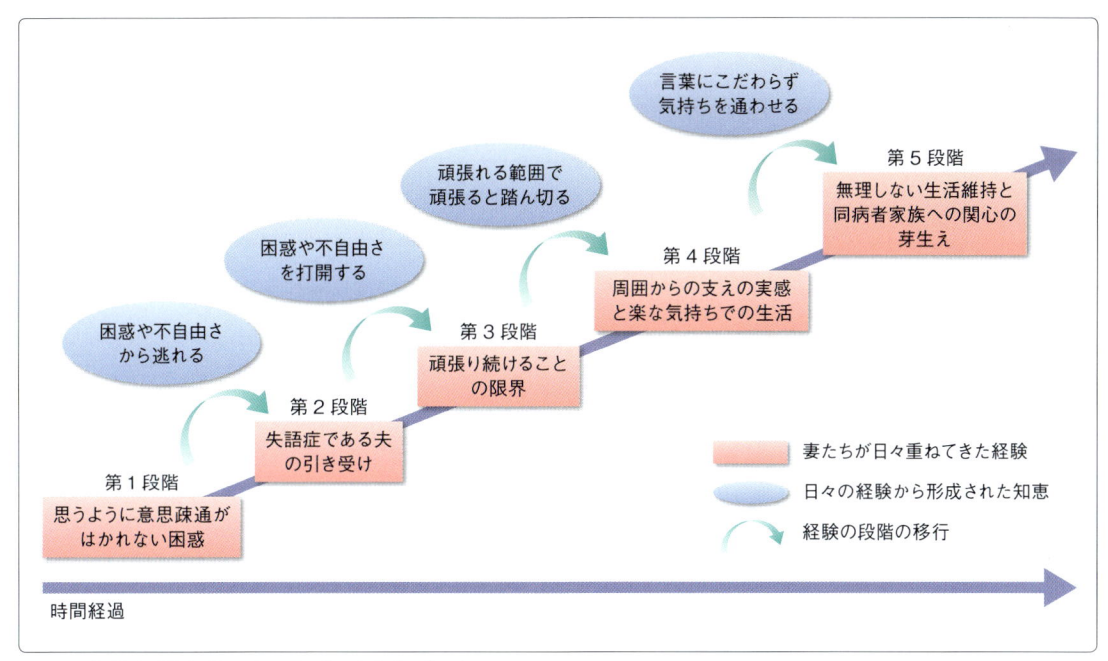

図5 高齢失語症者の妻の知恵の形成プロセス
鈴木麻美ほか：高齢失語症者とともに生活する妻の智恵の形成プロセス，日本看護科学会誌32(2)：17，2012より引用

く，退院後にも継続する必要がある．

このため，継続的に訓練を受ける場や，患者・家族会などのソーシャルサポートおよびインフォーマルなサポートについての情報提供が重要である．

高齢失語症者の妻の知恵の形成プロセスは，
①思うように意志疎通が図れない困惑→②失語症である夫の引き受け→③がんばり続けることの限界→④周囲からの支えの実感と楽な気持ちでの生活→⑤無理しない生活維持と同病者家族への関心の芽生え，の5つの段階[8]がある（図5）．

表7に示すように，日々の経験から知恵が形成されるプロセスにおいては，介護者が日々の経験の中で自ら気づくことが重要なポイントである．

そのため，患者との関係性や，コミュニケーション方法へのこだわりに注目し，介護者が自ら気づくことを促進する会話が必要である．

看護師の役割としては，患者や家族が十分に語ることのできる場を設定することが重要である．

2 社会との関係を促進する

①存在を認められる機会の提供

社会との関係を促進する要因に，自分の存在を他者や社会から認められることがある[9]．

失語症の人が社会で生きていくためには，周囲がその人の背景を理解し

表7 日々の経験から形成された知恵

カテゴリ	サブカテゴリ
困難や不自由さから逃れる	失語症でも大丈夫と自分に言い聞かせる 夫を気の毒に思い，夫が苛立つのは仕方ない 夫が言おうとすることがわからないのは夫の努力不足
困惑や不自由さを打開する	自分が夫の面倒を見ると覚悟を決める 寝たきり，再発防止のためにいままでの経験を活かし，食事管理や運動ができるように努力する 夫に何事も起きないよう常に目を光らせる 夫のペースを乱さないように夫の言いたいことをわかろうとする 夫の気持ちを落ち込ませないよう自分の態度や声のかけ方に気を配る 言いたいことを理解したり，言葉の回復のため，夫の苦痛が少ないと考える方法をとる 自分が夫が言葉を話せるようになるための先生になる 夫のできること，できないことを見極める 夫の言葉の回復には専門家の力を借りる 夫の言葉の回復や夫の言いたいことを理解することをあきらめない
頑張れる範囲で頑張ると踏み切る	自分が努力しても，夫の言葉が回復しないのだから仕方ない 夫の言葉以上の回復への期待を捨てず，身構えずに生活すればよい
言葉にこだわらず気持ちを通わせる	夫のいま以上，嫌な思いをさせてまで言いたいことをわかったり，回復しなくてもよい 失語症の回復や再発予防に努力している夫を誇らしく思う 言葉にこだわらず，お互いの気持ちを許しあう

古賀絵里奈ほか：看護研究 事例から考える失語症の人の社会との関係を促進させた要因, Brain nursing 30（3）：317-326，2014より作成

て，その存在を認める姿勢や，本人が認められたと実感できる機会を提供していく必要がある．

② 周囲の環境整備

失語症患者の地域生活参加支援には，環境に適した拡大・代替コミュニケーションの選択とともに，周囲の人など環境となる側への説明というアウトリーチ的なかかわりも必要とされる[10]．

入院中においても，家族との外出・外泊や，訓練での外出を活用できるよう，調整することが必要である．

③ 復職に向けた準備

失語症のリハビリテーションを終えて以後，再び職業につける患者は20～30％[11]といわれ，なんらかの形で職業に従事しているのは失語症者全体の平均1割強（9.0～13.2％），現職復帰はわずかに4.8％～8.5％である[12]．

何とか復職できても，仕事を続けるために家族や職場の人々のサポートが常に必要な状況で[13]，支援としては，経済的，物理的条件を整えるだけでなく，介護者へのフォーマル・インフォーマルなサービスをコーディネイトすることが重要である．

column

相対的欠格事項への条文改正がもたらしたもの

2001年に，絶対的欠格事項は，相対的な条文へ改正され，聴覚障害者の保健医療関連資格取得の道は拓かれた．その結果，2008年以後，医歯学部，保健系学部，保健系短期大学における聴覚障害学生数は年々増加している．

しかし，講義と実習等について90.2％が困難さを指摘し，講義時の情報保障を受けた例は29.3％であった．講義以外は集団討論，実習等の困難の指摘があり，主な支援者は友人であった．

すなわち，欠格条項改正後には，国家試験受験時の特別措置申請が増加したが，そのほかの就学支援体制の改善について変化はないことが明らかになった[14]．

引用・参考文献

1) 新村出編：広辞苑第6版，p1055，岩波書店，2008
2) 細田満和子：脳卒中を生きる意味—病いと障害の社会学．p13-17，青海社，2006
3) 千野直一ほか編：脳卒中の機能評価—SIASとFIM［基礎編］（実践リハビリテーション・シリーズ），p121-126，金原出版，2012
4) 金井日菜子ほか：失語症入院患者を対象にした「日常言語能力評価尺度」の作成—信頼性，妥当性，反応性の検討．総合リハビリテーション39(10)：987-994，2011
5) 渡邉奈緒美ほか：運動性失語症患者の精神領域の理解と看護；箱庭療法を用いて．第43回日本看護学会論文集（精神看護），日本看護協会看護研修学校教育研究部編，p74-77，日本看護協会出版会，2013
6) 坊岡峰子ほか：在宅失語症者の介護負担間の継時的変化から見た支援課題と当事者サークル参加の影響．人間と科学：県立広島大学保健福祉学部誌6(1)：57-69，2006
7) 吉畑博代ほか：失語症会話パートナー養成カリキュラムのガイドラインに関する試案．人間と科学：広島県立保健福祉大学誌3(1)：105-121，2003
8) 鈴木麻美ほか：高齢失語症者とともに生活する妻の智恵の形成プロセス．日本看護科学会誌32(2)：13-23，2012
9) 古関絵里奈ほか：看護研究　事例から考える失語症の人の社会との関係を促進させた要因．Brain nursing 30(3)：317-326，2014
10) 安井美鈴：失語症者の地域生活参加への支援．コミュニケーション障害学30(1)：61-68，2013
11) 藤林真理子：失語症を理解する9職場復帰．Brain nursing 6(1)：51-53，1990
12) 笹沼澄子：成人の失語症．リハビリテーション医学全書11　言語障害，第2版（笹沼澄子編），p15-127，医歯薬出版，2001
13) 手束美和子：失語症を理解する11福祉サービスとその利用方法．rain nursing 6(3)：249-251，1990
14) 栗原房江ほか：聴覚障害をもつ保健医療従事者の専門教育過程における就学経験と課題の検討．コミュニケーション障害学29(2)：106-113，2012
15) 芳賀紀子ほか：コミュニケーション障害に対する援助．写真でわかるリハビリテーション看護（林泰史監），p136-141，インターメディカ，2013
16) 医療情報科学研究所編：病気がみえるVol.7　脳・神経．メディックメディア，2012

社会的認知

佐藤 かおり

社会的認知能力の回復過程

社会的認知とは

　人間が，自分の回りの人や環境がどのような状態かを把握するとともに，自己の状態についても認識することを，社会的認知という．
　機能的自立度評価法（FIM）において，社会的認知は，①社会的交流，②問題解決，③記憶の3つの技能について評価される．

FIM（p352参照）
functional independence measure
機能的自立度評価法

回復期の社会的認知

1　患者の意識の回復

　発症から間もない急性期病院で過ごした時期と比較して，2週間程度経過して回復期に入ると，患者の病態も落ち着いてくる．
　SCUやICUなどで一時的にせん妄や意識障害の状態を呈していた患者も，意識の回復とともに徐々に精神的な落ち着きを取り戻し始める．
　しかし，意識が回復するとともに，意識障害を呈していた時期には表在化しなかった高次脳機能障害をはじめとするさまざまな症状が表面に現れてくることがある．

SCU
stroke care unit
脳卒中集中治療室

2　社会的なコミュニケーションの困難

　たとえば，コミュニケーション上の問題では，ベッド上で看護師と1対1で会話をしていたときは問題がなかったのに対し，周囲にいる人の数が複数の集団の場合，交流は社会的なものとなる．集団の中で相手の話を聴き，内容を聞いて理解し，自分の考えを整理し，会話の順序を待ち，その会話内容を記憶する必要がある．

これには，耳から情報として得た複数の意見を，忘れずに記憶し，自分自身が発言してよいタイミングまで待ち，その間は聞き役となったり，同意するなどして聞いている姿勢を相手に示すことがよいのかなど，そのときの状況に応じて，情報を統合させて，判断し，対応する能力が求められる．

他者の発言に耳を傾け，不愉快にさせたり，迷惑をかけないように配慮し，自分自身以外の他者とトラブルを起こさずに適切に交流する能力であり，難易度が高い．

このように，相手の表情や周囲の状況に配慮しながら発言する場では，複数の因子が関与するため，他者とのコミュニケーションが困難になる患者もいる．

生活期（維持期）の社会的認知

1　生涯続く生活期（維持期）

発症から2，3か月後，場合によっては約6か月経過すると，病態はさらに安定し，生活期（維持期）に入る．

この時期は，入院期間中に獲得した身体能力や対応方法を，退院後も引き続き維持できるように環境を設定して，脳卒中の再発予防などを指導することが重要となる．

指導を行う際には，患者および家族の理解度や疾患に対する知識，年齢などに合わせた方法の検討が必要となる．

発症後1年を経過すると，回復過程はさらに穏やかになる．しかし，身体面・精神面の回復がそこで終了するわけではなく，1年後以降も穏やかにゆっくり回復していく．

2　安定期としての生活期（維持期）

退院後は，患者自身が過ごす環境が，治療の場から住みなれた生活の場へと移行する．人によっては，施設入所などの新たな環境に移住することもあるため，回復過程を支援する際にはそれぞれの事情を念頭に置き，焦らず，しかし繰り返し根気よくかかわることが重要である．

また，患者の社会的認知能力については，看護職は，患者の頭の中で展開されている思考の過程が目に見えないものであることを念頭に置く必要がある．

目の前に現れた現象は，患者が思考した結果であるため，思考過程に想像をめぐらせ，どうしてそのような言動が生じたのかを考えるようにする．

また，患者が行動を起こし，期待したよい結果が得られなかった場合にも，それを「失敗」や「エラー」と捉えるべきではない．

患者が思考過程のどこでつまずいたのか，どこに問題があり，次回から

どのように対処し，どこを補ったらよいか，前向きな姿勢で患者とともに考える介入が望ましい．

患者が行動を起こした結果，エラーが起きず成功したときは，成功した，今の行動がよかったということも伝え，ポジティブフィードバックを行えるような介入を実践する．

3 高次脳機能障害と環境

回復期以降に高次脳機能障害が顕在化することは多い．しかし，その症状の程度は，環境に依存すると言われている．

環境には，病院内の構造や物品などの物的環境のほか，日々患者にかかわる看護師のような人的環境も含まれる．

看護師が，患者に対してよいかかわり方をすれば，問題解決の一助になるが，かかわり方次第では患者が混乱し，高次脳機能障害の症状が強く現れるなど，ときに悪い影響を与える場合もある．

看護師はこのことを再度認識して，日々の看護実践に取り組む必要がある．

社会的認知の3つの技能

社会的交流

1 社会的交流の評価

FIMにおいて，他者との交流は社会状況に順応できるかどうかを意味しており，周囲と折り合っていく行為・動作として評価される．

言い換えると，相手に迷惑をかけているか，自分の言動が人にどう思われているかがわかる能力のことである．したがって，誰かと接しているときのすべてが採点の対象となる．

2 社会的交流における問題点

①具体的な行動例

下記のような場合には，社会的交流に問題があると考えられる[1]．
- 訓練を拒む
- 夜間せん妄
- 過度に引きこもる
- 車椅子で暴走する
- 過剰な泣き笑い
- 挨拶を無視する
- かんしゃくを起こす
- 集団的ゲームに参加しない

・悪態をつく

②感情のコントロール

人が社会的交流を行う際に，いちばん問題になる高次脳機能障害の症状は，感情のコントロールで，「行動と情緒の障害」とよばれている．

外見からはわかりにくいが，高次脳機能障害は，さまざまな感情面の障害が問題行動の形で現れる．その結果，周囲の人には迷惑な行動ととらえられることも少なくない．

現れ方の例として，「怒りやすい，イライラしている（易怒性）」，「引きこもりがち，やる気がない（自発性の低下）」，「依存的（依存性）」，「幼稚っぽい（幼児性）」，「過剰なこだわり（固執傾向）」などがあげられる[2]．

③見守り，指示の例

看護師は，高次脳機能障害のある患者に対して，下記のような見守りや指示を心がける．

・モニタやセンサーで行動を見守る，把握する
・そばについて見守る
・言葉により，問題となる行動を制止する
・言葉による励まし，促しなど

問題解決

1 日常生活上の技能

われわれは，日常生活を送る際，さまざまな技能を用いて問題を解決している．

ここでいう問題解決は，勉強や専門知識が必要となるものではなく，日常生活に関連した問題にどう対応しているかを意味している．

具体的には，日常の中にある金銭的あるいは社会的，個人的な出来事に関して，合理的かつ安全に，タイミングよく決断し，何らかの行動を開始して問題を解決する技能である．さらにその行動を継続し，自分で修正していくことも問題解決の技能に含まれる．

FIMでは，社会的認識を評価するひとつの項目として，「問題解決」の技能をあげている．

状況によっては，患者が自らの身体を使って解決するだけではなく，人に手助けしてもらって問題を解決してもよい．手助けによって問題が解決された場合も，きちんと評価する（図1）．

①日常の問題の例

解決が必要となる日常の基本的な問題には，下記のような例がある．

・移乗の際，転倒の危険がある（介助者をよぶ：ナースコール）
・必要時にトイレの介助を頼む
・1人で歩行すると転倒することがわかる

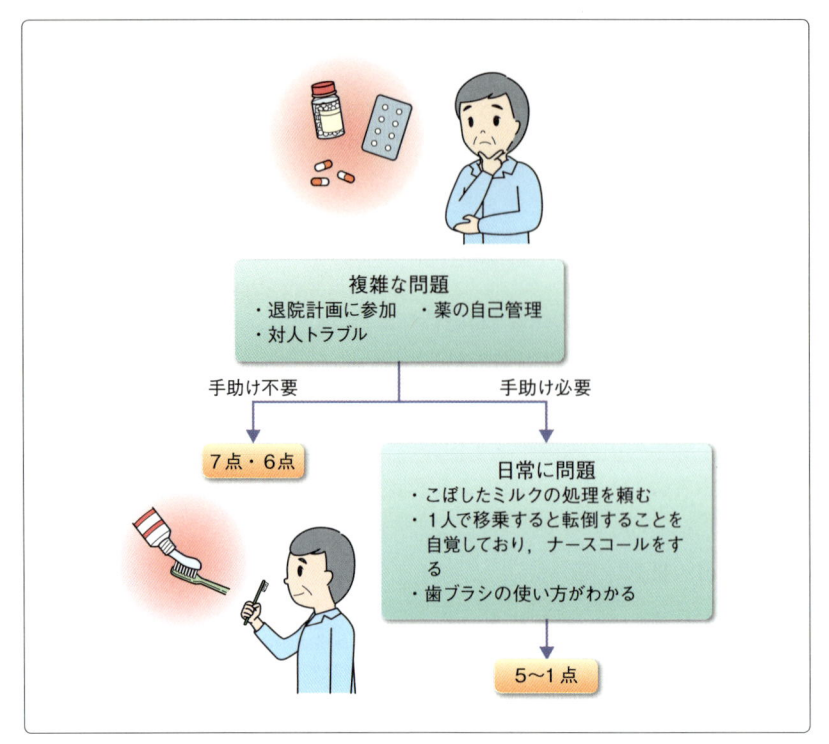

図1　FIMの問題解決の採点
千野直一ほか編：FIM Ver3の特徴と概要．脳卒中の機能評価-SIASとFIM[基礎編]（実践リハビリテーション・シリーズ），p130, 金原出版, 2012より引用

・ゆっくり食べなければ誤嚥することがわかる
・ベッドは排泄（嘔吐）する場でないことがわかる
・お茶をこぼしたときに処理を頼む
・ものを書きたいときにペンを要求する
・必要時に自助具の装着を頼む
・歯磨きの方法がわかる

②複雑な問題の例

より複雑な日常の問題には，下記のような例がある．

・収入の管理
・内服薬の自己管理
・対人トラブルの処理
・職業の決定
・退院計画に加わる

2　遂行機能障害

高次脳機能障害のひとつに，遂行機能障害がある．

遂行機能とは，目標を設定し，計画を立て，実行し，必要時修正するといった機能で，われわれは，料理をする時など，日常生活の各場面で，無意識にこの機能を使っている．

遂行機能障害は，前頭葉の機能が障害され，物事の先を見通すことができない．そのため，「目標を設定する」ことや，「計画を立案する」ことが困難になる．

　周囲の人から見ると，その行動は，計画性がなく，行きあたりばったりでその場しのぎと誤解を受けることも少なくない．

　しかし，計画性が低下して，頭の中で組み立てができず，予定外の行動に対処できないことは，高次脳機能が障害されたために患者に生じた「遂行機能障害」という症状である．

　したがって看護師は，患者が無計画に動くことを防ぎ，計画性の乏しさを補う手立てを考える必要がある．

　具体的には，①事前に計画を立てる，②代償手段で計画性を補う，③正しい行動ができるように環境を整える，④行動が確認できるように環境を整える，などに配慮して，患者をサポートする．

①事前に計画を立てる

　無計画に行動することを防ぐためには，計画を立ててから何かの作業を行う癖をつけることが有効である．

　何かをする前に，一度ゆっくり深呼吸をする，1から10まで数字を数えるなどして，心を落ち着け，状況を確認することをルールにする．

　行動を開始してからでは，どこから間違えてしまったのか確認することが困難である．

②代償手段で計画性を補う

　頭の中に，これから自分がしようとしている作業の手順や，一日のスケジュールがあっても，間違えてしまうことは多い．

　今，その作業のどこまでできていて，あとどのくらい残っているのか，時間配分は適切かなど，全体像が見渡せるように，頭の中にある情報を書き出して，視覚的に整理したものを，手元に置いて地図のように参照することも有効である．

　情報を書き出して，目で見てわかるようにしておくことで，周囲の人とも情報共有が可能となる．

　万が一，手順を間違えた場合にも，周囲からサポートが得られやすく，自分でも地図を見直して行動修正がしやすくなるという利点もある．

　手順に迷ったり，わからなくなったときは，患者自身が自分で地図を見直す．また，患者が自主的に見直せないときは，看護師が声をかけて見直しを行えるように促す．

③正しい行動がとれるように環境を整える

　目標設定や計画立案が苦手な遂行機能障害は，毎日の行動を習慣化しておくことで，ある程度予防が可能である．

　たとえば，就寝前に翌日の予定を確認しておく，翌日の支度をしておく，起床後にトイレに行く，当日の予定をカレンダーや手帳など見て確認する，朝食後に必ず薬を内服するなど，同じ手順が踏めるように環境を調

整する.

また，ある動作を始めるときに，よく似たものが複数あると，どれを使ったらよいか迷ってしまう.

たとえば，歯ブラシが数本，歯磨きチューブが数種類あると，混乱して歯磨きができない.

対策として，どの道具が患者自身のものかわかるように，置き場所を決める，歯ブラシに名前を書く，色で分ける，常に周囲を片づけて余分なものを置かないようにするなど，区別しやすいように環境を調整する.

病院では看護師が環境の調整を行うが，自宅では患者自身もしくは家族にそれが可能となるように入院中から家族を含め対処方法を指導していく.

また，患者の症状に応じて，復職後の会社や学校，周囲の人へ環境調整のサポートをしてもらえるようにその対応を引き継ぐことも大切である.

④行動が確認できるように環境を整える

患者自身も気がつかないうちに，段取りが当初の計画とずれていく場合がある.

自分では手順を確認して計画どおりに行っているつもりでも，手順を省略したり，前後が逆になるなどして，混乱しているのである.

そのような間違いを防ぐためには，タイマーを活用して，30分ごとや1時間ごとなど，一定の時間間隔で計画や行動を見直すことが有効である.

この時も，動作の手順を書いた説明書を準備し，とくに間違えやすい箇所や複雑な箇所を，写真などで強調しておき，常に見える位置に置いて，患者自身が確認しながら行えるようにする.

患者の能力や症状に応じて，チェック項目を設け，1つひとつ終わった項目をチェックしながら進める方法もある．チェックすることで，終わったことを視覚的に確認でき，どこまで終わったかがスムーズに確認できる.

遂行機能障害では，1つの動作に集中し過ぎて全体が見えなくなり，その日一日の目標が達成できないことがある.

このような間違いを避けるためにも，タイマーの活用と，To doリストなど，その日に行う予定の確認は必要である.

記憶

1 生活に必要な記憶

われわれが日常生活を送るとき，さまざまな認知と記憶に関連した技能を活用している.

とくに言語的，視覚的情報を記憶し再生する能力は，日常生活を営むうえで必要である.

記憶障害があると，課題の遂行が障害されるだけでなく，新たな学習も障害する.

表1 記憶の種類

記憶の種類	詳細	
エピソード記憶	自身が時間的，空間的に経験した出来事	日常生活で問題になりやすいのは「エピソード記憶」と「意味記憶」出来事や知識についての記憶がむずかしくなる
意味記憶	学習することによって獲得された知識	
手続き記憶	作業や技能の工程を身体を使って覚える	比較的脳損傷の影響を受けにくいと言われている

曽我亜紀子ほか：症状解説編．50シーンイラストでわかる高次脳機能障害「解体新書」―こんなときどうしよう!? 家庭で，職場で，学校での"困った"を解決！(阿部順子ほか監，名古屋総合リハビリテーションセンター編)，p129，メディカ出版，2011をもとに作成

① 記憶の種類

記憶にはさまざまな種類があるが，おおまかには，表1のように，3種類の記憶が代表的である．

一般的に，記憶障害とよぶときは，エピソード記憶の障害をさすことが多く，言われたことをすぐに忘れる，過去の記憶の順番が混乱するなどの症状として現れる．

重度の記憶障害では，事実と異なることをあたかも本当にあったことのように話す「作話」もみられる．

② 記憶障害の評価のポイント

FIMで評価する記憶の項目は，日常の内容に限定されている．数年前の詳細な記憶を覚えている必要はなく，年号などは含まれない．患者が何かを行う際に，「手がかり」「繰り返し」「助言」の3項目が促しを必要としないでできるかどうかを見極めることである．

具体的には，①よく出会う人がわかる，②日常行うことを覚えている，③他人の依頼を実行するあいだ覚えている，という3要素を採点する．日常行うこととは，入院中であれば訓練場所や訓練時間，担当看護師の名前や顔，血圧を測る時間帯を覚えているといった内容である．在宅で生活していれば，薬を飲む時間や，デイサービスに行く曜日や時間，新聞の夕刊が届く時間を把握しているなどである．他人の依頼の実行では，3段階の無関係な命令/指示が想定されている（図2）．

〈達成度の一例〉
5点：ほぼ問題なく記憶できる
4点：たまに，間違える
3点：細かい点で記憶が曖昧になる
2点：おぼろげにしか記憶できない
1点：ほとんど記憶できない

図2 記憶障害の評価

2 基本的なかかわり方

　記憶は，①記銘（新しい情報を取り込む），②保持（取り入れた情報を貯える/蓄積する），③想起（必要な情報を思い出す）の3つの過程からなる．

　記憶障害のある患者が，新しい内容（訓練内容や，生活習慣，自己管理など）を効率的に学習していくため，看護師はその症状に応じて，学習環境や学習時間などを調整し，3つの過程をサポートする役割が求められる．

①記銘力をサポート —— 集中できる環境を整える

　学習環境や訓練環境が，余分な情報や刺激が目や耳に入らない集中できる環境であるか確認する．

　もしも集中困難な環境であれば，場所を変える，時間を変えるなど調整をする．

　患者がぼんやりしている場合は，いったん短時間の休憩を入れる．興味や関心があることを課題に選択するなど，意識が向けられるようにする．

②記憶保持をサポート —— 記録を習慣づける

　目や耳から入った情報を正しく記憶するために，正しい情報を「その場で記録して残しておく」習慣をつける．

　記憶は時間の経過とともに，あいまいになり，場合によっては内容がいつのまにか変わっている場合がある．不確かな情報を記憶しないように，メモや手帳，携帯電話のメモ機能などを活用する．その場合，患者の年齢や生活習慣に応じて退院後も活用しやすい方法を入院当初から選択する．

③想起をサポート —— 記録を習慣づける

　人の記憶の容量には限りがあり，記憶が障害されるとその容量は，さらに低下していることが多い．

　そのため，記憶する内容や優先順位を考える必要がある．

　要点だけを覚える，覚えなくてもメモを見ればいい内容は，メモがどこにあるかを覚えるか，メモの場所を掲示しておく．物品なども，収納場所を表示する．たとえば家の鍵や携帯電話や財布などのように，使用頻度の多いものは，患者も家族も，毎回同じ場所に戻すことを習慣づける．このような場合は，家族の協力も必要となる．

　また一度に多くの情報を覚えなくてすむよう，訓練内容や作業の手順などは，簡単なものから複雑なものへ，毎日すこしずつ覚えていけるように工夫する．

時系列アプローチの実際

		入院時	入院中期	入院後期/退院前
社会的交流	観察項目	・家族や看護師以外，同室者など他者との交流があるか ・どのような場面で症状が現れるか ・患者自身で対処行動がとれるか ・周囲の人や環境に配慮できるか	・家族や看護師以外，同室者以外の他者と交流があるか ・現れた症状（怒るなど）に対してどのように対処しているか	・友人や会社の同僚など，家族・病院関係者以外の人と交流があるか ・住み慣れた地域に，理解者・協力者がいるか
	注意点	症状に応じ，他患者とトラブルにならず適切な交流ができるように，適宜介入する		
	工夫点	・症状（怒りなど）が持続する場合には，その場から離れる ・対応する看護師や話題を変えて注意を転換する ・家族の心情に配慮し，病状が正しく理解できるように説明する	・患者自身にも，自分の症状の傾向を把握してもらう ・看護師や訓練士がサポートし，自分の症状に対する対処方法を学んでもらう ・症状に対する問題点を家族と共有できるように説明する	・患者自身で易怒性などの症状に対応できるように促す ・看護師の介入を受けずに家族が対応できるよう，対応方法を実践し，習得してもらう ・うまく対応できた場合は承認し，ポジティブフィードバックをする
問題解決	観察項目	・問題解決に困難を生じている状況を本人が認識することができるか ・どの場面で症状が現れるか，どの作業で問題が生じているか，どの内容ならば対処行動がとれるのか	・他者の介入を受けて患者自身で問題解決できるか（対処行動が習慣化しているか） ・家族が患者の行動を見守ることができているか	・公共交通機関の利用が可能か，金銭管理が可能か ・IADLは他者の介入を受けず，自分自身で問題解決できるか（対処行動がとれるか）
	注意点	見守るだけで対処可能な場合は，先回りして過介助にならないように家族に説明する	・対処方法習得のためには，繰り返し実践が必要なことを患者に説明する ・家族には根気よく見守ることが大切であることを説明する	退院後の患者の生活を考慮して，対応を検討する
	工夫点	・観察し，推察できた内容について，サポートすべきか，患者自身で対処できるか判断する ・患者自身で対処行動がとれるように環境を整える ・家族の心情に配慮し，病状が正しく理解できるように説明する	・患者自身による自発的な対処を促進する ・対処のための自発的な行動が習慣化するよう繰り返し指導する ・症状に対する注意点と対処方法を家族と共有する	・社会との関係づくりを促進し，参加を促す ・実際に公共交通機関などを利用，金銭管理など病院内で評価できるIADLを評価する ・うまく対応できた場合は承認し，ポジティブフィードバックをする
記憶	観察項目	・他者の介入を受けて，患者が自身の症状に気付くことができるか，現在の状況に混乱してないか，患者の特性を把握する ・家族の反応，対応	・忘れてしまうことを患者自身で気づくことができるか ・どの程度記憶が可能か ・家族も対処方法を学習することができているか	・忘れてしまうことを自覚し，その患者に合った代償手段を適切にとることができているか ・家族も対処方法を習得できたか ・患者の能力を引き出すかかわりができているか
	注意点	情報提供の際は患者が得意な方法とする（情報提供は視覚的に伝えたほうがよいか，言語で伝えたほうがよいか）		

工夫点	・日時の確認がしやすく，入院の経緯が分かるように，スケジュール確認などがしやすいように環境調整をする ・家族には，患者の自尊心に配慮した対応をしていただけるよう説明する	・患者が代償手段を身に着けられるように環境を調整する ・症状に対する注意点を家族と共有する ・家族が患者の情報を把握しやすいように患者と情報共有していただく（同じ内容をメモする）	・社会との関係を促進する ・学校や会社など退院後も患者とかかわる家族以外の人々に患者の情報を引き継ぐ ・学校や会社などと，退院後の環境が把握しやすいように情報交換をする

社会的交流

1 入院初期

①患者の特性を把握する

どのような場面でどのような症状が現れるのか，患者自身で対処行動がとれるのかなどを観察し，把握する．

たとえば，易怒性がある患者では，きっかけになっている出来事はないか，もしあった場合はその場面を避けるようにスタッフ間で情報共有し，対応を統一する．

怒るという反応が長く持続する場合は，その場所から離れる，対応する看護師を変えて，注意を転換する，話題を変えるなどの方法を選択することも1つの対処方法である．

②家族への支援を開始する

家族は，「あんなに穏やかだった人が怒りっぽくなってしまった」と，患者の変化に戸惑っていることも少なくない．

しかし，高次脳機能障害の症状は，リハビリテーションが必要になるに至った事故や発作などが原因となって生じた患者の変化である．

したがって，家族に対しては，患者自身の性格が変わってしまったのではないことを伝え，正しく理解ができるよう促し，家族の心情に十分配慮してサポートする．

2 入院中期

①患者に自分自身の状態を把握してもらう

患者自身にも，易怒性や，自発性の低下，固執するなどといった自分の傾向を把握してもらい，看護師や訓練士のサポートを受けながら，その対処方法を学んでもらうことが重要である．

たとえば，易怒性がある患者の場合は，思ったことを口に出す前に，「深呼吸をする」，「ゆっくり10数えてから相手に伝える」などの方法を習慣化できるようにする．

その際，目標を共有できるように，看護師が患者とともに対処方法を実施して，一緒に目標設定するのもよい方法である．

②症状に対する注意点を家族と共有する

家族に患者の状況を伝え，対応方法を学んでもらうことも必要である．

まずは，①看護師が見本を示し，次に家族とともに行う．②家族が行い，看護師は見守る，③家族が実際にできるようにと，段階的に移行していく．

3 入院後期

①今後の見通しに対する支援をする

上記の方法を，必要に応じてまずは本人に，次に学校や会社に伝えて復学や復職の際に協力を得る．

②社会との関係を促進する

患者が，家庭内だけにひきこもることのないように，家庭から地域・学校・社会へと活動の場を広げ，理解者・協力者を増やしていく．

問題解決

1 入院初期

①患者の特性を把握する

どのような場面でどの症状が現れているか，どの動作や作業で問題解決が困難か，どの内容ならば患者自身で対処行動がとれるのかなどを観察し，把握する．

例：歯磨きの方法がわからないときの原因観察
- 歯を磨く場所がわからないのか
- 歯を磨く手順がわからないのか
- 歯磨きの道具が置いてある場所がわからないのか
- どの道具が，自分の歯磨き道具か他人のものか区別がつかないのか
- いつ歯を磨いたらよいか，動作の優先順位がわからないのか

観察された原因によって，看護師がサポートすべきか，患者自身で対処できるかが異なる．

看護師は，患者が遭遇している「困った場面」をよく観察し，問題解決を妨げていることが何か確認し，対処方法を一緒に検討する．

②家族への支援を開始する

以前は当たり前にできていた歯磨きなどの動作ができなくなると，多くの家族は戸惑う．

看護師は，家族の心理に配慮して，なぜそうなったのか，患者の状況を説明し，今後の見通しを伝える．

また対応方法を実際に示し，環境を整えることにより，患者の行動をサポートできるという場面を実際に家族に見せ，現状を知ってもらうことも必要である．

2 入院中期

①患者の自発的な対処法を促進する

患者自身が必要時にナースコールを押して看護師を呼ぶなどの対処方法を身につける．歯磨きの道具を準備してから歯を磨く，使った道具はすぐに片づけるなどの行動が習慣化するように繰り返し指導する．

②症状に対する注意点を家族と共有する

車椅子の麻痺側のブレーキを忘れる，麻痺側の上肢に腕を通し忘れるなど，患者が間違えやすい箇所を家族に伝えて，対処方法を共有する．

歯磨きなど，誤嚥リスクなどがなく，動作を見守るだけでよい場合は，患者の行動を先回り・過介助はせず，見守るよう家族に指導する．

3 入院後期

①今後の見通しに対する支援とする

退院後の生活を考え，復職もしくは復学する場合は，通勤や通学の練習が必要となる．

電車やバスなどの公共交通機関の利用や，自転車の利用ができるかなど，その人の能力と生活に合った交通手段の選択や検討ができるよう援助していく．また，道に迷わずに目的地にたどり着けるか，金銭の管理ができるかなど，その他の病院外での生活能力も，評価し，把握しておく．

②社会との関係を促進する

発症前に患者が持っていた社会交流を，できるかぎり取り戻せるように調整するとともに，退院後の生活で，患者の交流が家族に限定されないように趣味のサークルや患者・家族会など地域の社会資源を活用し，社会参加を促す．

記憶

1 入院初期

①患者の特性を把握する

左右どちらの脳に損傷を負ったかにより，対応が異なる．

一般的に，左半球損傷の場合は言語的な記憶障害が現れやすく，右半球損傷の場合は視覚的な記憶障害が現れやすい傾向にある．

そのため，患者に残されている能力を十分に活かすために，情報提供を視覚的に行うのがよいか，言語で行うのがよいかを判断する．また，患者がどの方法が得意で，どの方法が苦手であるかを，看護師間，スタッフ間で情報共有し，苦手な方法は避けて得意な方法を選択するようにする．

いつでも曜日や日付の確認ができるように，カレンダーや時計を床頭台に準備する．その際には，今日の日付がわかるように，目印の付箋や，マ

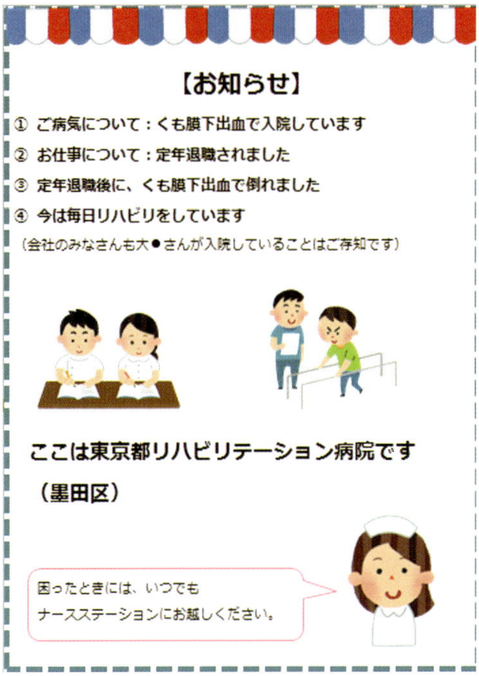

図3 入院の経緯などを書いた説明書

グネットなどを貼るとよい．また患者は，突然の発症や入院にいたった経緯が理解できず，混乱している場合もある．繰り返し説明を受けるが，記憶障害により覚えていることが困難となるため，入院の理由や目的をいつでも振り返ることができるように，入院の経緯などを書いた説明書を作成しておくとよい（図3）．

スタッフは，患者と接するときには，日付や時間帯，場所など，現在おかれている状況を意識しやすいように自己紹介を行う．

「○月○日，日勤を担当します．東京都リハビリテーション病院，看護師の○○です」とあいさつする．

スケジュール確認をする際には，日付，曜日，時間，訓練内容などを看護師が声に出して読み上げる．これらの対応を通じて，患者が得意な方法を探していく．

②家族への支援を開始する

障害が生じたために記憶することが不得意になっているが，その人らしさは変わってはいないことを家族に伝える．同じことを繰り返し聞き返されても，本人の自尊心を傷つけないために子どもに話しかけるような対応はしないことも，重要である．

覚えられないのは，聞こえないのではなく記憶できないことが原因であるため，赤ちゃん言葉や，大きい声で話しかけることは好ましくない．

患者が成人した大人である場合はとくに，年齢や家庭内の地位などに配慮して個人を尊重した対応をすることを指導する．看護師自身もまた，これらに配慮して，第三者が聞いても不快に感じないような対応を心がける．

2 入院中期

①記憶の代償手段を身につける（メモをとる習慣を身につける）

前日の訓練内容や仕事内容など，過去の記憶を把握しておくためにメモをとる習慣を患者が身につけられるよう指導する（**図4**）．患者は，行動そのものの記憶がまるごと抜け落ちてしまう場合があり，不安を覚える．しかしその際に，患者自身が自分の文字でメモを残していると「過去に自分自身が体験したことである」と認識しやすく，不安軽減に役立つ．日記に残す，カレンダーに書くなど，その患者に合った方法を患者とよく相談して選択する．

②症状に対する注意点を家族と共有する

患者自身の記憶に頼って，情報を脳のなかにだけとどめておくと，時間とともに曖昧になったり，誤った記憶が上書きされるリスクがある．

可能であれば，家族ともその情報を共有しておくとよい．患者以外の人や書面などに記録として残してしておくことで，患者自身の記憶を分散して保管することができる．

3 入院後期

①今後の見通しに対する支援

すべての予定を書き出し，1時間ごとに確認する．それによって，午前

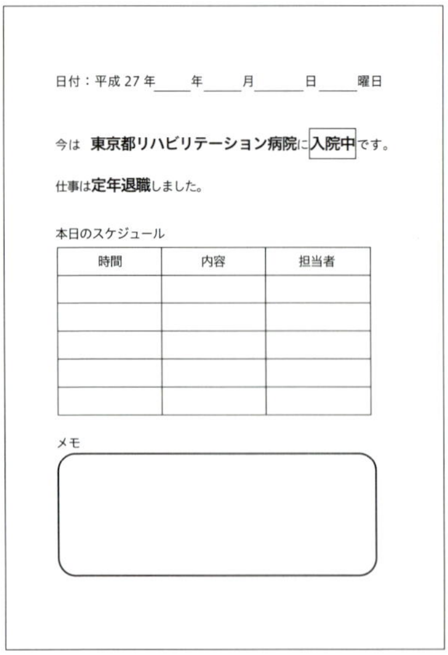
日付：平成 27 年____年____月____日____曜日

今は **東京都リハビリテーション病院**に**入院中**です。

仕事は**定年退職**しました。

本日のスケジュール

時間	内容	担当者

メモ

図4　1週間のスケジュール表

午後に1回ずつ見直すことで問題なく1日のスケジュールがこなせるようになるなど，記憶する能力は，時間とともに回復する場合もある．

しかし，患者の記憶障害の症状によって，回復の度合いは異なる．記憶の代償手段として入院中にいちばん効果があった方法を，退院後も活用できるようにする．

地域や学校，会社へ復帰する場合は，周囲の人へ退院前の情報を引き継ぐ．

② 社会との関係を促進する

退院後も，社会との交流とよい関係を維持するために，家族と会社，家族と学校，家族と施設との間で，引き続き十分に情報交換ができるようにしておく必要がある．

情報交換継続のためには，退院前に双方へアプローチし，準備しておく．

引用・参考文献
1) 千野直一ほか編：脳卒中の機能評価-SIASとFIM［基礎編］（実践リハビリテーション・シリーズ）．金原出版，2012
2) 渡邉修：高次脳機能障害と家族のケア—現代社会を蝕む難病のすべて．講談社，2008
3) 阿部順子ほか監，名古屋総合リハビリテーションセンター編：50シーンイラストでわかる高次脳機能障害「解体新書」—こんなときどうしよう！？　家庭で，職場で，学校での"困った"を解決！，メディカ出版，2011
4) 落合慈之監，稲川利光編：part4病期から見たリハビリテーション—急性期から社会復帰まで．リハビリテーションビジュアルブック，p390-398，学研メディカル秀潤社，2011
5) 和田義明：リハビリスタッフ・支援者のためのやさしくわかる高次脳機能障害—症状・原因・評価・リハビリテーションと支援の方法，p12，秀和システム，2012

第3章 生活の再構築に向けた支援

生活の再構築のための退院支援

鈴木 亜季

生活の場に戻ることを支援する

病院から生活の場へ

1 退院後の地域生活への不安

　病院は，疾患の検査や治療を行う場であり，生活の場ではない．
　そのため，必要な検査や治療が終了すれば，退院し生活の場に戻ることが自然である．
　しかし，患者・家族にとって，病気の発症後に，身体機能障害や高次脳機能障害など二次的障害を持ち，地域生活に戻ることには不安があるものである．

2 地域リハビリテーション

　地域リハビリテーションは，「障害のある人々や高齢者およびその家族が住み慣れたところで，そこに住む人々とともに，一生安全に，いきいきとした生活が送れるよう，医療や保健，福祉及び生活にかかわるあらゆる人々や機関・組織がリハビリテーションの立場から協力し合って行う活動のすべてを言う」[1]（2001年10月日本リハビリテーション病院・施設協会）と定義される．

3 回復期リハビリテーションに求められるもの

　回復期リハビリテーション病棟でも入院中から退院後の地域生活を見据えた支援を病院と地域の医療者・ケア提供者が協力して行っていく必要がある．
　そのためには入院時から退院支援の必要性を見極め，チームで取り組んでいくことが重要である．

退院支援を必要とする社会背景

1 急速な少子高齢化

　日本は，団塊の世代が後期高齢者の仲間入りする2025年には，65歳以上の高齢者人口が約3,657万人に達するといわれている[2]．

　少子化に伴って今後も生産年齢人口は減り，急速な高齢化が進行し，「1人の若者が1人の高齢者を支える」という厳しい社会が訪れることが予想されている[2]．

　このような人口構成の変化という背景もあり，病院・病床は機能の明確化を強め，かぎられたマンパワーで効率的にかつ安全で質の高い医療を提供することが求められている．

2 在宅医療を促進する法・制度の改正

　近年の医療保険・介護保険制度の改正は，患者の病院から在宅への移行を促進する内容になっており，継続的なケアが必要となっている．

　病院治療の方向も，病院で完結するものから在宅においてケアを継続するものへと移行している．それに伴い，退院支援のニーズも多様になっている．

　急性期病院の平均在院日数が短縮化されるなかで，1つの病院や1つの事業所がそれぞれサービスを提供し，そこだけで完結していては，患者も家族も安心して地域で暮らしていけないのである．

3 地域包括ケアシステムに向けて

　厚生労働省は，2008年，高齢化により変質してきた医療および介護の問題を解決するために，「地域包括ケアシステム」を打ち出した．

　これにより，切れ目なく保健・医療の向上と福祉の増進を包括的に支援するための連携システムの構築が急がれている[3]．

退院支援の要(かなめ)は看護師

1 チームによる退院支援

　入院中に重要となるのは，多職種で役割を分担し，チームで退院支援を行うシステムの構築である．

　その中で，看護師は，患者の生活の場で，患者にいちばん近いところにいることから，かかわり方は重要となってくる．

　宇都宮[4]は，病気や障害があっても住み慣れた地域に帰るという患者や家族の思いの実現に繋げるためには，「2つの看護介入」が必要としている．

　それは，①受容支援と②自立・自律のための介入をさす．

　たとえば，『東京都退院支援マニュアル』などを活用して，自分の病院

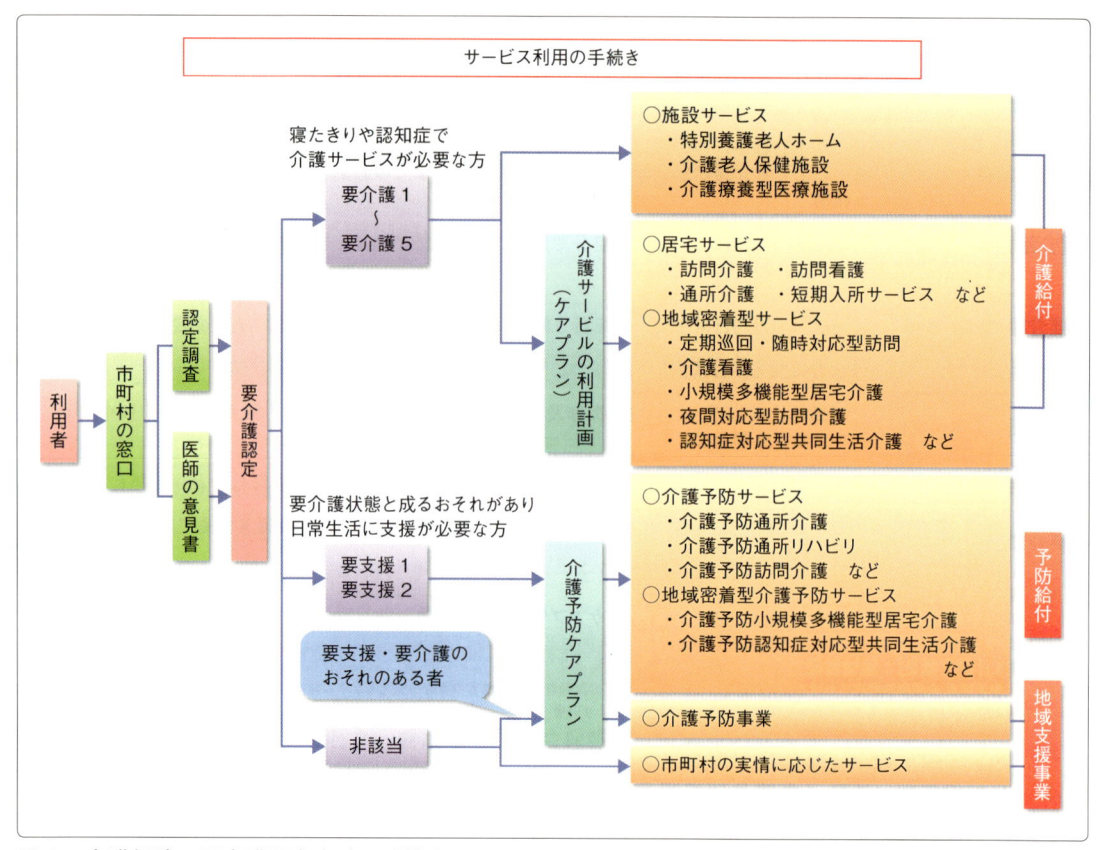

図1 介護保険の要介護認定申請の手続き
厚生労働省老健局総務課：公的介護保険制度の現状と今後の役割．厚生労働省ホームページ，2001
http://www.mhlw.go.jp/seisakunitsuite/bunya/hukushi_kaigo/kaigo_koureisha/gaiyo/dl/hoken.pdf　より引用

表5　介護度と利用できるサービス

要支援1・2	要介護1〜5
介護予防サービス 介護予防訪問介護・介護予防訪問入浴介護・介護予防訪問看護・介護予防訪問リハビリテーション・介護予防療養管理指導・介護予防通所介護・介護予防通所リハビリテーション・介護予防短期入所生活介護・介護予防短期入所療養介護・介護予防（外部サービス予防型）特定施設入居者生活介護・介護予防福祉用具貸与・介護予防福祉用具販売・介護予防支援	**居宅サービス** 訪問介護・訪問入浴介護・訪問看護・訪問リハビリテーション・居宅療養管理指導・通所介護・療養通所介護・通所リハビリテーション・短期入所生活介護・短期入所療養介護・（外部サービス利用型）特定施設入所者生活介護・福祉用具貸与・福祉用具販売・居宅介護支援
地域密着型介護予防サービス 介護予防認知症対応型通所介護・介護予防小規模多機能型居宅介護・介護予防認知症対応型共同生活介護（グループホーム）	**地域密着型サービス** 定期巡回・随時対応型訪問介護看護・夜間対応型訪問介護・認知症対応型通所介護・小規模多機能型居宅介護・認知症対応型共同生活介護・地域密着型特定施設入居者生活介護・地域密着型介護老人福祉施設入所者生活介護・複合型サービス
	施設サービス 介護老人福祉施設・介護老人保健施設・介護療養型医療施設
住宅改修	**住宅改修**

表6 訪問看護利用時に医療保険が優先となる疾患

訪問看護利用時医療保険が優先となる疾患 厚生労働大臣が定める疾病等（平成22年厚生労働省告示第74号，第75号）

・末期の悪性腫瘍
・多発性硬化症
・重症筋無力症
・スモン
・筋萎縮性側索硬化症
・脊髄小脳変性症
・ハンチントン病
・進行性筋ジストロフィー症
・パーキンソン病関連疾患（進行性核上性麻痺，大脳皮質基底核変性症，パーキンソン病（ホーエン・ヤールの重症度分類がステージ3以上であって，生活機能障害度がⅡ度またはⅢ度のものにかぎる））
・多系統萎縮症（線条体黒質変性症，オリーブ橋小脳萎縮症およびシャイ・ドレーガー症候群）
・プリオン病
・亜急性硬化性全脳炎
・ライソゾーム病
・副腎白質ジストロフィー
・脊髄性筋萎縮症
・球脊髄性筋萎縮症
・慢性炎症性脱髄性多発神経炎
・後天性免疫不全症候群
・頸髄損傷または人工呼吸器を使用している状態及び急性増悪期の場合

障害者総合福祉制度

1 障害者総合支援法

　障害者自立支援法は，2005年11月に交付され，2006年4月から一部施行，10月から完全施行されたが，自立に向けた応益負担がかえって障害者の生活を圧迫しているなどの問題が指摘されていた．

　これを改善し，制度の谷間なく支援を提供するとともに，地域での生活支援に重点を置いて，「障害者の日常生活及び社会生活を総合的に支援するための法律」（障害者総合支援法）に法改正され，2013年4月1日に施行された．

　これにより，法が対象とする障害者の範囲に，これまでの身体障害者，知的障害者，精神障害者（発達障害者を含む）に，新たに難病等が加わった．

2 障害者認定の対象者

　下記の1～4に該当するものは，申請により，障害者の認定を受けることができる．

1. 身体障害者福祉法第4条に規定する身体障害者
2. 知的障害者福祉法でいう知的障害者
3. 精神保健および精神障害者福祉に関する法律第5条に規定する精神障害者（発達障害者を含み，知的障害者を除く）

4. 難病患者などで，症状の変動などによって身体障害者手帳の所得ができないが，一定の障害のある者，対象となる難病151

3 障害者総合福祉制度の利用

障害者総合福祉制度利用の流れを，図2に示す．

4 障害者総合支援法に基づくサービス

障害者総合支援法に規定された給付は，自立支援給付と地域生活支援事業の2つからなり，それぞれに細かく分かれている（表7）．

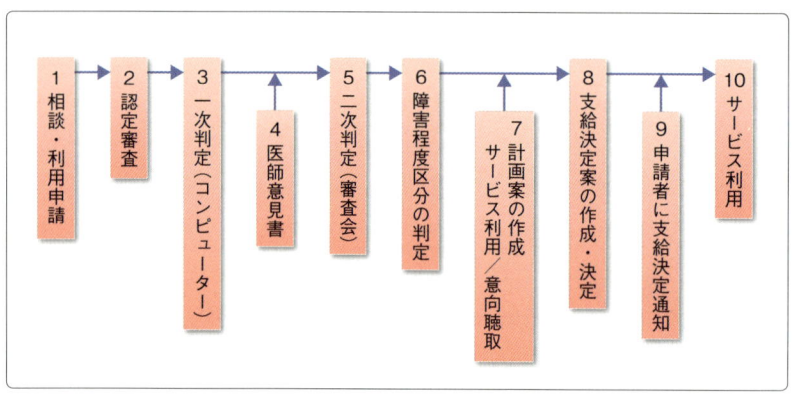

図2 障害者総合福祉制度利用の流れ

1 相談・利用申請 → 2 認定審査 → 3 一次判定（コンピューター） → 4 医師意見書 → 5 二次判定（審査会） → 6 障害程度区分の判定 → 7 計画案の作成 サービス利用／意向聴取 → 8 支給決定案の作成・決定 → 9 申請者に支給決定通知 → 10 サービス利用

長崎和未ほか：障害者総合支援制度．写真でわかるリハビリテーション看護―看護に生かすリハビリテーションの知識と技法（林泰史監），p197，インターメディカ，2013より引用

表7 障害者総合支援法に規定された給付

自立支援給付	障害福祉サービス	介護給付	居宅介護・重度訪問介護・同行援護・行動援護・重度障害者包括支援・放課後等デイサービス・短期入所・療養介護・生活介護・施設入所支援・共同生活支援（ケアホーム）
		訓練等給付	自立支援訓練（機能訓練・生活訓練）・就労移行支援・就労継続支援（A型＝雇用型 B型＝非雇用型）・共同生活援助（グループホーム）
	自立支援給付		(旧) 更生医療 (旧) 育成医療（実施主体は都道府県等 (旧) 精神通院公費（実施主体は都道府県）
	補装具		補装具の給付
地域生活支援事業	（うち市町村が取り組むべき事業）		相談支援事業，成年後見人制度利用支援事業，コミュニケーション支援事業（手話通訳派遣等），日常生活用具等事業，移動支援事業，地域活動支援センター，その他の事業（例：福祉ホーム事業，訪問入浴サービス事業日中一時支援授業，社会参加促進事業など）

加来克幸：知っておきたい制度B障害者総合支援法．まるっと1冊リハビリ病棟の退院支援．リハビリナース2013秋季増刊40：219，2013より引用

生活保護制度

憲法第25条に,「すべての国民は,健康で文化的な最低限度の生活を営む権利を有する」と規定されている理念に基づき,病気やけがで働けなくなったり,失業などで収入がなくなるなどして最低限度の生活が営めなくなった場合,生活保護制度の適用がある.

生活保護制度は,困窮の程度によって,国が最低限度の生活を保障するとともに,1日でも早く自分の力で生活できるよう支援する制度である.

日本国憲法第25条
すべて国民は,健康で文化的な最低限度の生活を営む権利を有する.
国は,すべての生活部面について,社会福祉,社会保障及び公衆衛生の向上及び増進に努めなければならない.

1 相談・申請窓口

相談および申請は,居住地域を所管する福祉事務所の生活保護担当が窓口となっている.

成年後見人制度

認知症や知的障害,精神障害などによって,判断能力が不十分な人が,財産管理や契約などに際して不利益を被ることのないよう,法律的に保護し支援する制度である.

対象となる人の状況によって,下記の2つに分かれて支援が行われる.
①任意後見制度:十分な判断能力がある場合
②法定後見制度:すでに判断能力が不十分な場合

主な経済的保障制度[10]

加入している人であれば,下記の給付を受けることができる.

①傷病手当金
社会保険に加入している人が,勤務外の病気やけがなどで仕事を休んだ場合に,給料の60%が支給される.

②傷病手当
雇用保険から支給される「基本手当」(失業手当)受給中に,傷病により「働けない状態」が15日以上となった場合,「基本手当」の代わりに支給される.

③労災保険の休業(補償)
労働者が,業務または通勤が原因となった負傷や疾病による療養のため労働することができず,そのために賃金を受けていないとき,労働者災害保険法に基づき,その第4日目から休業補償給付(業務災害の場合)また

は，休業給付（通勤災害の場合）が支給される．

④**障害基礎年金**

病気やけがが原因で障害が残った人に，その障害の程度によって障害基礎年金が支給される．

⑤**障害厚生年金・障害共済年金**

病気やけがが原因で障害が残った人に，その障害の程度によって障害厚生年金・障害共済年金が支給される．

⑥**特別障害者手当（国制度）**

20歳以上で，重度の障害があるため，日常生活に常時特別な介護が必要な人（おおむね，身体障害者手帳1，2級，愛の手帳1，2度程度で，かつそれらが重複している人．またはこれらと同等の疾病，精神障害の人．*各種手帳を取得していなくても可）

ただし，①施設入所者，②病院等に3か月を超えて入院している人は除く．

⑦**重度心身障害者手当**

東京都では，心身に重い障害を有し，かつ日常生活において，常時複雑な介護を必要とする人に対して独自に給付を行う制度がある．

①重度の知的障害であって著しい精神症状を有する人，②重度の知的障害と重度の身体障害が重複している人，③上肢および両下肢の機能が失われ，かつ，坐位困難な人が対象となっている．ただし，①65歳以上の新規申請者，②施設入所者，③病院等に3か月以上入院している人は除く．

このように，各自治体には，重度の障害者等に対する福祉の増進を目的とした独自の手当等の給付がある場合もある．

病棟看護師に求められているもの

何らかの急病などが原因で二次的な障害をもった状態で，地域社会に帰ることは，本人・家族にとっては，大きな困難を伴うことである．

入院中に，看護師が，受容や自立を支援したとしても，すべての不安が解消されることはない．

南雲直二は，「障害をおった人は二つの心の苦しみを受けると述べている．一つは自分自身の心の中から生じる苦しみで，これは本人が克服しなければならない．もう一つは他人から苦しめられる苦しみで，他者すなわち社会が変わらなければ解決しない苦しみ」としている[11]．

切れ目のない医療・福祉の提供を実現し，疾患や障害があってもその人らしく住み慣れた地域や家庭で生活者として生きていけるように，一緒に寄り添い考えて行くことが，看護師の大きな役割となっている．

その中で患者のいちばん近いところにいる病棟看護師のかかわりは重要である．

回復期リハビリテーション看護師は，従来の退院指導だけではなく，より幅広い知識と視野をもち，患者を生活者としてとらえる必要がある．

同時に，家庭や施設など，生活の場への復帰が，地域社会に戻ることであることを念頭において，きめ細かく生活の再構築を支援していくことが求められる．

引用・参考文献
1) 一般社団法人日本リハビリテーション病院・施設協会：活動方針，2013-2015
   http://www.rehakyoh.jp/policy.html　より2015年7月30日検索
2) 内閣府：高齢化の現状と将来像．平成26年版高齢者白書（全体版），内閣府ホームページ，2014
   http://www8.cao.go.jp/kourei/whitepaper/w-2014/zenbun/s1_1_1.html　より2015年3月17日検索
3) 厚生労働省：福祉・介護 地域包括ケアシステム．厚生労働省ホームページ
   http://www.mhlw.go.jp/stf/seisakunitsuite/bunya/hukushi_kaigo/kaigo_koureisha/chiiki-houkatsu/　より2015年3月17日検索
4) 宇都宮宏子ほか編：これからの退院支援退院調整—ジェネラリストナースがつなぐ外来・病棟・地域．p28-30，日本看護協会出版会，2011
5) 前掲書4），p10
6) 前掲書4），p11
7) 宇都宮宏子：退院支援実践ナビ．p32，医学書院，2011
8) 前掲書7），p37
9) 前掲書4），p31-40
10) 東京都福祉保健局：東京都退院支援マニュアル—病院から住み慣れた地域へ，安心した生活が送れるために．p41-42，2014
11) 大田仁史：地域リハビリテーション原論Ver.6．p53，医歯薬出版，2014
12) 長崎和未ほか：障害者総合支援制度．写真でわかるリハビリテーション看護—看護に生かすリハビリテーションの知識と技法（林泰史監），p197，インターメディカ，2013
13) 加来克幸：知っておきたい制度B障害者総合支援法：まるっと1冊リハビリ病棟の退院支援．リハビリナース秋季増刊40：219，2013
14) 公益財団法人日本訪問看護財団：訪問看護関連報酬・請求ガイド—介護保険と医療保険の使い分け．p8，公益財団法人日本訪問看護財団，2013

巻末資料

機能的自立度評価法(FIM)の評価項目と採点基準

◆評価項目

大項目	中項目	小項目
運動項目	セルフケア	食事
		整容
		清拭・入浴
		更衣・上半身
		更衣・下半身
		トイレ動作
	排泄コントロール	排尿管理
		排便管理
	移乗	ベッド・椅子・車椅子
		トイレ
		浴槽・シャワー
	移動	歩行・車椅子
		階段
認知項目	コミュニケーション	理解
		表出
	社会的認知	社会的交流
		問題解決
		記憶

◆採点基準

点数	介助者	手助け	手助けの程度
7	不要	不要	自立
6	不要	不要	時間がかかる．装具や自助具が必要．投薬している．安全性の配慮が必要
5	必要	不要	監視・準備・指示・促しが必要
4	必要	必要	75%以上自分で行う
3	必要	必要	50%以上75%未満自分で行う
2	必要	必要	25%以上50%未満自分で行う
1	必要	必要	25%未満しか自分で行わない

7・6点：ひとりでできる，5〜1点：なんらかの監視で介助が必要

機能的自立度評価法（FIM：functional independence measure）：
1983年米国で開発されたADL評価法で，運動の認知のADLを評価する．「運動項目」13項目と「認知項目」5項目からなり，それぞれの項目を1〜7点で採点する．得点が高いほど自立度が高い．リハビリテーション分野で広く活用され，介護量の測定も行える（本書第3章は，FIMの評価項目に沿って展開している．）

Index

欧文

16 特定疾病	345
ABCD² スコア	76
ABCDE バンドル	128
ABC アプローチ	200
ADL	33, 129, 342
AEDH	120
AHA/ACC 心不全ステージ分類	209
ANA	13
ARDS	187
──のベルリン定義	188
ASDH	121
ASIA	162
──分類	162, 163
ASO	173
autoPEEP	201
AVM	78, 100
BEE	243
BMI	231, 241
BNP	211
BPSD	136, 139
Broca 失語	311
CABG	219
CADL 検査	313
CD toxin	267
CHART	205
CHS	151
COPD	60, 197
CPS	129
CPX	227
CRPS	60
CSDH	122
DA	177
DD 検査	313
DeBakey 分類	222
DSA	84
DVT	49, 110, 152, 167
──予防	51
EF	219
FAM	125
FAST	86
FIM	44, 125, 308
GOS	99
h-ANP	212, 215
HDS-R	140
IADL	342
ICF	15, 297, 317
ICIDH	15
ICUAW	192
ITB 療法	165, 172
JCARE-CARD	205
JNTDB	116
LVEDP	219
MAC	166
MB	84
MMSE	140
MRSA 腸炎	267
NCCN	196
NIA-AA	133
NINDS-Ⅲ分類	64
NSAIDS	155
NYHA 分類	210
OAB	268
PCS	120
PEG	245
PPRF	84
PTA	96
PTCA	219
PTE	49, 152
QOL	13
Rinne 試験	310, 311
ROM	128
rt-PA	96
SCU	322
SIS	120
SLTA	312
SLTA-ST	310
Stanford 分類	222
TIA	53, 65, 76
V-Pshunt	96
VE	240
VF	240
VUR	164
WAB 失語症検査	313
Weber 試験	310, 311
Wernicke 失語	311
WHO	8

353

あ行

悪性腫瘍	173
アクセスコール	44
アセスメント	70
圧可変式バルブ	97
アテローム血栓性脳梗塞	65
アメリカ看護師協会	13
アメリカ脊髄損傷協会	162
アルツハイマー病	133
医学的リハビリテーション	11
生きづらさ	14
意識障害	52, 82
意思決定	32
移乗	278
──動作	278
一次性脳損傷	116
一過性脳虚血発作	53, 65, 76
遺伝子組み換え組織プラスミノゲン活性化因子	96
移動	297
──の種類	297
──定義	297
意味記憶	137, 329
イレウス	52
──の症状	52
胃ろう	244
うつ	83
運動学習	32
──への支援	33
運動失語	138
運動耐用能	211
運動療法	226
栄養・水分量の計算方法	243
エネルギー必要量	243
エピソード記憶	136, 329
嚥下障害	82
嚥下造影検査	240
嚥下代償法	240, 243
嚥下調整食の基準	245
嚥下内視鏡検査	240
横隔膜呼吸	202
──の熟達度	202
起き上がり動作	279

か行

外観の変化	175
下位頸髄損傷	166
介護申請	345
介護保険制度	344
外傷	173, 176
外傷性脊髄損傷	160
外傷性てんかん	124
介助バー	302
回想法	142
改訂長谷川式簡易知能評価スケール	140
開頭摘出術	107
下衣の上げ下げ	257
回復過程	35
回復期リハビリテーション	10, 61
──チーム	25
──病棟	43
改良ズボン	170
改良パンツ	170
改良 Frankel 分類	162, 163
会話パートナー	318
化学療法	107, 112
過活動膀胱	267, 268
下肢の切断	175
臥床	288
家族介護者役割緊張状態	157
家族介護者役割緊張リスク状態	157
家族機能	22
家族ケア	53
下腿粗大筋力	194
片麻痺	257
──患者	253
活動係数	243
合併症	59
紙おむつの選択	272
簡易水分計算式	243
感覚失語	138
感覚障害	81
間欠式空気下肢圧迫装置	153
間欠的空気圧迫法	51
間欠尿道留置カテーテル	272, 273
看護計画の立案	74
看護理論	53
患者の生活リズム	35
感情のコントロール	325
関節可動域	128
間接訓練	240
完全麻痺	161
感染リスク	152
浣腸	276
冠動脈バイパス手術	219
嵌入便	270

354

観念運動失行	138
観念失行	138
カンファレンス	342
器械的咳介助	166
記憶	328, 334
── 障害	130, 136
── 障害の評価	329
聞き手	315
義肢装着	179
義手	180, 185
基礎エネルギー量	243
義足	185
機能的自立度評価法	44, 125, 308
機能評価尺度	125
偽膜性大腸炎	267
急性期呼吸理学療法	193
急性期リハビリテーション	10, 60
急性硬膜外血腫	120
急性硬膜下血腫	121
急性呼吸窮迫症候群	187
急性呼吸障害	193
急性呼吸不全	187
── 肺術後の臨床像	188
急変対応	45
教育的リハビリテーション	12
橋出血	82
胸腰髄損傷	160
局所性脳損傷	120
起立性低血圧	169
駆出率	219
口すぼめ呼吸	203
クモ膜下出血	91
── 再発	99
── の重症度分類	92
── の臨床像	93
グラスゴー転帰尺度	99
車椅子	298
── の安全操作	286, 287
── の位置	293
── の構造	301
── の種類	300
訓練成果	33
ケアチーム	25, 27
経済的保障制度	349
痙縮	171
── 治療	86
頸髄損傷	160
経腸栄養	269

経皮的冠動脈形成術	219
経皮的血管形成術	96
経皮的内視鏡下胃ろう造設術	245
痙攣	47, 79, 91
── 発作時の対応	48
化粧	249
血圧管理	85
血圧低下	52
血液動脈血ガス分析	190
血行障害	176
下痢	266
言語中枢	70
幻肢	175
── 痛	175, 178
倦怠感	196
見当識障害	136
原発性脳腫瘍	102, 105
健忘失語	312
更衣	250
後遺症	73, 130
更衣方法	253
口腔環境	247
口腔ケア	247
高次脳機能障害	70, 111, 125
拘縮	179
後天的な障害	17
行動変容	230, 232
後方脱臼	158
高齢者	147
誤嚥性肺炎	48
誤嚥リスク	48
コールマット	293
呼吸器合併症予防	166
呼吸療法	201
国際障害分類	15
国際生活機能分類	15, 297, 317
国立神経疾患・脳卒中研究所	64
骨傷性頸髄損傷	160
骨髄抑制	112
骨折のタイプ	150
コミュニケーション	307
── 能力	28
── の過程	308
── の定義	307, 308
コンチネンス	262
コンプレッション・ヒップ・スクリュー	151

さ 行

採血	190
再出血	95, 99
坐位耐性訓練	87
在宅医療	339
坐位バランス	281, 289
柵タッチセンサー	293
差し込み便器	256
左室拡張末期圧	219
坐薬	277
──挿入器	170
左右大脳半球	70
酸素化	192
酸素療法	201
三大認知症	132
残尿	269
自己管理	230
視床出血	77, 81
自助具	252, 254
姿勢の保持	238
失語	8, 138
失行	138, 261
実行機能障害	138
失語症鑑別診断検査	313
失語症分類	311
失認	81, 138
実用コミュニケーション能力検査	313
している ADL	88
社会資源	344
社会的交流	324, 332
社会的障害	130
社会的認知	322
社会的リハビリテーション	12
社会復帰	172
シャワーチェア	289
シャント手術	97
シャントバルブ	97
修正ボルグスケール	195
住宅改修	275
重度失語症検査	313
終末期リハビリテーション	11, 63
手段的日常生活動作（活動）	342
術後パス	229
腫瘍	177
上位頸髄損傷	166
障害	14
障害高齢者の日常生活自立度	213

障害者総合支援法	347
障害者総合福祉制度	347
障害者に関する世界行動計画	9
障害者認定の対象者	347
障害受容	186
──の影響要因	74
障害たしかめ体験	42
障害認定	22
障害の種類	17
障害の定義	14
障害の等級区分	18
障害のとらえ方	15
上肢の切断	175
床上排泄	256
小脳出血	77, 82
食環境整備の支援	246
職業的リハビリテーション	12
食具の工夫	238
食形態	244
食事	237
褥瘡予防	167
職場復帰	99
シリコン製ライナー	184
自立	31
自律	31
自律神経過緊張反射	169
神経因性膀胱直腸障害	167
心原性脳塞栓症	65
人工股関節置換術	150
人工呼吸器	201
人工骨頭置換術	150
人工弁	219
心臓カテーテル検査	213
心臓・大血管術後	219
──の臨床像	223
心臓リハビリテーション	209
──の意義	210
──の実際	214
身体障害者	22
──福祉法	17
身体障害の範囲	17
心肺運動負荷試験	227
深部静脈血栓症	49, 110, 152, 167
心不全	205
──の症状	205, 206
──の臨床像	207
──パス	211, 217
──パンフレット	217

遂行機能障害	130, 138, 326
水洗	259
スイングアーム	294
ストーマ	277
ストレス係数	243
スリングシート	288
生活期（維持期）リハビリテーション	11, 62
生活機能障害	29
生活の質	13
生活保護制度	349
整形外科手術における静脈血栓塞栓症	49
成功体験	74
清拭	254
正常圧水頭症	96, 98
精神障害	18
精神福祉手帳	18
成年後見人制度	349
整髪	248
整容	246
世界保健機構	8
セカンドインパクトシンドローム	119
──脊髄損傷	160
脊椎損傷の臨床像	161
責任血管	67
摂食・嚥下障害	240
切断	173
──の原因	173
──の臨床像	174
切迫尿失禁	268
セラピスト	27
セルフケア	234
──獲得	235
全エネルギー消費量	243
洗顔	249
前傾側臥位	192
センサーマット	44
全人的復権	8
先天的な障害	17
前頭側頭型認知症	133
全米リハビリテーション協議会	8
せん妄	155
早期離床	128, 192
装具	298
巣症状	80
相対的欠格事項	321
僧帽弁	219
ソーシャルコンシェンス	262

た行

退院支援	54, 338, 340
退院指導	115
退院調整	340
体温調節機能障害	170
体格指数	231, 241
第三者障害	23, 24
対側損傷	119
大腿骨頸部骨折	146
──の分類	146
──の臨床像	148
大動脈解離	222
大動脈瘤	222
──好発部位	223
第二次東北慢性心不全登録研究	205
脱臼の禁忌肢位	158
多職種連携	115
脱抑制	130
段階式着圧断端袋	180
弾性ストッキング	51
断端肢	175
断端部	175
──のケア	182
──の成熟	179
地域包括ケアシステム	339
地域リハビリテーション	338
知的障害	18
チャレンジ	34
注意障害	130
中核症状	136
昼間排尿回数	264
中途障害者	315
長期的な見通し	36
聴力検査	310
直撃損傷	119
直接訓練	242, 243
直腸肛門角	266
陳述記憶	136
対麻痺	291
杖	298, 299
──歩行	300
手洗い	248
低髄液圧症候群	124
できるADL	88
手続き記憶	136, 329
転移性脳腫瘍	103
てんかん	79

転倒	40
伝導失語	312
転倒予測アセスメントツール	41
トイレ移乗	258
トイレットペーパーの巻取り	260
頭蓋骨骨折	119
疼痛	151
──マネジメント	195
導尿	276
糖尿病性閉塞性動脈硬化症	177
頭部外傷	116
──の臨床像	117

な行

ナースコール	293
2次性脳損傷	116
日常生活動作（活動）	33, 128, 342
日本頭部外傷データバンク	116
乳糖不耐症	270
乳幼児の障害	17
ニューヨーク心臓協会	210
入浴	254, 289
──用具	254
尿意	259
──切迫感	267
尿道留置カテーテル	265
──の抜去	268
認知機能障害	259
認知症	132
──の行動・心理症状	136, 139
──の分類	132
──の病因	132
認知度認定	213
年齢階層別障害者数	20
脳幹出血	82
脳血管撮影	84
脳血管性認知症	132, 133
──の予防	142
──の臨床像	135
脳血管閉塞部位	69
脳血管攣縮	96, 98
──の予防	96
脳梗塞	46, 64
──患者のリハビリ体験	34
──の分類	64
──の臨床像	66
──の臨床病型分類	65
脳挫傷	123

脳神経外科手術における静脈血栓塞栓症	50
脳実質の損傷	118
脳室－腹腔シャント	96
脳出血	46, 47, 77
──の臨床像	78
脳腫瘍	102
──の定義	102
──の発生部位	103
──の分類	102
──のリハビリテーション	110
──の臨床像	104
脳震盪	119, 123
──後症候群	119
脳性ナトリウム利尿ペプチド	211
脳脊髄液減少症	124
脳卒中集中治療室	322
脳卒中の再発	46
脳卒中を疑う3つの症状	86
脳損傷後の症候性てんかん	47
脳動静脈奇形	78, 100
脳動脈	68
脳浮腫	110
脳葉（皮質下）出血	77, 79

は行

肺血栓塞栓症	49, 152
肺術後	187
排泄コントロール	262
排泄障害	262
排泄動作	256
排便困難	265
排便姿勢	258, 259, 265, 266
廃用症候群	83
パッドの交換	259
被殻出血	77, 80
非偽膜型抗菌薬起因性大腸炎	267
髭剃り	249
非骨傷性頸髄損傷	160
腓骨神経	154
──麻痺	153
微小出血	84
非ステロイド性抗炎症薬	155
必要水分量	243
びまん性軸索損傷	123
びまん性脳損傷	123
標準失語症検査	312
ファウラー位	194
フィジカルアセスメント能力	28

不活動状態	129
吹き戻し	167
腹臥位療法	192
複雑性局疼痛症候群	59
複雑部分発作	129
不全麻痺	161
ブリストルスケール	271
プレバイオティクス	265
プロソディ	310
プロバイオティクス	265
米国心臓協会	208
米国心臓病学会	208
閉塞性動脈硬化症	173
便失禁	270
便秘	265
ペンフィールドのホムンクルス	68
弁膜置換術	219, 221
包括的心臓血管リハビリテーション	224
膀胱訓練	268
膀胱形態の小川分類	164
膀胱造影	164
方向転換	284
膀胱尿管逆流症	164
放射線療法	107, 113
傍正中橋網様体	82
ポータブルトイレ	274
歩行	297
── 器	298, 299
── 周期	298
── 障害	156
補助具	252

ま行

末梢循環障害	173
マネジメント	39
麻痺	81
慢性硬膜下血腫	122
慢性呼吸器疾患	197
── の臨床像	198
慢性閉塞性肺疾患	197
みえない障害	88
みえる障害	88
ミニメンタルステート検査	140
見守り	29
メチシリン耐性黄色ブドウ球菌	267
免疫療法	108
もの忘れ	137
問題解決	325, 333

や行

夜間排尿回数	264
要介護認定申請	346
予防的リハビリテーション	58
予測性	45
予防的体位管理	194

ら行

ラクナ梗塞	66
ランバーサポート	302
リアリティオリエンテーション	142
離院	44
リスク管理	39, 87
立位	282
離棟	44
リハビリテーション	8
── 看護	13, 39
── 看護の対象	13
リハビリテーションナース	25
── に求められる資質	28
── の役割	25
リハビリテーションの時期	10
リハビリテーションの種類	11
リハビリテーションの定義	8
リハビリテーションの範囲	9
リハビリテーションの目標設定	30
リフト	288
リラクセーション	202
レビー小体型認知症	133

わ行

わが国の慢性心不全登録観察研究	205

疾患ごとの看護実践がみえる
回復期リハディジーズ

2015年9月30日　初版　第1刷発行

編　　集	和田　玲
発 行 人	影山　博之
編 集 人	向井　直人
発 行 所	株式会社 学研メディカル秀潤社 〒141-8414　東京都品川区西五反田2-11-8
発 売 元	株式会社 学研マーケティング 〒141-8415　東京都品川区西五反田2-11-8
印刷製本	凸版印刷株式会社

この本に関する各種お問い合わせ先
【電話の場合】
●編集内容についてはTel 03-6431-1237(編集部)
●在庫，不良品(落丁，乱丁)についてはTel 03-6431-1234(営業部)
【文書の場合】
●〒141-8418　東京都品川区西五反田2-11-8
　学研お客様センター『回復期リハディジーズ』係

©R. Wada 2015.　Printed in Japan
●ショメイ：カイフクキリハディジーズ
本書の無断転載，複製，複写(コピー)，翻訳を禁じます．
本書を代行業者等の第三者に依頼してスキャンやデジタル化することは，たとえ個人や家庭内の利用であっても，著作権法上，認められておりません．
本書に掲載する著作物の複製権・翻訳権・上映権・譲渡権・公衆送信権(送信可能化権を含む)は株式会社学研メディカル秀潤社が保有します．

JCOPY　〈(社)出版者著作権管理機構委託出版物〉
本書の無断複写は著作権法上での例外を除き禁じられています．複写される場合は，そのつど事前に，(社)出版者著作権管理機構(電話 03-3513-6969，FAX 03-3513-6979，e-mail：info@jcopy.or.jp)の許可を得てください．

本書に記載されている内容は，出版時の最新情報に基づくとともに，臨床例をもとに正確かつ普遍化すべく，著者，編者，監修者，編集委員ならびに出版社それぞれが最善の努力をしております．しかし，本書の記載内容によりトラブルや損害，不測の事故等が生じた場合，著者，編者，監修者，編集委員ならびに出版社は，その責を負いかねます．
また，本書に記載されている医薬品や機器等の使用にあたっては，常に最新の各々の添付文書や取り扱い説明書を参照のうえ，適応や使用方法等をご確認ください．
株式会社 学研メディカル秀潤社